临床综合医学研究

LINCHUANG ZONGHE YIXUE YANJIU

刘广明 邵汝标 李 聪 编著

吉林科学技术出版社
JiLin Science & Technology Publishing House

图书在版编目（ＣＩＰ）数据

临床综合医学研究 / 刘广明 , 邵汝标 , 李聪编著
. -- 长春 : 吉林科学技术出版社 , 2020.9

ISBN 978-7-5578-7611-1

Ⅰ . ①临… Ⅱ . ①刘… ②邵… ③李… Ⅲ . ①临床医
学 Ⅳ . ① R4

中国版本图书馆 CIP 数据核字 (2020) 第 193875 号

临床综合医学研究

著　　者　刘广明　邵汝标　李　聪
出 版 人　宛　霞
责任编辑　许晶刚　李红梅
助理编辑　陆海艳
封面设计　王婧羽
制　　版　长春美印图文设计有限公司
幅面尺寸　185mm×260mm 1/16
字　　数　195千字
页　　数　180
印　　张　11.5
印　　数　1-1500册
版　　次　2020年9月第1版
印　　次　2021年5月第2次印刷

出　　版　吉林科学技术出版社
发　　行　吉林科学技术出版社
地　　址　长春市净月区福祉大路5788号
邮　　编　130118
发行部电话/传真　0431-81629529　81629530　81629531
　　　　　　　　　　81629532　81629533　81629534
储运部电话　0431-86059116
编辑部电话　0431-81629518
印　　刷　保定市铭泰达印刷有限公司

书　　号　ISBN 978-7-5578-7611-1
定　　价　55.00元

目 录

第一篇 耳鼻咽喉疾病

第一章 耳部疾病

第一节 急性化脓性中耳炎

急性化脓性中耳炎是指由于细菌直接侵入中耳引起的中耳黏膜及骨膜的急性感染性炎症改变。病变范围包括咽鼓管、鼓室，并可延及乳突气房，致成急性乳突炎。本病好发于婴幼儿及学龄前儿童。多继发于急性上呼吸道感染，邻近结构鼻、鼻窦、腺样体、扁桃体炎症或急性传染病，如麻疹、猩红热等；婴幼儿抵抗力低，中耳解剖生理特点，以及喂奶姿势不当等，是易患中耳感染的因素及诱因；在不清洁的水中游泳或跳水，不适当的擤鼻、咽鼓管吹张、鼻腔冲洗及鼻咽部填塞时，致病菌可循咽鼓管侵犯中耳，鼓膜创伤致细菌经外耳道进入鼓室；或血行感染亦可引发本病。致病菌常见为乙型溶血性链球菌、肺炎链球菌和葡萄球菌等，由于抗生素广泛应用，溶血性链球菌感染比例下降，而金黄色溶血性葡萄球菌感染率增加，幼儿则以嗜血流感杆菌更为多见，铜绿假单胞菌、变形杆菌也可致之，感染主要通过三种途径：①咽鼓管途径：最常见；②外耳道鼓膜途径：不符合无菌操作的鼓膜穿刺、鼓室置管、鼓膜创伤，致病菌由外耳道直接侵入中耳；③血行感染：极少见。

一、临床表现

根据病理变化进展，本病病程可分为感染期、化脓期、融合期或并发症期和消退期。

1.感染期 为急性化脓性中耳炎早期，咽鼓管、鼓室和乳突黏膜及骨膜充血肿胀，中耳有浆液纤维素性渗出，致鼓室内液体增加，压力升高，鼓膜膨隆。

临床表现开始为耳塞，迅速进展为耳痛，小儿多有发热，烦躁不安哭闹等，患耳听力减退、耳鸣。检查可见鼓膜边缘、锤骨柄充血及光锥标志消失，随鼓室内压力增加，鼓膜膨隆，听力呈传导性耳聋。

2.化脓期 病变进展，鼓室内压力继续增加，使鼓膜毛细血管受压，造成局部贫血及小静脉血栓形成，鼓室内黏膜及黏膜下组织坏死，大量积脓，鼓膜终致穿孔，脓液经穿孔排出。临床表现于鼓膜临近穿孔前呈现耳内剧烈跳痛，一旦穿孔耳内出现流脓，疼痛减轻，体温下降，听力可有好转。检查可见外耳道内有多量粘脓分泌物，鼓膜穿孔常位于紧张部前下方，多为针尖大小，或由于穿孔处黏膜肿胀，而仅表现为一搏动性小亮点、鼓膜仍红肿增厚。X线检查，乳突气房由于黏膜充血、水肿、积脓，呈云雾状模糊，但无骨质破坏现象。

3.融合期或并发症期 化脓病变由鼓室波及乳突全部气房，由于黏膜肿胀及黏稠分泌物积存，可致鼓窦入口完全阻塞，妨碍乳突充分引流，乳突气房内充满水肿、肉芽性黏膜及脓性分泌物，而致压力增加，使气房骨骼及周围骨板渐被吸收，形成融合性乳突炎，并可向周围扩展引起并发症。

临床表现于耳流脓后症状无缓解，或缓解后发热及耳痛又复加重，小儿可伴高热惊厥，或全身中毒症状，精神食欲欠佳等。检查可见耳后鼓窦区乳突皮质有压痛或肿胀，外耳道后上壁塌陷，鼓膜表现与前述相同，或由于外耳道后上壁下塌及松弛部高度红肿膨隆，而影响全部鼓膜观察，耳道内常有多量脓性分泌物，有并发症发生时，可表现有骨膜下脓肿、面瘫、眩晕、脓毒血症及脑膜炎等。X线片或CT示乳突气房模糊，气房间隔不清或消失，呈现骨质融合破坏。

4. 消退期　经适当治疗或鼓膜穿孔引流，急性感染病变逐渐消退，分泌物迅速减少，黏膜充血肿胀逐渐消退，鼓膜小穿孔可自行愈合，不遗留瘢痕，或形成萎缩瘢痕，成为鼓膜薄弱处，此期患者体温已趋正常，耳痛渐消失，流脓停止，听力渐恢复。鼓膜检查充血减轻至消失，正常标志恢复，小穿孔愈合后多不遗留听力障碍。

二、常规检查

1. 卡他期　鼓膜松弛部充血、紧张部周边及锤骨柄可见放射状扩张的血管，此期为时不久，常被忽视，特别是小儿更不易觉察。

2. 化脓期　鼓膜弥漫性充血，伴肿胀，向外膨出，初见于后上部。后渐全部外凸。正常标志难以辨认。血象：白细胞总数增多，中性白细胞比例增加。

3. 穿孔期　鼓膜穿孔前，局部先出现小黄点。穿孔开始一般甚小，不易看清，彻底清洁外耳道后，方可见到鼓膜穿孔处有闪烁搏动的亮点，有脓液自该处涌出。听力检查呈传导性聋。

4. 恢复期　可见鼓膜紧张部小穿孔，外耳道内有脓性分泌物或干燥。

三、诊断常规

（一）诊断要点

主要症状为耳痛、耳漏和听力减退，全身症状轻重不一，婴幼儿不能陈述病情，常表现为发热、哭闹不安、抓耳摇头，甚至出现呕吐、腹泻等胃肠道症状。因此，要详细检查鼓膜，以明确诊断。临床症状及检查所见随病理改变而不同。

（二）鉴别诊断

1. 外耳道炎、疖肿　主要表现为耳内疼痛、耳郭牵拉痛、外耳道口及耳道内肿胀，晚期局限成疖肿。

2. 急性鼓膜炎　大多并发于流感及耳带状疱疹，耳痛剧烈，无耳漏，听力下降不明显。检查见鼓膜充血形成大疱。

四、治疗常规

1. 全身治疗　着重于抗感染治疗，一经诊断，立即开始全身应用抗生素或磺胺类药物。若已流脓，应做耳内分泌物细菌培养及药敏试验，用药量及用药时间应充足，流脓停止不能作为停药指征，用药期应在2周左右或流脓停止后5～7日，其他治疗包括注意适当休息，多饮水，对症给予止痛药及退热药。

2. 1% 麻黄碱滴鼻或喷雾于鼻咽部，可减轻鼻咽黏膜肿胀，有利于恢复咽鼓管功能。

3. 局部药物治疗　如鼓膜已穿孔流脓者，耳内给予3%过氧化氢溶液、抗生素溶液滴耳，如 0.3% 泰利必妥（氧氟沙星）等。并发于上感或有鼻炎鼻窦炎者应同时给予血管收缩剂滴鼻，以利咽鼓管引流。

4. 鼓膜切开药物治疗 不能有效控制炎症，全身症状及耳痛重，鼓膜膨隆明显者，则应行鼓膜切开，以利排脓。

5. 乳突单纯凿开术 自抗生素广泛应用于临床以来，需行乳突手术者已极少见，但并发融合性乳突炎或有并发症发生趋势或已发生者，应尽早行乳突凿开术，清除乳突病变气房，尽量不干扰听骨链，以保存听力。

第二节 先天性聋

一、先天性聋

先天性聋一般是指先天性的感音神经性聋。先天是指产前期、围生期；后天是指产后期及其后罹患的疾病。因此，先天、后天是疾病发生的时间概念。而遗传和非遗传是病因学上的概念。先天性聋包括遗传性和非遗传性内耳或听觉神经系统的畸形（损害）而导致的感音神经性聋，也可以伴发其他器官或系统的畸形。先天性聋中大部分是遗传性的，约半数是严重耳聋。可以是双侧或单侧发病。此外，胚胎发育过程中，母亲感染疾病（风疹）、接受药物（反应停、氨基糖甙类）治疗或感受各种理化因素（X 射线）而影响胚胎发育也往往成为先天性聋的原因。近年来客观听觉检测手段、高分辨 CT 等技术的发展，特别是分子生物学在遗传基因定位和分离技术的发展，除了使早期确诊能力大为提高，对聋残人早期适应社会的教育训练很有帮助以外，还对先天性聋的直接治疗带来了希望。

（一）分类

由于先天性遗传性聋的发病机制仍不十分清楚，因此，其分类方法也各不相同。本节先天性遗传性聋的分类系按临床实用并参照其他分类方法的综合。

1. 先天性遗传性聋的临床类型

（1）单纯耳聋：一种不带任何明显畸形的先天性聋。单侧耳聋常不被患者所察觉，多半在体格检查或其他偶然情况下才被发现。可以有家族史。

另有一种为迟发性家族性耳聋，幼儿时期听力正常，7 ~ 8 岁开始发病，听力减退缓慢地逐渐从高频向中频，继而向低频发展，严重者可以全聋。多系双侧性，且遗传倾向非常明显，往往在父母和兄弟姊妹中同时有数名成员患有此类疾病。家庭成员中可能有对氨基糖甙类药物敏感史。但患者一般是在言语发育期后出现听力下降，因此尚有一定的语言功能。

（2）耳聋伴有内耳畸形：由于基因缺陷、突变或其他遗传因素，也可以因母亲妊娠期间感染（细菌、病毒螺旋体感染）、药物（氨基糖甙类、反应停）、理化因素（X 射线）等非遗传因素作用，特别在妊娠头 3 个月内可能影响胚胎发育，出现内耳的畸形。按内耳畸形的不同可有以下分型：

① Michel 型（骨及膜迷路发育不全）：骨迷路缺如（耳蜗或前庭），可能有残余膜迷路。前庭神经和耳蜗神经缺如或存在。一般无听觉。

②Mondini 型（骨及膜迷路畸形）：骨迷路呈各种畸形。耳蜗通常只有部分发育，仅基底回 1 周半，而中回及顶回缺如。球囊、椭圆囊及半规管呈畸形发育。螺旋神经节及前庭神经节可存在或部分存在。可能有残余听力，但极少有实用听力。

③Scheibe 型（膜迷路畸形）：骨迷路及膜性椭圆囊和半规管发育完善。膜性耳蜗和球囊则发育不全，蜗管萎缩，盖膜缩小，以致前庭膜直接与未分化的细胞形成的隆起状组织接触。Corti 器和血管纹呈未发育的条索状组织。球囊壁塌陷并接触未分化的感觉上皮和耳石膜。此型较为常见，患者可有部分低频听力。

④Alexander 型（中等膜迷路畸形）：蜗管发育不全是其特点。以基底回的 Corti 器及其相邻的螺旋神经节罹患最甚，因而高频听力受损最显著。患者常具低频听力，故助听器可能有助。

⑤Bing-Siebermann 型：骨迷路发育良好，膜迷路及其感觉终器发育不全或畸形发育。

⑥大前庭导水管（LVAS）型：此系胚胎发育性的内耳畸形，与遗传有联系。骨性和膜性迷路的前庭导水管扩大，可能合并有 Modini 畸形，但比 Modini 畸形更常见。感音神经性聋的小儿占 34.9%。症状是小儿发热或头部轻度碰撞后出现与原因不相称的严重感音神经性聋。造成耳聋的原因不明。

（3）耳聋伴有各种系统和器官异常的综合征：

①Wardenburg 综合征（WS）：它是常染色体显性遗传病，伴不完全外显。耳聋伴有皮肤系统，特别是和皮肤、毛发色素有关的疾病。主要特征为头面部畸形（眼角变位、狭鼻翼、宽鼻梁），前额白发。又分为 I 型和 II 型。 I 型为有眼角变位型，前额白发、皮肤白斑较多。II 型为无眼角变位型，虹膜异色较多。1990 年 Fog 等人用分子生物学链锁分析法研究，将 WS 基因定位于染色体 2q37 区。1991 年 Epstein 等人证实 Pax-3 基因点突变引起 WS。最近研究表明 WSI 型患者第 2 号染色体 Pax-3 基因第 2 外显子存在碱基的替代和缺失。

②Branchi-oto-renal（BOR）综合征：它是新生儿以肾功能衰竭为特征的常染色体显性遗传病。主要症状是听力丧失、肾功能异常、耳前凹和耳结构缺损、腮瘘。少数患者有泪道狭窄、腭部狭窄并后缩、肾脏发育不全、输尿管异常、耻骨病变和颞骨异常。1992年 Kumar 等人用基因克隆法，将 BOR 综合征定位于 8 号染色体。1995 年 Smith 等人标记了基因图。

③Usher 综合征：是感音神经性聋和渐进的视网膜色素变性为特征的遗传性疾病，遗传方式为常染色体隐性遗传。临床分为两型： I 型为重度听力障碍和前庭反应消失；II 型为中等听力障碍和前庭反应正常。最近发现与 Usher 综合征相关的 4 个基因，分别定位在染色体 1q，11p，11q，14q。Usher 综合征代表性位点是 1q 和 11q 定位点占 Usher II 型的87.5%，突变的 1q 占 Usher II 型的 60% ~ 70%。1997 年 Chaib 等人发现 UsherI 型新基因Usher-1E 并定位于染色体 21q21 区。

④Alp。rt 综合征：是渐进性听力减退和渐进性肾功能衰竭为主要特征的 X 链锁遗传疾病。 David 等人采用 DNA 克隆方法将 Alpoa 综合征 COIAA5 胶原基因定位于 X 染色体q22 区。

⑤Klippel-Feil 综合征：它属常染色体隐性遗传。其特征为重度耳聋及前庭功能不良，

合并有骨骼发育异常。包括先天性颈短、颈椎融合、头偏斜、脊柱侧凸及脊柱裂等。

⑥Richards-Rundel综合征：属常染色体隐性遗传性疾病。此征较罕见，发生于婴儿期。特征为伴中枢神经系统疾病、躯干共济失调、智力衰退、性功能减退。患儿到5~6岁时，听力完全丧失。

2.非遗传性先天性聋

非遗传性先天性聋系在母亲妊娠期间，由于各种因素影响了胎儿发育，导致包括耳器官在内各种畸形或畸形综合征。此种耳聋系非遗传性的。但由于它是在言语发育期前聋，故出生后可为聋哑人。此类耳聋按已知原因分类如下：

（1）病毒感染：由于耳器官的胚胎发育常在胚胎第12~16周之间形成。因此，妇女妊娠3个月内感染病毒特别是风疹病毒，可严重影响患儿耳器官的发育，导致各种畸形综合征。如耳聋、白内障、心脏病、智力减退以及其他系统或器官的发育不良。患儿的骨性迷路和膜性迷路均可有不同程度的发育障碍。

（2）药物中毒：已知氨基糖甙类药（链霉素、庆大霉素、卡那霉素等）、奎宁类、多粘菌素B、阿司匹林和呋塞米等，可以影响胎儿发育而导致耳聋。

有些药物如反应停，孕妇因呕吐而服用后可导致胎儿外耳、中耳及内耳发育不全，以孕面瘫、心脏和皮肤等的异常和 畸形。

（3）螺旋体感染：先天性梅毒是胎儿耳器官畸形的重要原因。

（4）临产期的各种意外和疾病：

①外伤：长时间的难产或使用产钳能导致颅脑外伤（包括颞骨外伤）和耳聋。

②缺氧；胎儿临产时的各种原因缺氧，均可能成为耳聋的重要因素。

③早产、先兆流产、孕妇身患重疾或全麻下行大手术，均可引起血管纹、Corti器萎缩和迷路大量出血等病理变化而导致婴儿耳聋。

④母子Rh因子不合：胎儿血Rh阳性因子可使Rh阴性的母亲产生抗Rh阳性因子抗体。后者通过胎盘进入胎儿体内产生新生儿溶血性黄疸，红细胞溶解后产生的胆红素可使螺旋神经节受到影响而导致耳聋。

（二）诊断

1.家族史

如有先天性遗传性聋的家族史是极为重要的诊断依据，有时是唯一的根据。

（1）家族成员中要调查父系和母系包括其旁系亲属至少三代人，以及本人及兄弟姐妹的耳聋史。

（2）父母是否为近亲婚姻。

（3）家族成员和本人的药物特别是氨基糖甙类药物的中毒史、过敏史。

（4）伴随听力障碍的其他先天性遗传疾病史，如：

①外耳及骨骼系统发育不良或畸形：如低位耳、小耳、颅面颌骨畸形、指趾畸形及其他先天性骨骼畸形。

②皮肤毛发色素疾病：如皮肤白化病、虹膜异色、角质厚皮症等。

③眼病：如有无眼角变位、眼眉相连、先天性弱视、白内障、视网膜色素变性、蓝巩膜等。

④神经中枢性疾病：如智力低下、语言迟钝、共济失调、先天性痴呆、癫痫、侏儒症等。

⑤其他器官疾病：心脏病、肾脏病、先天性甲状腺肿、骨纤维异样增生等。

2. 母方调查

（1）妊娠史：有否怀孕3个月内患风疹史或其他病毒感染，有无应用耳毒性药物史，有无与放射线或放射性物质接触史，有无梅毒史，有否先兆流产。

（2）分娩史：有无早产、难产、钳产或剖宫产史，分娩时有无胎儿缺氧史、有无新生儿溶血性疾病或产程过长。

3. 听力检查

除证实感音神经性聋外，还可了解残余听力的频率和损害的程度。由于新生儿、婴儿和幼儿在听觉检查中难以配合，不可能用主观测听法检查，近年来普遍使用了客观测听法如声导抗测听法，特别是脑干诱发电位测听法，均能较理想地判断耳聋程度，甚至判定病变的部位。

4. 颞骨的（内耳）高分辨断层摄影（CT）

近年来普遍采用的高分辨只能较准确的检查出内耳，包括骨性迷路和膜性迷路结构的异常，成为诊断内耳各种畸形必不可少的有力手段。

5. 细胞遗传学检测法和分子生物学技术检测法

对基因已经确定的某些遗传性疾病能起明确诊断的作用。已经用于诊断的技术如下：

（1）染色体组型分析（karywing）是细胞遗传学常规的检测方法。通过显微照相显示染色体的大小、数目、形态等特点的总和，观察有无染色体的重组、缺失、倒位及转位的异常变化。

（2）最近10多年来，分子生物学技术如基因定位、分离，其临床实用技术发展迅速，如用于染色体检测的高分辨度的显带法：

①G显带法（G-banding）：显示中期染色体带，可区别常染色体光亮度较强的着丝粒、多形态带条及着丝粒难以观察的减数分裂的染色体。

②Q显带法（Q-banding）：显示中期染色体经奎丫因（guinacrine）染色后在紫外线中显现的Q带，相当于AT丰富区，主要用于鉴别Y染色体及G显带法未检测到的多形态条带。

③R显带法（R-banding）：显示与G带相反的末端条带。

（3）利用荧光标记的染色体原位杂交技术（FISH）进行的基因染色体检测已应用于临床诊断。此法是以生物素标记的探针与细胞DNA杂交，通过亲和素连接的荧光染料显色，以高于标准染色体组型分析1000~10000倍的分辨度检测到数千碱基对中的DNA缺失重新定位。基因单链DNA的缺失及突变需借助分子生物学DNA的提取，聚合酶链反应—单链构象多态性分析（PRC-SSCP）及DNA序列测定等方法进行检测。

二、分子生物学与内耳

近年来有关感觉器官（听觉与前庭）分子生物学的研究进展迅速，不仅已发现一些与内耳功能有关的基因，而且在基因突变导致耳聋方面也取得了重大的成果，显然，分子生物学对开展内耳各方面的研究与临床应用已日益显示出其重要作用。

（一）内耳发育

应用分子生物学技术已鉴定出许多参与内耳发育的基因，例如已经证实的一些转录因子和生长因子对耳蜗的早期胚胎发育和最终的分化均起重要作用。甲状腺激素和维 A 酸可影响耳的发育，应用原位杂交技术对大鼠胚胎甲状腺激素受体（thymidhormonereceptors，TRs）的时空模式的表达进行了研究，发现早在胚胎 12.5d 时 TRB 和 TRB2mRNA 的表达仅局限在内耳日后发育成耳蜗的部分，反之，TRAM 和 TRA2 转录体局限在日后的前庭部分。骨形态形成蛋白 C（bonemorphogeneticpmteins，BMPs）是转化生长因子 BC（ransforminggrowthfactor-B，TGB）超家族的成员。原位杂交分析表明，在鸡胚胎 2.5 ~ 3d 时，BMP-4mRNA 在 3 个发育中的半规管壶峭处有短暂时期的表达，而 BMP-7 mRNA 最初在听泡的大部分有表达，当胚胎第 3 天时仅局限于一些特殊的区域，这些结果提示 BMP、可能对内耳感觉器官的分化起重要作用。将鸡的听泡暴露于维 A 酸（retinoicacid，RA）内可导致感觉上皮过早的分化。将胚胎第 13~16d 的小鼠耳蜗培养于维 A 酸内，推测起来可通过改变支持细胞而导致额外的毛细胞形成，认为维 A 酸的作用是通过维 A 酸受体（RAreceptors，RAR）介导的，后者是细胞内受体超家族的成员（或为超家族的类固醇/甲状腺激素受体）。令人注意的是应用原位杂交技术对编码 RAR3 蛋白进行分析，发现在小鼠内耳的间质和感觉上皮中 mRNA 有强烈的表达。另一方面，认为涉及对细胞内游离维 A 酸浓聚调控的结合蛋白Ⅱ的胞质维 A 酸（cyto-plasmicretinoicacidbinding pm-tein Ⅱ，CRABP Ⅱ）在耳蜗内有表达。最近有对发育中的鸡进行了编码 CRABPI 的 mRNA 表达的研究，发现 CRABPI 的表达主要在于听凹的前区和背区，但是，在发育的后期其表达除最腹侧部分外遍及整个耳囊。多年来同样了解到在内耳胚胎发生过程中，紧靠后脑组织对耳囊的引入而言是必需的。在这一引入期间，已注意到成纤维细胞生长因子（ibro-blast growth factor，FGF）家族成员之一的 Iht-2，也即 FGF-3，在脑组织中，以及在稍后发育中的内耳有高水平的表达。有报道指出，当 FGF-3 表达受到抑制时，耳囊不能形成。在 FGF-3 靶突变的小鼠中，同样注意到内耳发育异常，尽管这种异常缺陷是小量的，这或许是由于其他的 FGF、表达有代偿的增加所致。FGF-1 mRNA 在出生后的耳蜗毛细胞中有表达，并且从出生后到成年期在听神经和前庭神经元中均有表达。FGF 受体在新生儿期的耳蜗毛细胞内有表达，并且在体外实验中，FGF-2 可保护新生儿期毛细胞免受新霉素的耳毒作用。在耳的发育早期与晚期时，神经生长因子（nervegrowthfactors，NGFs）与碱性成纤维细胞生长因子（basicfibroblastgrowthfac- tor，BFGF），转化生长因子（transforminggrowthfactorp，TGFp），神经营养素（neurotmphin，NT）如 NT-3，大脑衍化的神经营养因子（brainderivedneurotrophicfactor，BDNF）对听神经元和前庭神经元的存活及轴突的延伸都是必需的。在发育过程中，BDNF 和 NT-3 在内耳均有表达。在体外实验中，耳蜗及前庭神经元对 NGFs，BDNF 及 NT-3 均有应答。应用反义寡聚核酸抑制 BD-NF 及 NT-3 表达可阻止轴突的延伸。采用以 BDNF 基因或 NT-3 基因，或两者联合应用所引起突变的小鼠，证明了 BDNF 对前庭神经节的存活，以及传入、传出神经支配的维持是关键的。这些结果也与在缺少功能性 NT-3 基因小鼠中的观察相一致。BDNF 基因的丢失在耳蜗中可表现为预期的Ⅱ型神经节细胞和支配外毛细胞的传入神经的丧失，而 NT-3 基因丢失的小鼠其表现为Ⅰ型神经节细胞和大部分传入神经支配的丧失。双重突变使所有前庭和耳蜗神经节细胞丧失。

（二）与耳聋相关基因

近来认为一些涉及遗传性聋的基因有特定的染色体连锁定位。Usher 综合征（聋哑伴网膜色素变性综合征）I 型至少与三个位点连锁，提示了该综合征存在着相当多的遗传异质性（hetemgeneity）；Usher 综合征 II 型也同样表现至少与两个位点连锁。尽管对引起非综合征的遗传性聋其基因定位颇成问题，但还是取得了一些进展。有报道对一哥斯达黎加大家族进行研究，将非综合征的遗传性聋缺陷的显性基因定位于染色体 5q31。另外，也有报道定位于常染色体显性基因 1p32；隐性非综合征遗传性聋的 I 型 NSRD I（nonsyndmmic recessive deaf- ness）定位于染色体 13q12；NSRD2 定位于 11q13.5。近来更多的是将能引起 NSRDI 的另外一些基因图谱于 17 染色体的臂间区域。一种非综合征伴性（X—链锁）耳聋同样被定位于 Xpll。目前，人们正继续努力通过精细的基因图谱和克隆化来识别这些和其他一些与遗传性聋相关的基因。

一些涉及遗传性聋和其他耳聋的几种基因已被识别，其突变也已被特征化。Alport 综合征（家族遗传性出血性肾炎并耳聋综合征）与编码基底膜胶蛋白（basementmem-branecollagen）基因突变有关。一项报道指出，值得注意的发现是在所有 41 个家族的 Waardenburg 综合征（先天性聋、虹膜病、白化病的综合征）I 型的分析中均与 Pax3 基因位点连锁。WaaMenbu 综合征 III 型同样可因 Pax-3 突变引起，而 II 型看来与这一基因无关。作为 Usher 综合征的模型动物 Shaker-1 小鼠其基因缺陷定位于编码肌浆球蛋白 myosin 基因附近。通过对 Usher 综合征的家系进行筛选，其结果证实了肌浆球蛋白基因突变与发病有关。线粒体 DNA（mitochondrial DNA，mtDNA）的缺陷增加了对氨基糖甙类耳毒作用的易感性，在联合有常染色体的突变时可导致母系遗传的非综合征性耳聋。mtDNA 是核外 DNA，其遗传具有显著的母系特性。在阿拉伯以色列大家族 55 个成员中，许多成员患有母系遗传性聋，经分离分析提示疾病表型为均质性 mtDNA 突变，同时有常染色体隐性遗传基因突变所引起。mtRNA 无大段的缺失、插入和重排，仅发现有 1555G 点突变，对常染色体隐性遗传基因点突变位点尚未定位。也有报道表明，一苏格兰家族的 13 个成员患有不等程度的感音神经性聋，基因分析均有 mtDNA 7445A-G 位点突变，而家族的另 27 个成员无耳聋者均无此突变。最近一则报道提出，在一新西兰家族中有 21 人患有典型母系遗传性耳聋，mtDNA 序列分析也见有 7445G 点突变。鉴于 mtDNA 的突变与遗传性疾病相关的研究进展，最近一项新的与耳聋相关的疾病——母系遗传性糖尿病与耳聋受到关注。糖尿病、耳聋和母系遗传三联表现为本病的特征：糖尿病为类似于非胰岛素依赖型（II 型），耳聋表现为高频听力下降，程度因人而异，可为轻度，也可为重度而需佩戴助听器。分析有该病的家族成员，均可发现 mtDNA 中的 3243 位点上的 G 为 A 所取代。有作者认为，有该突变的患者其听力损害源于蜗内而不是蜗后病变，推测 mtDNA 的突变导致内耳毛细胞、血管纹及听觉神经元线粒体功能障碍而影响听觉功能所致。在老化的机制中，线粒体的能量代谢障碍是关键的因素。最近有报道指出，检测老年性聋患者外周血白细胞 mtDNA 基因的变化，发现 1369 重复序列区 mtDNA 有大量缺失，这一现象虽在正常的老人或年轻者中也可见到，但老年性聋者缺失数量占有明显优势，因而推测老年性聋与 mtDNA 某一片段缺失的积储有关。也有报道认为老年性聋与 mtDNA4997 的缺失突变有关。目前还发现多种耳聋疾病与 mtDNA 突变相关。如报道的一意大利家族中新的母系遗传综合征，其主要症状为感音神经性聋、共济失调和肌阵挛，mtDNA 序列分析发现在 7472 处有一插入突变。又如另一报道提到的病例，其特征为母系遗传的心肌病和感音神经性耳聋。分析发现 mtDNA 在 8363 有 G → 4A 的位点突变。再如一例有肌无力、感音神经性聋、弱智和癫痫样发作的患者，其 mtDNA 第 15915 G → 4A 有异质性位点突变。

引起耳聋和前庭疾病中基因突变的连锁的证实有着直接的临床意义，因为这使基因检测和咨询用于临床已成为可能，并能最终为基因治疗提供基础。它同样也正在证明鉴别基因是一项重要的方法，而这些基因的表达对正常耳蜗的发育和功能以及耳聋发病机制的认识都是重要的。

第三节 内耳感染性疾病

一、迷路炎

迷路炎为细菌、病毒或其他病原体引起的内耳迷路的感染性病变。根据其致病病原体及临床表现的不同可将其分为局限性迷路炎（迷路瘘管）、浆液性迷路炎、化脓性迷路炎和病毒性迷路炎等 4 种类型。其中化脓性迷路炎又可分为急、慢性两种亚型。迷路炎的最常见的致病因素为中耳乳突的急、慢性感染性病变直接侵犯迷路。其感染途径如下：①外半规管瘘管；②镫骨足板损伤后经前庭窗；③蜗窗；④鼓岬，感染通过侵蚀骨质或经血管吻合支传入。除耳源性外，也可有脑膜炎源性迷路炎，系化脓性脑膜炎经蛛网膜下腔感染外淋巴液所引起，多为化脓性迷路炎。常见于幼儿，且可导致后天性聋哑症。病毒性迷路炎则多为全身病毒感染经血液侵入迷路所致。

（一）局限性迷路炎

【病因与病理】

骨迷路完整时，中耳炎一般不引起迷路症状。如骨迷路受炎症侵蚀而变薄或破坏，则膜迷路便易受到炎症刺激或侵犯而发生眩晕等症状，如骨迷路有瘘管形成，则在冲洗、清洁耳道或滴药时可发生眩晕，此时瘘管试验常呈阳性。

迷路瘘管有病理性和医源性两类。病理性瘘管常由中耳炎所致的充血性骨质疏松、胆脂瘤的侵蚀或微生物破坏骨壁所引起。其中，以胆脂瘤为最常见的原因，其次是中耳炎肉芽组织侵蚀，骨质充血性脱钙、疏松。上述病变所造成的瘘管多在外半规管。肿瘤造成的瘘管多在镫骨足板处，较为少见。医源性瘘管常由内耳开窗术及手术意外所造成。开窗术的瘘管在外半规管壶腹部，手术意外所造成者大多在外半规管处。开窗术的瘘管有移植片覆盖，一般无感染，故不属于局限性迷路炎的范围。

所谓局限性迷路炎，是膜迷路本身常无炎症，炎症仅限于局部的骨迷路及其骨内膜，故与浆液性和化脓性迷路炎不同。因此，这种病例往往只在受到周围组织的炎性刺激或物理性刺激时，方出现症状。

【症状与诊断】

主要是暂时性或激发性眩晕，由摇动头部或耳内操作，例如清洗、滴药等所激发。恶心、呕吐、听力变化或平衡失调等现象则属少见。患者多有长期慢性中耳炎病史，耳漏常有恶臭而量少，示有胆脂瘤或骨疡病变。

本病主要体征是瘘管症状，即耳内加压时出现眩晕及眼震。无论是连续反复按压耳屏或用鼓气耳镜改变外耳道内气压，甚至做捏鼻鼓气法吹张均可引起上述症状。外耳道气压改变时出现眩晕和眼震，则为瘘管试验强阳性，如无眼震而仅有眩晕和头摇动感，则为弱阳性，如仅感头昏则为可疑阳性。

瘘管试验阳性时，眼震快相的方向取决于外耳道内的气压使内淋巴流向还是流离壶腹嵴。例如瘘管在外半规管的管侧时，外耳道内加压将使内淋巴流向壶腹嵴，眼震快相向同侧，慢相向对侧；外耳道内减压将使内淋巴流离壶腹嵴，眼震快相向对侧，慢相向同侧。如瘘管在前庭侧，则外耳道加压、减压时分别所产生的眼球运动方向和上述者相反。但若瘘管为肉芽组织或其他病变所阻塞，瘘管试验可呈阴性。

（二）浆液性迷路炎

【病因与病理】

本病系内耳的非化脓性炎症或化学性刺激所引起的炎性反应。可继发于局限性迷路炎或为中耳炎的细菌性或病毒性毒素侵入前庭窗或蜗窗后所产生。上述毒素也可经血循环传入，或来自附近的脑膜炎症。开窗术或人工镫骨等内耳手术后亦可发生浆液性迷路炎。其病理变化仅为充血和毛细血管通透性增加。外淋巴腔有浆液渗出及淋巴细胞浸润，膜迷路普遍受炎症刺激。痊愈后，前庭与耳蜗功能可基本恢复正常。但若经久不治或手术时处理不当，此病可发展成为化脓性迷路炎，以致前庭与耳蜗功能永久丧失而成"死迷路"。

【症状与诊断】

在化脓性中耳炎病程中，患者发生眩晕、眼震、恶心、呕吐与听力明显减退。在浆液性迷路炎中，上述症状一般较轻。早期眼震属刺激型，即眼震的快相向病侧，是为前庭功能亢进。患者喜向病侧卧，使眼球处于与眼震慢相方向一致以减轻眩晕。病情加重后，前庭功能由亢进转为抑制或减退，眼震变为瘫痪型，即快相向健侧，患者喜向健侧卧。

如症状突然发作而瘘管试验阴性，则往往说明病理并非继发于局限性迷路炎，继发于迷路瘘管者其临床表现常为原有症状逐渐加重。经过适当的治疗，尤其是通过手术，彻底清除病灶后，症状即可逐渐减轻和最后消失，内耳功能也可基本恢复正常。

检查可发现患者有化脓性中耳炎，而且常属胆脂瘤型或骨疡型。CT 或乳突 X 线摄片可发现中耳乳突骨质破坏。高分辨的 CT 常可发现迷路骨质缺损。发病时，音叉检查可示耳蜗功能轻度减退。在病变较轻，听力减退不严重的病例中，可测得重振、复听等耳蜗病变的体征。对这种患者忌用冷热水试验，以免感染扩散或使迷路病变恶化而成化脓性迷路炎。

【鉴别诊断】

主要是与化脓性迷路炎相鉴别，其区别点在于化脓性迷路炎的症状重，眼震为瘫痪型，即眼震快相向对侧，平衡失调的持续时间久，前庭功能减退或消失，有重度和永久的感音性聋。

（三）急性化脓性迷路炎

【病因及病理】

急性化脓性迷路炎可继发于局限性迷路炎，浆液性迷路炎也可发展为急性化脓性迷路炎，但其病菌多经圆窗或前庭窗侵入。Merchant 等报道，49%的化脓性脑膜炎患者并发化脓性迷路炎。其感染途径为耳蜗导水管和蜗轴。

急性化脓性迷路炎的病理改变包括迷路内多核细胞浸润、软组织破坏、骨迷路部分缺损、肉芽组织形成。有时肉芽组织将迷路分隔为多个脓腔。细菌毒力强时感染亦可自内耳向颅内扩散。

【症状与检查】

恶心、呕吐、剧烈眩晕，病情发展迅速时可出现共济失调；病情发展缓慢者，由于对侧迷路的代偿作用，症状可能较轻。发病的第一日，眼震快相可向患侧，属刺激型。然后，迷路功能丧失，眼震快相向对侧（健侧）。患者起立时将向眼震慢相的方向倾倒，自觉周围环境自健侧转向患侧。听力检查示患耳全聋，两耳骨导对比试验原先偏向患侧（中耳炎致传音性聋），耳蜗毁坏后即偏向健侧。患耳冷热试验无反应（中耳感染者应用变温空气进行此项试验），患者可有耳鸣，常在眩晕加剧前出现。因迷路内蓄脓量不多，一般无疼痛和体温升高。如有头痛、颈强直、高热，应注意到有颅内并发症的可能。

上述急性期的剧烈前庭症状，短者持续 1～2 周，长者持续 4～6 周，系患耳迷路破坏所致。此后，转为较轻的前庭功能失调和位置性眩晕。随着代偿功能的逐渐产生，上述症状才逐渐减轻。代偿功能产生的快慢，因患者的年龄不同而异。老年患者可长期残留运动失调，步态蹒跚。

【诊断和鉴别诊断】

根据上述临床表现，结合中耳炎的病史和体征及耳蜗前庭功能的完全丧失，急性化脓性迷路炎的诊断并无困难。CT 可发现迷路骨质破坏，MRI 可揭示膜迷路的改变。临床诊断中主要应鉴别为何种迷路炎。

（四）慢性化脓性迷路炎

又称隐匿性迷路炎，可以是急性化脓性迷路炎的后遗症。本病可有两种病理情况：一是化脓性迷路炎痊愈后，迷路腔因新骨形成而阻塞；二是化脓性迷路炎呈慢性炎症过程，迷路腔内仍有化脓性病变或肉芽组织增生。肉芽组织纤维化、钙化，最后新骨形成而成为"死迷路"。

【症状与检查】

患耳听力消失。轻度眩晕及眼震。听力检查示患耳全聋，冷热试验无反应，但旋转试验患侧仍可出现反应，这是由于患侧丧失的功能已为健侧代偿所致。即使有瘘管存在，瘘管试验亦可阴性。如中耳乳突仍有感染，耳漏可继续出现。

【诊断和鉴别诊断】

如有急性化脓性迷路炎病史者，本病的诊断并不复杂。如病史中无剧烈眩晕、恶心、呕吐症状，但有上述临床表现，且有中耳乳突感染病史或化脓性脑膜炎病史者应高度警惕此病。高分辨的 CT 或 MRI 可发现迷路骨化或迷路纤维化。本病应注意与其他引起感音神经性耳聋的疾病相鉴别。

（五）病毒性迷路炎

【病因及病理】

全身病毒感染，如腮腺炎、麻疹、风疹等均可累及和损伤迷路。血行感染是病毒侵入迷路的主要途径。病毒可以损伤中阶和前庭终器，以血管纹、盖膜和 Corti 器最易受累。血管纹的早期改变为中间层细胞肿胀、变性，在中间层和基底层细胞之间遗留空腔。Corti

器的改变轻重不一，或迅速解体，或毛细胞逐渐变性，同时伴盖膜的损害。此外，迷路病毒感染后还会增加其对其他致病因素的易感性，如病毒性迷路炎痊愈后易患梅尼埃病、突发性聋等。

【症状与诊断】

病毒性迷路炎常见于以下几种情况：

（1）妊娠期风疹病毒感染对胎儿耳蜗毛细胞具有特殊亲和性。患病的婴儿出生后，可以表现为双侧严重的感音神经性聋（先天性风疹综合征）。

（2）麻疹性迷路炎可以导致双侧永久性的中度至重度听力减退，同时伴前庭功能损害。

（3）腮腺炎引起的迷路炎与麻疹性迷路炎不同，常表现为单侧感音神经性聋，无或伴有轻度的前庭功能损害。

二、迷路梅毒

梅毒作为一种性传播疾病，在我国曾一度近乎绝迹。但近年来又有死灰复燃的趋向，因此在以耳鸣、眩晕为主的感音神经性聋就诊的患者中，迷路梅毒应作为可疑疾病之一加以鉴别。迷路梅毒有先天性和后天性之分，先天性迷路梅毒根据其发病的早晚又分为早期和晚期。早期者于 2 岁前发病，晚期者于 8 ~ 20 岁间开始耳聋。后天性迷路梅毒多发于第二期梅毒后或第三期梅毒之初出现症状。

【病因及病理】

先天性梅毒源于宫内感染，文献报道如母亲患梅毒而未经治疗，那么胎儿感染梅毒的概率为 50%，且多为多系统损害。早期先天性迷路梅毒以螺旋体迷路炎和脑膜迷路炎为典型损害。螺旋体可经第八脑神经、螺旋神经节进入内耳。晚期先天性迷路梅毒及后天性迷路梅毒则可能是颞骨的梅毒瘤性骨炎累及膜迷路所致。内耳的主要病理改变为内淋巴积水，感觉上皮的进行性退化，其中尤以耳蜗神经元及 Corti 器为突出。内淋巴积水是因内淋巴阻塞所致。

【症状】

主要症状为突发听力减退。先天性者常发生于一耳，逐渐双耳受累，后天性者多两耳同时耳聋。耳聋的性质为感音神经性，起病初期可有耳鸣、眩晕等症状，听力急剧下降时这些症状可逐渐消失，其原因可能是内耳功能已完全丧失。早期先天性迷路梅毒患者，因耳聋发生于学语前，故可成"聋哑儿"。

除听觉及前庭功能改变外，患者还会有梅毒的全身表现。先天性者 90% 可出现眼部因间质性角膜炎引起的角膜混浊及脉络膜视网膜炎。20% 的患者可出现 Hutchinsn 齿，即切牙增厚呈楔状。10% 可出现额部突出、鞍鼻等。后天性梅毒亦有各自的全身表现，如累及中耳还可有耳漏等。

【诊断】

根据病史、临床表现，结合听功能、前庭功能检查及血清学检查，诊断并不困难。前庭功能检查有时可出现"前庭矛盾现象"，即旋转试验有反应而冷热试验反应消失。当内耳功能完全破坏后各种前庭功能检查的反应均告消失。血清学检查常用的有康氏絮状反应试验，华氏补体结合试验，螺旋体活动抑制试验及荧光螺旋体抗体吸收试验，后二者特异性较高，假阳性率极低。此外脑脊液的常规检查及抗体实验亦可提供佐证。

第二章 鼻部疾病

第一节 鼻感染性疾病

一、鼻前庭炎和鼻疖

（一）鼻前庭炎

它是鼻前庭皮肤的弥漫性炎症，临床上分为急性和慢性两种。

【病因】

多由鼻分泌物刺激或用手指挖鼻孔所引起。较易发生于急性或慢性鼻炎、鼻窦炎、变态反应性鼻炎以及鼻腔异物的病人。糖尿病人常易患此病。

【症状及体征】

急性者在鼻前庭内及其与上唇交界处皮肤红肿，或有皲裂及浅表糜烂。病人常感鼻孔内疼痛不适。慢性者鼻毛常脱落，局部皮肤稍增厚，表面有干痂和脱皮，可见皲裂，触之疼痛。病人有鼻孔内发痒、发热感。

（二）鼻疖

它是鼻前庭、鼻尖或鼻翼部毛囊、皮脂腺或汗腺的急性、局限性化脓性炎症。

【病因】

常因挖鼻、拔鼻毛等不良习惯造成鼻部皮肤的轻微损伤，使细菌乘机侵入。其次为鼻腔或鼻窦发生化脓性炎症时，因脓液反复刺激，使局部皮肤损伤，诱发感染。糖尿病或全身抵抗力降低的病人可以反复发生鼻疖。致病菌以金黄色葡萄球菌和白色葡萄球菌最为常见。

【症状及体征】

鼻疖好发于鼻尖或鼻前庭。初起觉患处发胀，疼痛或跳痛。继之，鼻翼及鼻尖部发热、红肿、并有显著触痛。此外有头痛、畏寒、发热及全身不适等症状。检查时初期可见鼻尖部或一侧前鼻孔红肿，呈局限性，逐渐隆起，随炎症进行，红肿中心出现脓点，约在1周左右，自行破溃，排出脓栓而愈。颌下或颏下淋巴结肿大，有压痛。

【诊断和鉴别诊断】

症状和体征明显，容易诊断。须与下列疾病鉴别。

1.鼻前庭炎

由鼻内分泌物持续刺激引起，自觉有鼻痛及干燥感。检查可见局部皮肤弥漫性潮红，表皮糜烂或有皲裂，常两侧同时发生。

2.鼻部丹毒

有剧痛，局部呈弥漫性红肿，境界明显。常延及面部及上唇，全身症状重，发高热。

【并发症】

1.鼻翼或鼻尖部软骨膜炎

炎症向深层扩散，波及鼻翼软骨膜，使鼻尖部红肿，伴发剧烈疼痛，全身症状较明显。

2. 颊部及上唇蜂窝织炎

多因挤压疖肿，使炎症向周围蔓延，周围小静脉发生血栓，引起蜂窝织炎。此时颊部或上唇部红肿，有压痛。

3. 眼窝蜂窝织炎

出现眼球突出及疼痛等，进而发生眼窝脓肿。

4. 海绵窦血栓

为鼻疖最严重的并发症，以往死亡率很高，自从采用化学疗法及抗生素治疗后，预后大为改善。面部危险三角区：从鼻根到两侧口角的三角形区域称为面部危险三角区。这一区域的特点是血管丰富，静脉无瓣膜。疖肿经挤压后，细菌可经面部小静脉进入内眦静脉，再经眼上、下静脉入海绵窦，引起严重的颅内并发症——海绵窦血栓形成。此时病人出现剧烈头痛、寒战、高热、患侧眼睑及结膜水肿，眼球突出，活动受限，严重者可以失明。检查时眼底静脉扩张，视神经盘水肿，危及生命。因此，患鼻疖时切忌挤压，以免炎症向颅内扩散。

二、急性鼻炎

急性鼻炎是鼻腔黏膜的急性感染性疾病，俗称"伤风"或"感冒"。本病是人类最常见的一种流行性疾病，全年均可发生，但以秋、冬、春之交，气候变化不定的季节多发，儿童和成人均可患病。发病时常伴发鼻窦、咽、喉、气管等上呼吸道炎症。

【病因】

该病病原体为病毒，可以继发细菌感染。亦有认为少数病例由支原体引起。

Kruse 于 1914 年首先发现本病的病原体为流感病毒，以后陆续发现有鼻病毒、冠状病毒、副流感病毒、呼吸道合胞体病毒、腺病毒等。一般认为各种呼吸道病毒均可引致本病，而以鼻病毒和冠状病毒为主。

当机体因各种诱因而致抵抗力下降或鼻黏膜的防御功能受破坏时，病毒乘虚侵入鼻黏膜并生长繁殖，引起黏膜的急性炎症。常见继发感染的细菌为溶血性链球菌、葡萄球菌、肺炎球菌、流行性感冒杆菌等。这些细菌常无害地寄生于人体的鼻腔或鼻咽部，当受病毒感染后，这些细菌亦乘机侵入抵抗力大为减弱的黏膜，引起继发感染。

病毒传播方式以飞沫传播为主，主要通过直接吸入，此外还可间接通过物体或食物传染。本病的免疫期很短，大约为 1 个月，因此易感者在 1 年内可多次患病。

急性鼻炎的发病与下列诱发因素有关：

（1）气候、环境、受凉，空气过干或过湿，烟雾、粉尘刺激，居住拥挤，卫生条件差等，都可引起机休抵抗力降低。

（2）营养不良和维生素缺乏。

（3）过于疲劳，烟酒过度。

（4）鼻腔阻塞，如鼻中隔偏曲、鼻甲肥大、鼻息肉、增殖体肥大等。

（5）慢性感染病灶，如慢性增殖体炎、扁桃体炎、鼻窦炎。

（6）免疫状态改变：如低丙种球蛋白血症，鼻腔分泌物缺乏 IgG，IgA 鼻腔分泌物。

（7）pH 值改变。

（8）全身性疾病。

【症状及体征】

本病的潜伏期为 1 ~ 3d。

初起症状为鼻内干燥感、鼻痒、打喷嚏，可有鼻咽烧灼感，伴全身不适、头痛、畏寒发热，体温一般为 37 ~ 38℃，检查可见鼻黏膜充血、干燥。1 ~ 2d 后，逐渐发生鼻塞，流大量清水样鼻涕，嗅觉减退，检查可见鼻黏膜弥漫性充血、肿胀、鼻甲肿大，鼻腔有大量清水样或黏液性分泌物。以后分泌物转为黏液脓性，不易擤出，鼻塞更重。若无并发症，则起病后约 5 ~ 7d 症状逐渐减轻以至消失。整个病程历时约 7 ~ 10d。在小儿全身症状比成人重。

组织病理学检查：鼻黏膜呈急性炎症的病理改变。起病早期，鼻黏膜血管暂时性收缩，局部缺血，腺体分泌减少。继之血管扩张，黏膜水肿，浆液、黏液腺及杯状细胞分泌增多，分泌物先为水样，后为黏液性。由于炎症破坏，黏膜上皮细胞坏死脱落，黏膜下层水肿，白细胞及吞噬细胞浸润，以后多形核白细胞浸润增加，渗出于黏膜表面，分泌物逐渐转为黏液脓性。在恢复期，上皮增生修复，黏膜逐渐恢复正常。

【诊断和鉴别诊断】

根据症状及检查，不难做出诊断，但需与下列疾病鉴别：

1. 流感

传染性极强，短期内有大批病人发病。全身症状明显，面上呼吸道症状可不明显，有时伴干咳。

2. 急性传染病

急性鼻炎常为各种急性传染病的前驱症状，如麻疹、猩红热、百日咳、斑疹伤寒、水痘等，但随后的病程发展不同，各种急性传染病有其特征的临床表现，可以进行鉴别。

3. 变应性鼻炎

常突然发病，有鼻痒、打喷嚏、流清涕，但无全身症状，不发热。检查可见鼻黏膜苍白、水肿，分泌物呈清水样，涂片可见分泌物有嗜酸细胞。

【并发症】

急性鼻炎发生后，炎症可直接向邻近器官蔓延，也可因不适当的擤鼻而使分泌物向邻近器官扩散。产生下列并发症：急性鼻窦炎、鼻咽炎、中耳炎、咽炎、扁桃体炎、喉炎、气管炎、支气管炎及肺炎等。

三、慢性单纯性鼻炎

慢性鼻炎是鼻腔黏膜和黏膜下层的慢性炎症，且伴有不同程度的功能紊乱。它常为全身疾病的局部表现，与全身健康状态关系密切。

慢性鼻炎一般包括慢性单纯性鼻炎、慢性肥厚性鼻炎、干燥性鼻炎、萎缩性鼻炎和干酪性鼻炎 5 种。慢性单纯性鼻炎与慢性肥厚性鼻炎在病因方面颇为类似。

【病因】

慢性单纯性鼻炎和慢性肥厚性鼻炎的共同病因有如下几种：

（1）急性鼻炎反复发作或治疗不彻底，可转化为慢性鼻炎。

（2）鼻中隔偏曲或鼻腔粘连，血管运动性鼻炎，均可妨碍鼻腔通气引流，使鼻腔黏膜经常受刺激。

（3）邻近病灶，如慢性化脓性鼻窦炎、慢性扁桃体炎、慢性咽炎、增殖体肥大等的长期刺激和影响。

（4）鼻腔用药不当或为时过长，如长期滴用血管收缩剂，特别是滴鼻净，可引起药物性鼻炎。

（5）生活和工作环境不卫生，长期吸入受污染的空气，鼻黏膜受有害气体和粉尘的长期刺激及损害，环境温度和湿度的急剧变化和反复作用，均可引起慢性鼻炎。

（6）精神紧张，焦虑、中枢神经系统功能紊乱，使鼻腔神经、血管功能失调。

（7）代谢因素，如维生素缺乏、碳水化合物过量、内分泌紊乱（甲状腺功能减退、肾上腺皮质功能减退、青春期、月经期、妊娠期等），以及嗜烟酒等。

（8）全身慢性疾病，如贫血、糖尿病、结核，以及心、肝、肾的慢性疾病等。

【病理】

黏膜慢性充血、水肿、深层血管慢性扩张，特别是海绵状组织充血明显，而浅层血管扩张较轻。血管及腺体周围炎性细胞浸润，杯状细胞增多，但无黏膜组织增生病变。上皮纤毛缺失。病变多为可逆性。

【症状及体征】

主要症状为鼻塞和鼻涕增多。

鼻塞的特点为间歇性和交替性。间歇性鼻塞为白天、劳动、运动时或在新鲜空气中鼻塞减轻，而在夜间、安静工作、平卧、寒冷时或在污浊空气中鼻塞加重。交替性鼻塞表现为侧卧时居下的鼻腔阻塞严重，上侧鼻腔通气良好。由于鼻塞，间或有呼吸性嗅觉减退，说话时呈闭塞性鼻音，偶可引起头痛、失眠（多为鼻甲肿大压迫所致）。上述症状，多在冬季明显，夏季减轻或消失。

鼻涕增多。鼻腔分泌物常为黏液性，当有继发感染时呈黏液脓性。鼻涕向后流入咽喉，可引起咽喉不适、咳嗽、多"痰"。分泌物刺激咽鼓管，可引起中耳炎。鼻涕刺激鼻前庭和上唇皮肤可以引起鼻前庭炎、湿疹或毛囊炎，以小儿多见。

检查见鼻黏膜肿胀，以下鼻甲肿胀最为突出，其表面光滑湿润，呈暗红色，但在年老体弱、贫血、甲状腺功能减退者，则仅见肿胀而无充血现象。下鼻甲黏膜柔软而富有弹性，用探针触之可出现凹陷，移开探针，凹陷很快复原。鼻腔内有白色半透明黏液性分泌物，多积聚于鼻腔底，鼻甲与鼻中隔之间可见黏液丝牵挂。鼻黏膜对血管收缩剂反应良好，用1%麻黄素喷入鼻腔后，黏膜肿胀很快消退，鼻甲明显缩小。

【治疗】

1.病因治疗

去除病因，积极治疗局部和全身疾病，改善工作、生活条件、戒烟酒，锻炼身体，增强体质。

2.局部治疗

保持鼻腔通畅，以利引流。可用温生理盐水冲洗鼻腔，清除黏稠分泌物。鼻腔滴用血管收缩剂，如 0.5%～1% 麻黄素生理盐水，0.05% 阿夫林，亦可与 5%～10% 弱蛋白银交替使用。治疗不可过于依赖血管收缩剂，有引起药物性鼻炎之虞。对婴幼儿最好不要使用或慎用，如确有需要，应选用低浓度，小剂量。

普鲁卡因鼻内封闭有一定疗效。可用 0.25%～0.5% 普鲁卡因注射于鼻丘或下鼻甲黏膜下，每次 1 ~ 2ml，隔日 1 次，5 次为 1 疗程。

针刺迎香、鼻通穴，或用超短波、红外线理疗等，也有一定效果。

四、慢性肥厚性鼻炎

慢性肥厚性鼻炎为常见鼻病，其特点为鼻黏膜、黏膜下层，甚至鼻甲骨质增生肥厚。

【病理】

鼻腔黏膜上皮纤毛脱落，变为假复层立方上皮，甚至为鳞状上皮。固有层中的血管和淋巴管周围淋巴细胞和浆细胞浸润，静脉及淋巴回流受阻，导致血管扩张，管壁增厚，黏膜下层水肿，继而纤维组织增生，黏膜肥厚。因动脉渐受压迫，血供减少，黏膜渐呈灰白色。由于局限性水肿的形成，黏膜呈结节状或桑葚状，水肿重者可形成息肉样变甚至息肉。病变向深层发展可累及骨膜，骨膜增殖，而且骨组织有成骨变化，因而鼻甲骨变硬或呈实质性肥厚。鼻黏膜增厚的程度各处不同，以下鼻甲前、后端及下缘，中鼻甲前端以及鼻中隔后端等部位最为显著，鼻甲上述部位常呈结节状或桑葚状肥厚，或息肉样变。

【症状及体征】

症状基本与慢性单纯性鼻炎相同，但鼻塞程度较为严重，多呈持续性。闭塞性鼻音及嗅觉减退程度也较重。鼻涕通常不多，呈黏液性或黏液脓性，不易擤出。肥大的下鼻甲后端压迫咽鼓管咽口，可引起耳鸣，听力减退。下鼻甲前端黏膜肥厚，阻塞鼻泪管开口，可引起溢泪，或继发性泪囊炎、结膜炎。长期鼻塞、经常张口呼吸，以及鼻腔分泌物长期刺激，易继发慢性鼻窦炎、咽炎、喉炎。头痛、头昏、记忆力减退、精神萎靡、失眠等症状较慢性单纯性鼻炎严重。当肥大的中鼻甲压迫鼻中隔时，可引起三叉神经痛（第一支），称为"筛前神经症候群"，以丁卡因麻醉嗅区黏膜时头痛可得到缓解。

检查见鼻腔被肥大的下鼻甲所堵塞，鼻腔底或下鼻道内充满黏液或粘脓。黏膜肿胀，呈苍白、粉红或淡紫红色，表面不平，呈结节状或桑葚状，以下鼻甲前、后端及游离缘最为明显，用探针触压下鼻甲时有硬实的感觉，不易凹陷，或凹陷后不易复原。肥厚的鼻黏膜对血管收缩剂不敏感，局部使用麻黄素类药物后，黏膜肿胀无明显消退。后鼻镜检查可见下鼻甲后端肥大，严重者呈桑葚状，可突出至鼻咽部，鼻甲后端多呈灰白色，有的呈息肉样变，鼻中隔后缘两侧黏膜对称性肥厚。

【诊断和鉴别诊断】

根据症状和检查诊断不难，但由于本病多由慢性单纯性鼻炎发展而来，有些病人的临床表现常介于两者之间，或混合存在。慢性肥厚性鼻炎与慢性单纯性鼻炎的鉴别要点见下表。

慢性肥厚性鼻炎与慢性单纯性鼻炎的鉴别

	慢性单纯性鼻炎	慢性肥厚性鼻炎
肉眼所见	黏膜肿胀，表面光滑，湿润，暗红色	黏膜及鼻甲骨肥大，黏膜表面不光滑，呈结节状或桑葚状，颜色淡红，紫红或苍白
探针触诊	黏膜柔软，富有弹性，压迫时容易凹陷，移开探针后黏膜立即复原	有硬实感，探针触压时黏膜不易凹陷，或凹陷后不易复原
对血管收缩剂的反应	肿胀黏膜很快收缩	黏膜不收缩，或收缩很少

五、萎缩性鼻炎

萎缩性鼻炎是一种发展缓慢的鼻腔慢性炎性疾病，其特点为鼻黏膜萎缩，鼻腔异常宽大，嗅觉障碍，鼻腔内有大量黄绿色脓痂，严重者鼻甲的骨膜和骨质也发生萎缩。脓痂常有臭味，臭味明显者，称为臭鼻症。

本病最早由 Frankel（1876 年）所描述。其发病率女性高于男性，多发于 20 ~ 30 岁，健康状况及生活条件差者易患此病。欧美有文献认为在发病上，女多于男，并可在青春时期发病。

（一）病因

萎缩性鼻炎可分为原发性和继发性两类。

1. 原发性萎缩性鼻炎

病因迄今不明，主要认为与以下因素有关：

（1）营养因素：营养不良，特别是铁和维生素 A、D、B 缺乏与原发性萎缩性鼻炎有密切关系，使用上述维生素和铁剂治疗可获良效。

（2）内分泌紊乱：女性青春期、月经期病情加重，故认为本病与性激素分泌有关。

（3）遗传因素：有一家数人同患此病者，故认为可能与遗传因素有关，但尚缺乏充足证据。也有认为是生活条件和环境相同所致。

（4）细菌感染：从萎缩性鼻炎患者鼻腔中可培养出大量细菌，常见者为臭鼻杆菌、类白喉杆菌。一般认为，这些细菌不是真正的病原菌，而是继发感染，它们可以分解蛋白质，产生吲哚，发生臭味。

（5）免疫功能紊乱：近年来免疫学研究发现萎缩性鼻炎患者大多有免疫功能的紊乱，认为本病可能是因病毒感染、营养不良等所致的自身免疫性疾病，其细胞免疫功能亦有不足。

（6）反射性交感神经营养不良：Chosh 在 1987 年提出原发性萎缩性鼻炎属于反射性交感神经营养不良综合征，认为反射性交感神经营养不良先引起鼻甲骨质脱钙，在吸入气流的冲击下，脱钙的鼻甲逐渐萎缩。另有神经学说认为原发性萎缩性鼻炎系由某些刺激对大脑皮质的不良作用，使大脑两半球功能紊乱，致使自主神经系统失调，鼻腔组织血液循环受阻，鼻腔黏膜和骨质发生营养障碍，引起鼻黏膜和骨质萎缩。

2. 继发性萎缩性鼻炎

病因明确，多由局部因素引起。

（1）外界刺激：高浓度工业粉尘、有害气体的长期刺激，可损害鼻黏膜，日久导致鼻黏膜萎缩。

（2）鼻腔、鼻窦慢性炎症：慢性鼻窦炎的脓性分泌物对鼻黏膜长期刺激，使黏膜下纤维组织增生，黏膜营养障碍而致萎缩。慢性肥厚性鼻炎由于组织过度增生，压迫血管及淋巴管，黏膜血液循环障碍而发生萎缩。鼻腔特异性感染时，如梅毒、结核、麻风病等也可发生萎缩性鼻炎。

（3）鼻中隔偏曲：宽大一侧的鼻腔可出现萎缩性病变。

（4）鼻部手术不当：肥厚性鼻炎鼻甲肥大，手术切除下鼻甲过多时可引起鼻黏膜萎缩。此外，鼻部肿瘤切除时也可遗留宽大的鼻腔或鼻咽癌放疗后等均可损害鼻黏膜，发生萎缩性鼻炎。

（二）病理

早期，黏膜仅呈慢性炎症改变，逐渐发展为萎缩。假复层柱状纤毛上皮转化为无纤毛的复层鳞状上皮，腺体萎缩，分泌减少。由于上皮细胞的纤毛丧失，分泌物停滞于鼻腔，结成脓痂。病变继续发展，黏膜及骨部的血管因发生闭塞性动脉内膜炎和海绵状静脉丛炎，血管的平滑肌萎缩，血管壁纤维组织增殖肥厚，管腔缩窄或闭塞，血液循环障碍，导致腺体和神经发生纤维性变，黏膜下组织变为结缔组织，发生退行性病变及萎缩。骨及骨膜也发生纤维组织增生和骨质吸收；鼻甲缩小，鼻腔宽大，但鼻窦常因骨壁有增殖硬化性改变，反致窦腔缩小。

（三）症状及体征

1. 鼻及鼻咽干燥感

由于腺体萎缩，分泌物减少，病人感觉鼻、咽干燥不适，分泌物黏稠不易排除。鼻内常有痂皮，有时带血。当吸入冷空气时，鼻腔及鼻咽常有寒冷感。

2. 鼻塞

鼻腔内有大量脓痂堵塞鼻道，空气不能通过。此外，萎缩的鼻黏膜神经末梢感觉迟钝，虽有空气通过也不能觉察，故常感鼻塞。

3. 鼻出血

鼻黏膜干燥，血管易破裂出血。挖鼻或用力擤出脓痂时，亦可损伤黏膜而致出血。

4. 嗅觉障碍

嗅神经末梢萎缩，无神经冲动产生；或嗅区黏膜过于干燥，到达嗅区的含气味分子不能溶解于黏膜表面而刺激嗅神经；或鼻腔内脓痂堆积，空气中的含气味分子不能到达嗅区，均可致嗅觉障碍。

5. 头痛、头昏

鼻腔过于宽大，吸气时大量冷空气刺激鼻黏膜，或堆积的脓痂压迫鼻黏膜，或伴有鼻窦炎时，均可致头痛、头昏。头痛部位常有额、颞、枕部。

6. 呼气恶臭

臭鼻杆菌、变形杆菌等在鼻腔脓痂下生长繁殖，使脓痂中的蛋白质腐败分解，产生恶臭气味。也有人认为臭味是由于某些细胞的脂肪变性而产生。妇女在月经期，臭气更重。病人由于嗅觉障碍而不觉其臭。

检查：少数患者鼻部可呈现特殊的外形，鼻梁宽而低平，鼻翼外翻，前鼻孔扁圆。自幼发病者可出现鞍鼻。前鼻镜检查可见鼻腔宽大，经鼻道可见鼻咽后壁，鼻黏膜干燥萎缩，鼻甲明显缩小，尤以下鼻甲为甚，有时鼻甲几乎无法辨认。鼻腔内积有大量黄绿色或灰绿色浓稠分泌物，并有大量痂皮附着于黏膜之上，痂皮及分泌物有特殊的恶臭。取除痂皮后，黏膜干燥发红，触之易出血。咽后壁黏膜充血，发干，失去正常黏膜的润泽，黏膜表面偶覆有干痂。间接喉镜检查，有时可看到喉黏膜和声带有同样变化。气管亦可有轻度干燥充血。

（四）诊断和鉴别诊断

根据典型的症状和检查所见，萎缩性鼻炎诊断较易。但应注意与麻风、结核、梅毒、鼻硬结病及干燥性鼻炎鉴别。

六、干燥性鼻炎

干燥性鼻炎是以鼻腔黏膜干燥，鼻分泌物减少，鼻腔黏膜充血、退变，表面附有干痂，常伴有鼻出血及干燥感为特点的鼻腔慢性炎性疾患，其主要症状与萎缩性鼻炎有相似之处，但鼻黏膜及鼻甲无萎缩，嗅觉正常。

（一）病因

干燥性鼻炎的病因不甚明确，一般认为与气候、环境条件、全身健康状况有关，男女发病率无差异。下列因素可诱发本病：

（1）长期处于空气干燥、粉尘多的环境。

（2）气候干燥、寒冷、温度变化大。

（3）缺乏维生素，主要为维生素 A 和维生素 B。

（4）吸烟、酗酒、营养不良、贫血及其他全身慢性疾病。

（二）病理

鼻腔黏膜干燥、变薄、上皮细胞的纤毛消失，甚至退化变性，成为鳞状上皮。基底膜变厚，含有大量胶质，固有层内纤维组织增生，并有细胞浸润。黏膜腺体及杯状细胞退化萎缩，分泌物减少，浓稠。黏膜表层有时出现溃疡。

（三）症状及体征

1.鼻腔干燥感

鼻腔干燥感是此病的主要症状。因呼吸区鼻黏膜腺体萎缩、退变，黏液分泌减少。患者自觉鼻部、咽部和鼻咽部干燥。鼻分泌物过于稠，黏着于黏膜上，常不易排除，有时带血或血痂。鼻黏膜如有溃疡，或鼻中隔形成穿孔，使干燥感加剧。

2.鼻腔刺痒、异物感

由于痂皮及浓稠分泌物的刺激，鼻内常有刺痒感或异物感，常引起打喷嚏。

3.鼻出血

鼻黏膜干燥，毛细血管扩张变脆、挖鼻、擤鼻、咳嗽、打喷嚏时可以引起鼻出血。出血一般较轻微，如有鼻中隔溃疡或穿孔，出血可稍多。

检查时可见鼻黏膜干燥、充血，分泌物少而黏稠，可见到少量薄痂皮，位于鼻腔前部，无臭味。鼻中隔黏膜上皮可糜烂，重者可出现溃疡甚至穿孔。

（四）诊断和鉴别诊断

根据鼻腔干燥症状及检查所见，诊断不难。本病应注意与萎缩性鼻炎鉴别。萎缩性鼻炎患者有明显嗅觉障碍，鼻分泌物奇臭，鼻腔有大量痂皮，鼻黏膜及鼻甲萎缩，致鼻腔宽大，重者外鼻有特殊外形。而干燥性鼻炎鼻黏膜及鼻甲无萎缩现象，嗅觉正常，痂皮少而无臭味，位于鼻腔前部。此外，有鼻中隔穿孔者须注意与鼻梅毒鉴别。

七、干酪性鼻炎

干酪性鼻炎又称鼻胆脂瘤，是一种少见的鼻病，其特点为鼻腔积聚有恶臭的干酪样物，日久可侵蚀软组织和骨质，造成鼻内外畸形。病变也可发生于鼻窦，称干酪性鼻窦炎。可与干酪性鼻炎并存，故本文一并介绍。病变多位于一侧，任何年龄均可发病，男性发病率略高于女性，但无显著差异。

（一）病因

病因尚不明确，有多种学说，如结核学说、梅毒学说、胆脂瘤学说、息肉变性学说等，但以阻塞合并化脓的学说为广泛接受。认为此病不是一个单独的疾病，而是鼻腔或鼻窦因机械阻塞后引起化脓，脓性分泌物因阻塞而蓄积，经浓缩、干燥、变质等变化，致形成干酪样物质。因此，鼻腔异物存留、结石、异位牙等，可为干酪性鼻炎的诱因。

（二）病理

干酪样物质呈淡黄色或灰白色，半固体状，具有恶臭，形态与乳酪或腐乳相似。组织学上主要由脓细胞、脱落上皮、硬脂、磷酸钙盐结晶体、胆固醇结晶体及无定形碎屑所组成。其中可有白色链丝菌、真菌、白喉杆菌等微生物，偶有异物、鼻石或死骨，有时可见干酪样物质为一薄层纤维组织所包裹。鼻黏膜呈慢性炎性改变，日久糜烂、肉芽形成、骨质破坏。

（三）症状及体征

主要症状为一侧进行性鼻塞，奇臭的浆液脓性分泌物，伴少量鼻出血，嗅觉减退，但自身能闻及臭味。可有倦怠、食欲不振、失眠、头昏、头痛等全身中毒症状，多见于晚期。累及蝶窦者可致视力丧失和脑神经麻痹。

检查可见一侧鼻腔有乳酪样或豆渣样物质堆积，呈白色或黄褐色，量较多，甚至可将鼻中隔推向对侧。病变发展可出现黏膜糜烂、溃疡形成、肉芽增生和骨质破坏，可侵蚀鼻中隔、鼻腔外侧壁、上颌窦、硬腭等。晚期鼻梁变宽或塌陷，颌面部肿胀变形，眼球移位，鼻中隔穿孔，硬腭、颌面部可发生脓瘘。在干酪样物质中可发现鼻石或死骨。

（四）诊断和鉴别诊断

根据单侧鼻腔病变，鼻腔内有奇臭的干酪样物质堆积，诊断多无困难，X线检查，早期示病侧鼻腔、鼻窦均匀模糊，晚期可有骨质吸收，容易误诊为恶性肿瘤，但活检显示为慢性炎症，可以鉴别。

第二节 鼻出血

不论何因，凡血液从鼻腔黏膜流出，均称为鼻出血，又称鼻衄，为耳鼻咽喉科的常见疾病。由于鼻出血是许多局部或全身疾病的症状之一，因此有人将其作为一个症状，或称为症状性或继发性鼻出血。其实本症状多数有较明确一致的病因和共同的诱发因素，有相同或相似的表现形式和病理基础以及有基本统一的治疗原则和大致相同的转归，所以在耳鼻咽喉科的教科书中，总是将其作为一个独立的疾病。

鼻腔黏膜血管较表浅，尤以鼻中隔黏膜下组织较薄，血管一旦受损，不易收缩至黏膜下层，因而即使是轻微的损伤也会引起较多的出血。出血部位因年龄而异，儿童和青年多在鼻中隔前下方的 Liner 区；中年以后，鼻顶和下鼻道后端近鼻咽处也易出血。

一、病因

鼻出血有全身和局部两大原因。据文献统计，前者占 42.6%；后者占 36.9%，尚有 20% 左右原因不明。因此，对鼻出血病人应详细询问病史，除常规鼻部检查外，应作全身检查及必要的实验室检查，以明确病因而对因处理。

1. 全身原因

（1）心血管疾病：主要由高血压和血管硬化引起；或由可引起静脉压力增高的疾病

所致，如慢性支气管炎、肺气肿、肺源性心脏病及充血性心力衰竭等。有时老年病人因便秘而用力大便时也可引起鼻出血。

（2）急性上呼吸道感染：因鼻黏膜血管扩张；咳嗽时引起一时性血压升高所致。此外，急性传染病、风湿热病人因血管脆性增高也可致鼻出血。

（3）血液病：以血小板减少性紫癜为多见，也可由于白血病、再生障碍性贫血及血友病等影响血液凝固机制所致。此种鼻出血的特点为出血部位广泛，常波及全身黏膜和皮肤。此外，肝、脾疾病因妨碍凝血酶原和纤维蛋白原的合成，也可发生鼻出血。

（4）内分泌改变：如妇女经前或经期鼻出血，因血中雌激素水平降低，使鼻黏膜血管扩张所致。

（5）化学品及药物中毒：如磷、汞、砷、苯等中毒致造血功能障碍而出血。久服阿司匹林、消炎痛等可影响花生四烯醇的代谢，妨碍血栓素的形成，也会引起鼻出血。

（6）遗传性疾病：如遗传性毛细血管扩张症，由于病人末梢小动脉与小静脉间的内皮细胞连接处缺乏弹力纤维，而呈不规则扩张所致。最易出血的部位在鼻中隔前部血管丛处。

（7）其他疾病：如尿毒症可引起鼻出血，其机制除毒素致造血功能障碍、血小板溶解加速、血压升高外，尚可因尿中毒情况下，细菌将鼻分泌物中尿素分解为氨，刺激鼻黏膜引起糜烂、坏死而出血。

2. 局部原因

（1）外伤：如鼻外伤，轻者可因捏鼻、挖鼻、喷嚏和放置鼻饲管等引起；重者可由鼻骨、鼻中隔、鼻窦等处骨折引起，更有颅底骨折可致颈内动脉或假性动脉瘤破裂发生严重的致命性出血。此外，可由医源性损伤（如鼻腔、鼻窦手术止血不彻底、上颌窦穿刺、鼻部活组织检查等）以及气压性损伤等引起鼻出血。

（2）鼻腔、鼻窦急慢性炎性病变：如急慢性鼻炎、鼻窦炎、干燥性或萎缩性鼻炎、出血性鼻息肉以及坏死性上颌窦炎等，均可致鼻黏膜糜烂、溃疡而引起出血。

（3）肿瘤：鼻腔、鼻窦以及鼻咽部的良性和恶性肿瘤，如血管瘤、黑色素瘤、各种癌肿、恶性肉芽肿及鼻咽血管纤维瘤和鼻咽癌等，多因肿瘤表面糜烂或侵犯大血管引起出血。

（4）其他疾病：如鼻腔异物，鼻中隔疾病（如偏曲、穿孔等），多可因易受化学气体、高温、干燥空气等刺激，致局部黏膜干燥糜烂而出血。

二、诊断

鼻出血常属急诊，且原因众多，临床表现各异，出血量又不一，一般多为单侧出血，但也可为两侧性，可反复间歇或持续出血，血液可从前鼻孔流出，亦可自后鼻孔流入咽部。因此，必须以最短时间尽快确定出血部位、出血量和出血原因，以便采取针对性强的有效止血措施。

对于出血严重而紧急来诊的鼻出血病人，常不允许在止血前做详细全身和实验室检查，而需采取以下诊断步骤。

1. 询问简要病史

出血严重者就诊时往往两侧鼻孔皆有血液流出，需通过询问病史了解首先出血的一侧，多数即为出血侧鼻腔，以便立即着手止血。同时，对既往主要的相关疾病如高血压、血液病、肿瘤等以及此次发病的可能原因如外伤等病史进行简要询问，以便在止血时做到心中有数。

2.详查鼻腔，确定出血部位，及时采取有效止血处置

一般应先清除鼻腔内凝血块，用3%麻黄素或0.1%肾上腺素棉片收敛止血，使出血缓解后再检查，至少要判明大致的出血部位。根据临床实践经验，以下为易出血的常见部位。

（1）鼻中隔前下方：为青少年最易出血的部位。因该处鼻黏膜浅层有来自筛前动脉、鼻腭动脉和上唇动脉的鼻中隔支等血管吻合形成的血管网，且易受外伤及干燥空气和尘埃刺激，黏膜极薄，黏膜下组织少，受伤时无可退让，故易发生血管破裂出血。

（2）鼻中隔前端底部：若该处有搏动性出血，可用手指压迫该侧上唇，如可使出血停止或减少，多为上唇动脉鼻中隔支破裂出血。

（3）鼻腔顶部：如血液自鼻腔顶部下流，提示出血来自筛动脉。多见于头颅外伤致筛窦骨折，引起走行于筛窦气房中的筛前、后动脉破裂的结果。

但如于头部外伤后数日或数月，突然发生严重鼻出血，要警惕中颅窝骨折致颈内动脉破裂形成假性动脉瘤的可能性。此时需注意有否以下诊断依据：①视力减退或失明；②动眼神经麻痹表现；③颅内血管杂音；④必要时行颅内血管造影显示动脉瘤影。

（4）鼻腔后部：多见于老年人。出血源于鼻腔后部、下鼻道后部近下鼻甲后端的鼻—鼻咽静脉丛。需行后鼻镜或内窥镜检查方能窥及。

（5）如鼻腔前部和后部均未能查见出血点，则应采用鼻内窥镜详细检查各鼻甲、鼻道及鼻顶部，必要时以棉签涂抹探找潜在的出血点。若仍未能发现，则应考虑出血可能来自鼻窦，如病人情况允许，可行鼻窦摄片或鼻窦内窥镜检查，以助诊断。

3.判断出血原因

对出血已止的病人，应详细反复询问病史，进行局部及全身系统检查，以及必要的临床检验、影像学检查（包括CT、MRI等），以明确出血原因。

4.对严重反复出血的病人，应迅速了解全身状况

包括生命体征（体温、脉搏、血压和血色素等），判断其出血量，是否有失血性休克的可能；注意全身皮肤、眼结膜和口腔黏膜等有无出血或瘀斑，以判断有无难治的血液系统疾病；对复合伤后处于昏迷状态的病人，须观察有无频繁的吞咽动作，必须行口咽部检查，判断鼻出血是否尚在继续以及对呼吸有否影响，以便作及时必要的紧急处理。

第三节 变态反应性鼻炎

变态反应性鼻炎简称变应性鼻炎，又称过敏性鼻炎，以鼻痒、喷嚏、鼻分泌亢进、鼻黏膜肿胀等为其主要特点，是鼻腔黏膜的变应性疾病，并可引起多种并发症。近年来发病率有升高趋热。据统计，变应性鼻炎约占全部鼻炎的40%。临床上一般分为常年性和季节性两型，后者又称"花粉症"。变应性鼻炎的发病与遗传及环境密切相关。

2001年世界卫生组织召集全世界耳鼻喉、变态反应、哮喘等专业专家，讨论过敏性鼻炎有关问题。提出一种分类方法：

1.根据病程分间歇性和持续性：

间歇性症状发生的天数≤4天/周，或病程≤4周。

持续性症状发生的天数大于4天/周，或病程大于4周。

2.根据病情严重程度，症状和其对生活质量的影响。分为轻度和中—重度。

轻度为睡眠正常，日常活动、体育锻炼和娱乐正常，工作、学习正常，无令人烦恼的症状。中、重度为下列一项或多项：不能正常睡眠，日常活动、体育锻炼、娱乐等受影响，不能正常工作和学习，有令人烦恼的症状。

另有一型由非特异性的刺激所诱发、无特异性变应原参加、不是免疫反应过程，但临床表现与上述两形变应性鼻炎相似，称血管运动性鼻炎或称神经反射性鼻炎，刺激可来自体外（物理、化学方面），或来自体内（内分泌、精神方面），故有人看作即是变应性鼻炎，但因在机体内不存在抗原—抗体反应，所以脱敏疗法、激素或免疫疗法均无效。

一、病因

变应性鼻炎可发生于任何年龄，男女均有，易见于年轻人，主要原因有：

（一）吸入性变应原：如室内、外尘埃、尘螨、真菌、动物皮毛、羽毛、棉花絮等，多引起常年性发作；植物花粉引起者多为季节性发作。

（二）食物性变应原：如鱼虾、鸡蛋、牛奶、面粉、花生、大豆等。特别是某些药品，如磺胺类药物、奎宁、抗生素等均可致病。

（三）接触物如化妆品、汽油、油漆、酒精等。

其他可能是某些细菌及其毒素，物理因素（如冷热变化，温度不调），内分泌失调或体液酸碱平衡失调等病因均可致病。也可由于多种因素同时或先后存在。

二、病史采集

1.现病史 有无接触花粉、粉尘、尘螨、动物皮屑、棉絮等。患者是否有鼻痒，是否伴有眼部或咽喉部发痒。有无喷嚏、鼻涕、鼻塞等症状。有无头痛、流泪、嗅觉减退、耳鸣等症状。

2.过去史 既往有无支气管哮喘、荨麻疹、血管神经性水肿等变态反应性疾病史。

3.家族史 家族中有无变态反应性疾病史。

三、体格检查

1.下鼻甲明显肥大，或下鼻甲与中鼻甲均肥大，常致鼻腔堵塞。鼻腔底部或下鼻道有黏液性或粘脓性分泌物。

2.黏膜肿胀，呈粉红色或紫红色，表面不平，或呈结节状或桑葚状，尤以下鼻甲前端及其游离缘为明显。探针轻压凹陷不明显，触之有硬实感。

3.局部用血管收缩剂后黏膜收缩不明显。

四、辅助检查

鼻腔底部或下鼻道有黏液性或粘脓性分泌物，可行细胞学检查。必要时用变应原做皮肤划痕试验。放射免疫或酶联免疫技术测定特异性 IgE 抗体有助于诊断。怀疑为常年性变应性鼻炎的患者应做特异性皮肤试验、鼻黏膜激发试验和体外特异性 IgE 检测，怀疑为花粉症者应以花粉浸液做特异性皮肤试验。特异性皮肤试验是以适宜浓度和微小剂量的各种常见变应原浸液做皮肤点刺或皮内注射。鼻黏膜激发试验是确定致敏物比较可靠的方法。体外特异性 IgE 检测是针对特异性致敏物的，故安全可靠，但受试剂盒中抗原种类的限制。

五、诊断

对典型病例较易，但常因询问病史不详细或症状不典型，而误诊为急性或慢性鼻炎，应予以注意，故要获得正确的诊断，必须进行多方面的检查。

（一）诊断要点

（1）详细询问病史，对过去病史及家族史方面，特别是变应性疾病，找寻有关病因。

（2）主要症状如鼻痒、连续喷嚏、大量清水样鼻涕等。

（3）前鼻镜检查：可见鼻黏膜苍白水肿，大量清水样分泌物，若因持久性水肿可发生鼻息肉或息肉样变性。

（4）鼻腔分泌物涂片检查：在变态反应发作期间，鼻分泌物中可见嗜酸性粒细胞增多，也可查见较多嗜酸性粒细胞或肥大细胞。

（5）变应性激发试验：一般用皮肤试验（划痕、皮内及接触法等），原理是有多种假定的变应物质，使与机体接触后，视有无反应出现，可协助诊断。变应原诊断明确后还可应用这种变应原进行脱敏治疗。

（二）鉴别诊断

不同类型常年性鼻炎的鉴别。

六、临床表现

症状可因与刺激因素接触的时间、数量以及患者的机体反应状况不同而各异。常年性变应性鼻炎，随时可发作，时轻时重，或每晨起床时发作后而逐渐减轻。一般在冬季容易发病，常同全身其他变应性疾病并存。季节性变应性鼻炎，呈季节发作，多在春、秋季发病，迅速出现症状，发病时间可为数小时、数天至数周不等，发作间歇期完全正常。

典型症状为鼻痒、阵发性喷嚏连续发作、大量水样鼻涕和鼻塞。具体表现如下：

1. 鼻痒和连续喷嚏：每天常有数次阵发性发作，随后鼻塞和流涕，尤以晨起和夜晚明显。鼻痒见于多数病人，有时鼻外、软腭、面部和外耳道等处发痒，季节性鼻炎以眼痒较为明显。

2. 大量清水样鼻涕，但急性反应趋向减弱或消失时，可减少或变稠厚，若继发感染可变成粘脓样分泌物。

3. 鼻塞：程度轻重不一，单侧或双侧，间歇性或持续性，亦可为交替性。

4. 嗅觉障碍：由黏膜水肿、鼻塞而引起者，多为暂时性。因黏膜持久水肿导致嗅神经萎缩而引起者，多为持久性。

七、治疗

尽可能避免诱因和消除过敏因素，达到脱敏、消肿、通气的目的。

变应性鼻炎的治疗包括非特异性治疗和特异性治疗，前者主要指药物治疗，后者则主要指免疫治疗。应根据患者的症状类型和其病理生理学过程选择不同的药物，有时需要联合用药。

1. 非特异性治疗

（1）糖皮质激素：糖皮质激素抗变态反应的药理学作用包括：①抑制肥大细胞、嗜碱性粒细胞和黏膜炎症反应；②减少嗜酸性粒细胞数目；③稳定鼻黏膜上皮和血管内皮屏障；④降低刺激受体的敏感性；⑤降低腺体对胆碱能受体的敏感性。对该类激素化学结构的改造（人工合成新的激素）、局部用药后吸收量很小以及剂型的改良（鼻喷雾剂），使糖皮质激素在鼻黏膜局部应用成为现实。

（2）抗组胺药：此类药物主要通过与组胺竞争细胞膜上的组胺受体发挥抗 H1 受体的作用，可以迅速缓解鼻痒、喷嚏和鼻分泌亢进。其次，第一代抗组胺药多具有抗胆碱能作用，可导致口干、视力模糊、尿潴留、便秘等。第二代抗组胺药克服了传统抗组胺药的中枢抑制作用，而且抗 H1 受体的作用明显增强，但同时也带来了一些新的问题，如严重的甚至是致命的心脏并发症等。因此，临床使用该类药物时应掌握适应证。

（3）肥大细胞膜稳定剂：肥大细胞致敏后可以释放预合成和新合成的多种介质，在变应性鼻炎的发病中起重要的作用。色甘酸钠有稳定肥大细胞膜的作用，可阻止该细胞脱颗粒和释放介质，但仅适用于轻症患者。酮替芬既可稳定肥大细胞膜，又有抗组胺作用。

（4）减充血药：大多数为血管收缩剂。由于减充血药具有反射性扩张血管的作用，长期使用将引起药物性鼻炎。

（5）抗胆碱药：胆碱能神经活性增高可导致鼻分泌物亢进，故应用抗胆碱药可以减少鼻分泌物。此类药对鼻痒和喷嚏无效。

（6）中医中药

本病为肺气虚弱，卫表不固，易受风邪所致，宜温肺固表，祛风散寒。可用健鼻汤（苍耳子 12g、蝉衣 6g、防风 9g、白蒺藜 9g、肥玉竹 9g、炙甘草 4.5g、薏米 12g、百合 12g），气虚者加黄芪 9g、白术 9g，亦可再加党参 9g、头痛加白芷 9g。若表现血郁加当归 9g。

（7）其他

①降低鼻黏膜敏感性：如下鼻甲冷冻、激光、射频、微波等。

②手术：不应作为首选治疗。选择性神经切断术包括翼管神经切断、筛前神经切断等，适用于部分患者。治疗后可使神经兴奋性降低，在一定时期内产生一定治疗作用。合并鼻中隔偏曲者可考虑做鼻中隔矫正术。

2. 特异性治疗

（1）避免与变应原接触、避免暴露于致敏物：是最有效的治疗方法，花粉症患者在致敏花粉播散季节可离开花粉播散区，但常年性变应性鼻炎的致敏物大多为常年存在的吸入性致敏物，有时难以避免，故特异性免疫治疗至关重要。

（2）免疫疗法：主要用于治疗吸入变应原所致的 I 型变态反应。通过用反复和递增变应原剂量的方法注射特异性变应原，提高患者对致敏变应原的耐受能力，达到再次暴露于致敏变应原后不再发病，或虽发病但其症状却明显减轻的目的。凡药物治疗效果不理想，属于 I 型变态反应，吸入致敏物明确，且难以避免者，都是适应证。免疫疗法一般需要 2 年或更长时间。

由于常规免疫疗法疗程较长，又提出并在临床实践了缩短疗程、简化用药的"快速免疫疗法"，即将免疫治疗用的变应原短期集中注射。该方法使通常情况下需要半年以上才能达到维持量的时间缩短为 1 ～ 2 周。尤其适用于花粉症患者。

第三章 咽科疾病

第一节 慢性咽炎

慢性咽炎为咽部黏膜、黏膜下组织的弥漫性、慢性感染，常为慢性上呼吸道炎症的一部分。其病因有：反复发作的急性咽炎；周围组织或器官的疾病，如慢性扁桃体炎、龋齿等以及鼻部疾病引起鼻堵塞、长期张口呼吸、鼻分泌物向后流到咽部刺激引起；长时期烟酒过度或吸入粉尘和有害气体以及全身有慢性疾病如风湿病、糖尿病、心脏病、贫血、肝硬化、肾炎以及下呼吸道慢性感染的病人易患慢性咽炎。慢性咽炎多发生于成年人，它病程长，症状顽固，不易治愈。

一、诊断

（1）咽部长期不适、异物堵塞感、发胀、痒、痛；伴有分泌物多、咳嗽，易恶心等，症状在说话多、受凉、咽部受刺激后加重。

（2）咽黏膜呈暗红色，咽后壁淋巴滤泡增生伴有黏稠分泌物者为单纯型慢性咽炎。

（3）咽部黏膜肥厚增生，慢性充血，咽后壁淋巴滤泡增生成片状，侧索增生，可有散在脓点者为肥厚型慢性咽炎。慢性咽炎在检查时可有咽部敏感、容易恶心。

二、鉴别诊断

（1）恶性肿瘤，声门上区喉癌及下咽癌其早期症状与慢性咽炎相似，故病人应检查以上部位，以除外恶性肿瘤。

（2）咽部异感症，其症状与慢性咽炎相同，但检查咽部黏膜正常。

（3）慢性扁桃体炎、有急性扁桃体发炎史，病变主要在扁桃体。

（4）其他咽部慢性炎症，如慢性溃疡、结核等。

第二节 急性扁桃体炎

急性扁桃体炎俗称"乳蛾""喉蛾"，是腭扁桃体的急性非特异性炎症。往往伴有一定程度的咽黏膜及其他咽淋巴组织的炎症，是一种常见的咽部疾病，多发于儿童及青年。

一、临床表现

临床表现虽因其病理改变不同分为卡他性、隐窝性及滤泡性扁桃体炎等三型，但就诊断和治疗而言，可分为急性充血性扁桃体炎和急性化脓性扁桃体炎两种。

1. 全身症状 起病急，恶寒、高热可达 39～40℃，尤其是幼儿可因高热而出现抽搐、呕吐或昏睡、食欲不振、便秘及全身酸痛等。

2. 局部症状 咽痛明显，吞咽时尤甚，剧烈者可放射至耳部，幼儿常因不能吞咽而哭闹不安。儿童若因扁桃体肥大影响呼吸时可妨碍其睡眠，夜间常惊醒不安。

3.检查 急性病容，面颊赤红，口有臭味，舌被厚苔，颈部淋巴结，特别是下颌角处的淋巴结往往肿大，并且有触痛。白细胞明显增多。根据局部检查可见到不同类型扁桃体炎有不同表现。急性充血性扁桃体炎亦称急性卡他性扁桃体炎，主要表现为扁桃体充血、肿胀、表面无脓性分泌物。急性化脓性扁桃体炎含急性隐窝性扁桃体炎和急性滤泡性扁桃体炎，表现为扁桃体及腭弓明显充血，扁桃体肿大；隐窝型表现隐窝口有黄白色脓点，有时渗出物可融合成膜状，不超出扁桃体范围，易于拭去而不遗留出血创面；滤泡型主要表现为扁桃体实质的淋巴滤泡充血、肿胀、化脓，扁桃体形成蛋白色小隆起。

急性扁桃体炎为腭扁桃体的急性非特异性炎症，常伴有不同程度的咽黏膜和淋巴组织炎症，是一种很常见的咽部疾病。

轻症患者全身症状不重，扁桃体充血肿胀；重症时全身症状明显，扁桃体红肿并有化脓及渗出。急性扁桃体炎可引起各种并发症，主要有颈淋巴结炎、中耳炎、鼻窦炎、气管支气管炎、肺炎、颈深部感染及风湿热、心脏病、肾炎和关节炎等。多发生于儿童及青年，在春秋两季气温变化时最易发病。

二、诊断常规

（一）诊断要点

临床常将急性化脓性扁桃体炎分为三类，即急性卡他性扁桃体炎、急性滤泡性扁桃体炎和急性隐窝性扁桃体炎。三种类型扁桃体炎的症状相似，急性卡他性扁桃体炎的全身症状及局部症状均较轻。

1.全身症状 多见于急性滤泡性及急性隐窝性扁桃体炎。起病急，可有畏寒、高热、头痛、食欲下降、乏力、周身不适和便秘等。小儿可因高热而引起抽搐，呕吐及昏睡。

2.局部症状 咽痛为其主要症状，咽痛剧烈，吞咽困难，疼痛常放射至耳部。下颌角淋巴结肿大，有时感到转头不便。葡萄球菌感染者，扁桃体肿大较显著，在幼儿还可引起呼吸困难。咽部黏膜呈弥散性充血，以扁桃体及两腭弓最为严重。腭扁桃体肿大，在其表面可显黄白色脓点或在隐窝口处有黄白色或灰白色点状豆渣样渗出物，可连成一片形似假膜，下颌角淋巴结常肿大。

（二）鉴别诊断

扁桃体表面无渗出物时应与猩红热、上感、流感等鉴别。扁桃体表面有渗出物时应与咽白喉、溃疡性咽炎、扁桃体角化症等相鉴别。

三、治疗常规

1.一般疗法 本病具有传染性，故患者要适当隔离。卧床休息，进流质饮食及多饮水，加强营养及疏通大便，咽痛较剧或高热时，可口服解热镇痛药。

2.抗生素 为主要治疗方法。首选青霉素，根据病情轻重，决定给药途径。若治疗2～3日后病情无好转、高热不退，需分析其原因，改用其他种类抗生素，或酌情使用糖皮质激素。

3.局部治疗 常用复方硼砂溶液、口泰（复方氯己定含漱液）或1：5000呋喃西林液漱口。

4.手术治疗 本病反复发作，特别是已有并发症者，应在急性炎症消退后施行扁桃体切除术。

第三节 咽部溃疡

引起咽部溃疡的病很多，原因各异。除一些特殊性感染（白喉、结核、梅毒、硬结等）和咽肿瘤，有专章论述外，下面简述临床较为常见的溃疡假膜性疾病。

一、疱疹性咽炎

疱疹性咽炎系柯萨奇病毒感染而引起，多见于 7 岁以下的幼儿，起病较急，突发高热。起病 12h 后，软腭、悬雍垂、舌腭弓、扁桃体、咽后壁等处，出现直径约 1 ~ 2mm 的灰白色小疱疹。1 ~ 2d 内疱疹破溃，形成浅溃疡。颌下淋巴结常肿大。溃疡一般能自行痊愈，不需特殊治疗。局部可涂用金霉素达克洛宁甘油止痛消炎。

二、白色念珠菌病

白色念珠菌病又称鹅口疮，由白色念珠菌所引起。常见于婴儿和长期患病身体衰弱的病人。在软腭、咽后壁以及唇、舌、颊等黏膜出现白色凝乳样斑块。斑块易被刮除，留下微微出血创面，但不久又重生。严重者可向下蔓延到喉腔、气管及食管，甚至也可侵入血液，成为败血症。治疗应注意全身情况的改善，加强营养。局部可用 4%碳酸氢钠溶液清拭口腔和咽部，然后用 1%龙胆紫液涂布。感染较重者，可用制霉菌素。

三、阿弗他口炎

阿弗他口炎是一种常见的口咽黏膜病。病因不明，可能与内分泌失调和中枢神经系统紊乱有关。在唇、舌、颊及唇龈沟等处出现圆形浅溃疡底部有坏死组织形成的假膜。类似病变可发生于软腭、腭弓或咽壁。主要症状为疼痛，进食时尤明显。溃疡可望在 10d 天左右自行愈合，但常有复发。

治疗用金霉素达克洛宁甘油涂布，有止痛之效。使用类固醇激素可促进愈合，但不能防止复发。

四、奋森氏咽峡炎

奋森氏咽峡炎是一种溃疡膜性炎症，致病的原因可能由厌氧的梭形杆菌及螺旋菌共同大量寄生而起。这两种细菌存在于正常人的口腔内，一般不致病。在全身情况较差（如长期卧床、营养不良）或忽视口腔卫生、组织活力降低时，才能发病。本病常犯一侧扁桃体或齿龈，出现一侧咽痛、口臭、吞咽困难等症状。颈淋巴结肿大并有压痛。全身症状有周身不适、发热等。扁桃体上端可见盖有灰色假膜的溃疡，周围组织充血。病重者假膜可延展到整个咽部或口腔。涂片可找到梭形杆菌及螺旋体，即能确诊。本病预后良好，用青霉素治疗有效，局部可用含氧药液（1% ~ 2%过氧化氢液、1∶3000 高锰酸钾液）漱口。

五、单核细胞增多症性咽峡炎

本病为传染性单核细胞增多症的咽部表现。EB 病毒感染可能为本病的病因。患者多系青少年。症状有高热、淋巴结肿大、咽痛、肝脾肿大等。咽部可见黏膜弥漫充血，上腭瘀斑，腺样体、扁桃体肿大。有时在扁桃体上可出现溃疡及假膜覆盖。偶见并发喉水肿，出现呼吸困难的症状。白细胞计数增高，其中淋巴细胞占 50%以上，并有异常淋巴细胞。嗜异性凝集试验阳性，有助于诊断。本病预后良好。

治疗加强口咽清洁护理，用复方硼砂液漱口。青霉素可控制继发感染。对重症者可酌用类固醇激素以消减水肿和感染。

六、粒细胞缺乏症性咽峡炎

粒细胞缺乏症为全身性疾病；由于造血系统受到某种影响（药物、放射）而抑制中性粒细胞的产生，血中粒细胞显著减少，甚至完全消失。本病常并发咽溃疡性病变，称粒细胞缺乏性咽峡炎。病起较急，有高热、咽痛、吞咽困难、口臭等症状。咽部检查可见扁桃体，腭弓、软腭等处黏膜呈坏死溃烂，盖有深褐色假膜。口腔黏膜及齿龈有类似病变。由于粒细胞消失及继发感染，全身情况急转直下，很快就呈衰竭现象。

治疗主要在全身治疗，促进粒细胞生长；同时应重视支持疗法和控制感染。咽部及口腔可用过氧化氢液或复方硼砂液漱口。

七、白血病性咽峡炎

白血病是一种白细胞异常增生的血液病，多数患者早期常有咽部病变，表现为扁桃体和咽峡部溃疡坏死，或称白血病性咽峡炎。急性白血病初起，常有不规则发热。咽部病变主要表现为扁桃体重度肿大，严重者可出现吞咽和呼吸障碍。咽部黏膜水肿苍白，软腭、腭弓有瘀点或瘀斑。继发感染，扁桃体、软腭、咽壁均可出现坏死和溃疡，上盖灰白色假膜，并有出血倾向。溃疡也可发生在口腔黏膜和齿龈。急性白血病早期常有全身性无痛淋巴结肿大。血液检查，白细胞增多，并见原始细胞和幼稚细胞，这些变化在骨髓涂片中更为明显。

治疗以全身性化疗为主。局部可用漱口药液，保持口、咽清洁，防止继发感染。

第四章 喉部疾病

第一节 喉外伤

喉外伤是喉创伤的一种，指外部暴力伤及喉部而影响了喉的功能。

喉位于颈前正中，虽位置表浅，但其前下方受下颌骨及胸骨保护，低头时更是如此，左右两侧有胸锁乳突肌前缘遮盖，后部受颈椎的保护，喉头可向左右上下移动，喉软骨又具一定弹性，故一般不易遭受外伤。

喉外伤平时和战时均可见。但以战时为多见。另据第二次世界大战中的统计资料，颈及喉气管外伤约占全身外伤的1%。由于喉外伤多为颈部外伤的一部分，常伴有颈部大血管、神经及颈椎等严重损伤，在受伤现场或转运过程中，可因大出血、休克、窒息、心跳暂停等死亡。另外，医生由于常常注意这些致命的严重损伤，而忽略了喉部的损伤，故喉外伤的实际发病率可能高于1%。过去认为平时喉外伤少见，但近几十年机动车增加，车祸发生率提高，平时喉外伤发生率也逐渐增加。喉外伤在战时主要发生在成年男性。平时，男性也多于女性。这与男性的工作性质和活动范围造成受伤的机会较多有关。

喉外伤根据其发病、病理、临床表现和相应的处理可分为二期。急性期和慢性期或称后遗症期。急性期的诊断和正确处理不仅可挽救因出血、呼吸道梗阻等导致的生命危险，还可减少临床上难以处理的喉气管狭窄后遗症的发生，这就要求医生有丰富的喉和气管解剖学、生理学及手术学知识。本节论述急性期。Schaefer将喉外伤急性期按其受伤轻重分为4类。

Ⅰ类（轻度伤）：为喉内细小出血或黏膜轻微撕裂伤；

Ⅱ类（中度伤）：包括喉水肿、血肿、轻微喉黏膜撕裂伤；

Ⅲ类（重伤）：包括喉内严重水肿，喉黏膜大片撕脱和软骨暴露或骨折移位，声带固定和不同程度的气管阻塞；

Ⅳ类（极重度伤）：较第Ⅲ类更严重，声带和（或）室带完全撕脱，软骨游离，甚至喉断离。这种分类法对喉外伤急性期的处理及减少术后并发症极其重要。

喉外伤通常根据有无颈部皮肤和软组织的破裂而分为闭合性喉外伤和开放性喉外伤。以下即按此分别阐述。

一、闭合性喉外伤

是指由钝器所致，颈前皮肤软组织无伤口，可伴有喉软骨脱位、骨折等。包括喉挫伤、挤压伤和扼伤等，有时通称喉挫伤。

（一）损伤机制及损伤类型

喉部钝挫伤常见于交通事故、工业创伤、运动创伤、地震创伤、跌伤、拳击伤和勒伤等。一般发生于下列几种情况：①活动的硬物撞击人体。②活动的人体撞击硬物。③人体相互撞击。④压榨伤。⑤内源性损伤。

喉部由于本身的活动性与软骨具有弹性，以及下颌骨、胸骨柄、锁骨和颈椎骨的保护作用，一般不易遭受挫伤。工业创伤和地震创伤的损伤情况是多种多样的。车祸创伤较为多见，损伤机制也比较复杂。当汽车突然制动，患者头向后仰，喉部向前突出，并撞击于车内的硬物上，将喉部软骨等结构挤压于颈椎椎体之前，导致喉部软骨骨折及软组织挫伤。由于甲状软骨较为突出，比环状软骨易受损伤。老年人喉软骨钙化，弹性差，比年轻人易于发生软骨骨折。若暴力作用方向较低，则可导致环状软骨骨折或气管与环状软骨分离。

根据损伤机制、损伤部位和临床表现的不同，将喉部钝挫伤分为四大类型：①声门上区撕裂和骨折。②声门下区的损伤。③环状软骨骨折。④气管与环状软骨分离。

1. 声门上区撕裂和骨折

向上向后的钝力，将舌骨推向后上方，可发生舌骨骨折、甲状舌骨膜撕裂、甲状软骨上切迹骨折或甲状软骨上部分骨折。骨折片可陷入喉腔内。声门上区各个部位和会厌前间隙可发生血肿。会厌可从根部撕脱，室带可被撕裂。早期无明显气肿或呼吸困难。若会厌撕脱，阻塞喉前庭，发绀严重。因声门括约肌作用消失，口腔和咽部分泌物易流入气管，故易发生下呼吸道感染及声门上区的伤口感染。吞咽疼痛也很明显。

2. 横过声门区的损伤

钝物成直角冲击甲状软骨，发生各种不同骨折及移位，老年人甲状软骨翼板最易受损呈线形骨折，断片向后、内移位，形成阶梯样畸形，致声门前后径明显缩短。青少年人的软骨弹性较好，易发生较广泛的软组织撕裂。甲杓肌和甲杓韧带可在任何部位断裂。杓状软骨可向外后或向声门区移位。杓状会厌襞，梨状隐窝和食管上端也可发生撕裂。声门区周围软组织内可形成血肿。当甲状软骨向前弹回时，内侧面的软骨膜可以发生剥离，而阻塞呼吸道。甲状会厌韧带易被撕脱，使会厌前间隙的脂肪组织和蜂窝组织挤向喉腔，均可阻塞声门上区。

3. 环状软骨骨折

单独的环状软骨后骨板骨折很少见。环状软骨弓部常与甲状软骨及气管损伤同时存在。必须及时辨别环状软骨的骨折。因此软骨既维持喉腔的完整性，又对上下结构起一种稳定作用。其骨折片塌陷可使气道明显变窄，发生严重颈部气肿和呼吸困难。且常可合并杓状软骨损伤和环杓关节脱位，向前脱位的杓状软骨也可阻塞气道。肉芽瘢痕组织牵拉杓状软骨可使声带固定于中线位置。严重者，骨折片可撕破食管黏膜。

4. 气管与环状软骨分离

突然的钝力将环状软骨推向后上方，使环状软骨与气管分离，可合并环状软骨骨折。这种损伤有时难于立即查出。一般都有严重的颈部和面部皮下气肿，常有喉返神经损伤，呼吸困难十分严重。如果气管与环状软骨完全分离并向下蜷缩，可立即窒息死亡。

（二）病理

喉部受挫伤后，表面可无明显伤痕，但喉腔内部可出现水肿和血肿。水肿常在48h达到高峰。血肿可局限于一侧声带或室带黏膜下，但血肿也可广泛发生于喉部，并伸延至气管、喉咽部及食管壁内。轻型挫伤只擦破或轻微撕裂喉内黏膜及软组织。喉部水肿、血肿及黏膜小撕裂一般属于可逆性病变。

喉部受严重挫伤及压碎伤后，发生甲状软骨与环状软骨骨折、杓状软骨移位、喉软组织明显撕裂或广泛缺损，骨折片与软组织可阻塞气道。喉部组织撕裂、水肿、肉芽增生，最后呈纤维化，可发生环杓关节固定，或使声带及室带僵硬，或有喉蹼形成。环状软骨骨折或气管与环状软骨分离常合并有喉返神经损伤，严重者喉返神经可完全撕断。喉软骨骨折、喉软组织缺损及喉返神经损伤等均属于不可逆性病变，会遗留永久性功能障碍。

（三）症状

喉部钝挫伤，早期症状隐蔽。凡有颈部挫伤史的患者，都要注意观察，其症状将逐渐出现。

（1）喉部疼痛：有不同程度疼痛，吞咽动作和头部转动时疼痛加重，甚至有吞咽困难。咳嗽时尖锐刺痛是喉部骨折的突出症状。伸舌时喉痛和明显吞咽疼痛是合并舌骨骨折的特征。

（2）声嘶和失声：声带水肿，喉部血肿和声带瘫痪均有声嘶。下列情况可致完全失声，如甲状软骨正中骨折、软骨片在前部重叠、声带后部向外移位、杓状软骨脱位、环状软骨骨折塌陷、声门下区气道消失和声门下区血肿。声音虽正常，并不表明损伤是轻微的。

（3）咳嗽和咯血：常有刺激性咳嗽，咳嗽加重气肿，内出血又加重咳嗽。咯血亦为常见症状。

（4）喉喘鸣及呼吸困难：为一严重的症状。喉水肿、血肿形成、喉黏膜软骨膜分离、喉软骨骨折片错位、杓状软骨移位扭转及双侧喉返神经受损等均可出现喉喘鸣。严重时，喉喘鸣常伴有呼吸困难和发绀。

（5）喉外形解剖标志不清：颈前皮肤肿胀，压痛。有喉软骨骨折时，喉结变平坦，甲状软骨或环状软骨标志不清。

（6）皮下气肿：喉黏膜撕裂或软骨骨折片伸入喉腔，空气由喉内创口进入软组织，发生颈部皮下气肿。喉内出血及刺激咳嗽又加重气肿，气肿常较广泛，可由锁骨上区延伸到面部及头皮发际。严重者常合并有纵隔气肿和气胸，甚至心包空气填塞，患者可以立即死亡。

（四）诊断

严重喉挫伤可延迟出现喉水肿与呼吸困难，突然发生窒息、死亡。医务人员必须有高度警惕性。应早期确诊损伤部位、范围和程度，以便主动采取有效措施。要详细询问挫伤病史，了解损伤机制，严密注意症状与体征的变化，进行下列检查：

（1）颈外部检查：观察患者的发声及呼吸情况，颈部的软组织改变，触诊有无压痛及皮下气肿。扣触喉软骨的外形，特别注意甲状软骨上切迹及环状软骨弓有无变形及移位。

（2）间接喉镜检查：仅适于意识清醒、疼痛不重、呼吸困难不明显的患者。检查喉部病变的范围，包括声带运动。

（3）X线检查：若合并有头、面、颈和胸部多发性创伤时，应作颅骨、上颌骨、下颌骨、胸部及颈椎正侧位摄片。

喉气管体层摄片，特别是喉部造影剂摄片可准确诊断环状软骨和甲状软骨的点状或线形骨折。对了解喉部软组织肿胀、喉阻塞部位和病变范围具有较大的诊断价值。此外，亦需进行食管造影剂摄片，以除外喉咽部与食管损伤或气管食管瘘的存在。CT扫描能清楚显示喉软骨损伤情况。

（4）内镜检查：如病情需要，且无内镜禁忌证者，可进行直接喉镜、气管镜及食管镜检查，有颈椎损伤者，只宜行纤维内镜检查。

喉挫伤进行内镜检查的适应证为：①间接喉镜下不能看清损伤部位。②喉挫伤严重，已行气管切开术者。③患者意识不清或其他原因无法进行间接喉镜检查者。④X线检查无法确定损伤的部位。⑤决定进行开放复位及手术修补者。

（五）并发症

喉外伤在急性期可能累及颈部其他器官。

（1）气管损伤，可能伴有颈深部及纵隔气肿、气胸、液气胸等。

（2）食管损伤，可并发颈部脓肿，纵隔炎及食管瘘等。

（3）神经系统损伤，表现为吞咽困难、呛咳、声嘶及呼吸困难等。

（4）血管损伤，可有血肿、活动性出血、失血性休克等。

慢性期可致喉狭窄。

二、开放性喉外伤

包括喉切伤、刺伤、裂伤等，系指颈前开放性外伤，累及喉软骨、软骨间筋膜，穿通喉内的创伤。通常称为"喉切伤"。锐器切伤喉部可伤及颈动脉或颈内静脉，发生大出血。弹片、枪弹等如由前向后进入，可伤及颈椎。

（一）病因

（1）枪、炮、弹片及刺刀等战伤。

（2）工矿爆破时不慎为碎片击中，或车间工作时为砂轮爆裂的碎片所击伤。

（3）交通事故中，颈前部撞到破碎的玻璃挡风板或铁器上。

（4）殴打中的锐器伤。

（二）病理

炮弹伤多为爆炸伤，一般伤情严重，伤处多，喉软骨常遭破坏，甚至整个喉头被击碎。颈部大血管及其他器官和组织也常受到损伤，可因大出血或窒息抢救不及而死亡。刺刀等锐器及子弹可造成喉贯通伤，损伤范围一般较局限，有时为盲管，但若伤及大血管或颈椎也可致命。工矿爆炸引起的炸伤类似战时炸伤。其他如砂轮碎片、玻璃碎片及金属片等可造成喉部切伤或裂伤。锐器刺伤，多为刀切伤或剪刀、匕首等刺伤。切伤一般为横切口，切伤的部位可在：①舌骨上，常伤及舌根部。②甲状舌骨膜，可切断会厌。③甲状软骨，可伤及室带。④环甲膜。⑤环状软骨，单纯切断环状软骨比较少见。⑥气管。其中以甲状舌骨膜及甲状软骨切伤最多见。切伤浅时可能不穿通喉腔，但有时有喉气管软骨损伤。伴有颈部大出血破裂的切伤，常因出血及窒息而死亡。

（三）症状

1. 一般情况

病人如系他伤或意外创伤，常睁眼示意，如系自伤，多闭目无言。

2. 危急情况

急症病例多因伤及颈部大血管，伤口持续出血，发生休克或血液吸入下呼吸道以及由于环状软骨骨折气肿、气胸所致呼吸困难，此均为伤后的危急现象。常见的症状随外伤的部位、范围、深度不同可有以下表现：

（1）出血：伤口出血多来源于面动脉的舌下支、喉动脉、甲状腺组织或甲状腺动脉。出血不仅可导致失血性休克，血液流入呼吸道还可发生窒息，甚至死亡。颈动脉或静脉大血管破裂或切断时，多立即死亡，来不及到医院抢救，故很少见到。

（2）呼吸道梗阻：表现为呼吸困难，除血液流入呼吸道和气肿外，喉软骨骨折碎片的移位、喉黏膜水肿及黏膜下血肿、破碎组织片突入喉腔等均可引起早期呼吸困难，在伤后不久或1～2d发生。喉部继发感染，发生软骨膜炎，使喉腔变小出现晚期呼吸困难，在伤后数日或数周发生。伴有声带麻痹时，加重梗阻症状。

（3）皮下气肿及纵隔气肿：颈部皮下气肿常见。病人咳嗽时，因胸腔内压增高，空气由喉或咽黏膜破损处沿喉周围软组织间隙进入皮下形成皮下气肿。外伤深者，空气还可沿颈深筋膜进入纵隔，形成纵隔气肿。如肺尖部胸膜壁层破损，可发生气胸。

（4）发音困难及呛咳：甲状软骨的切割伤直接损伤声带并不多见，但声带上下组织受损，组织肿胀也可出现声嘶和失声。喉软骨移位及喉返神经受损而导致声带麻痹可引起发音困难，并可出现吞咽时呛咳。

（5）气栓：如伤及颈部大静脉，因胸腔负压作用，可将空气吸入而发生气栓。

（四）体征

首先可见颈部有伤口，由于受伤原因及程度不同，出现伤口大小、深浅、形态及数目不一。凡以穿通喉腔者，呼吸时自颈前伤口漏气，出现血性泡沫。爆炸所致颈部伤口常为多处损伤，伤口不整齐，组织破碎，喉软骨受累，重者可被击碎，喉内结构破坏，伤口内可有弹片或矿石碎片等异物存留。利刀切伤多为单一切口，皮肤裂伤大，切口边缘整齐，切断喉软骨深及喉腔时，可见喉腔内受损部位。如切断甲状舌骨膜时，可见暴露的声门，发音时可见声带运动，伤及喉返神经，则患侧声带不动。伤口若与咽腔、食管上端相通，吞咽时有唾液自伤口溢出。喉两侧的肌肉及其他组织也可被切断，颈部大血管有时暴露于伤口内，偶见管壁裂伤。刺刀、匕首、剪刀及枪弹所致刺伤或贯通伤，一般皮肤伤口小，多处或单一，深浅不一，常出现严重气肿。因伤口小，内部伤情估计不清，须做扩创检查，查明喉内周围组织损伤情况。另外也可见颈部组织肿胀、气肿等。大血管破裂，可致患者失血性休克或流入气道形成呼吸道梗阻、窒息等。喉镜检查见喉腔黏膜肿胀，破溃，出血，声带固定等。

（五）诊断

根据外伤史，症状及检查颈部有伤口，并贯穿喉部，即可做出诊断。X线摄片及CT扫描有助于对损伤范围的进一步判断。

（六）并发症

开放性喉外伤如处理及时、合理，多可达到一期愈合。多发性喉切伤穿通喉咽、食管者，或处理不当，不及时，则常易引起并发症。

1.伤口化脓感染

喉外伤的切口均有轻重不等的感染，严重者伤口不能一期愈合，甚至发生颈部蜂窝织炎，应早期扩张引流，给以敏感的抗生素。

2.气肿

多见于小儿及刺伤。如仅为皮下气肿，数日内可逐渐消退。纵隔气肿及气胸较严重，主要为呼吸道不通畅所致，应使其通畅，早期行 X 线胸部透视确诊。如为纵隔气肿，可从气管切口沿气管前筋膜向下剥离排气。如为气胸则须进行胸腔穿刺及闭锁引流。

3. 继发性出血

非常少见。多因缝合伤口前止血不够妥善，或为血压回升与咳嗽所引起，应及时扩创止血。

4. 伤口裂开

因局部感染、组织水肿、病人烦躁乱动，头部后仰增加颈前张力，或术中未将颈前切断的肌肉缝合妥当等所造成。须即重新进行逐层缝合，必要时可加粗丝线或用银丝作颈前皮肤切口远距离张力缝合，以免伤口再次裂开。

5. 喉部肉芽肿

喉黏膜损伤后，若缝合不严密，以后易生长肉芽或形成息肉样肉芽肿。遇此情况，须在喉切伤痊愈后，在直接喉镜下切除；也不可急于拔除气管套管，须待肉芽肿去除痊愈后，再考虑拔管。

6. 咽、喉、气管、食管瘘

由于局部感染严重、组织缺损较多，或修补缝合不妥所发生。须再次手术修补，但有时手术较困难。

7. 喉瘢痕狭窄

见于多发性喉切伤或切伤环状软骨伴有感染者，或声门下有组织缺损者，或伤后经原切口置入气管套管长期不拔除者。

8. 支气管、肺部并发症

因吸入血块、脓液等所致。

9. 声带麻痹

系切断喉返神经所致，如两侧均切断，可致严重呛咳、声嘶或呼吸困难。其次如鼻饲管放置过久，软骨骨折、损伤或脱位，或颈部血肿压迫等均可致声带麻痹，重者可引起声嘶与喉阻塞。

第二节 喉内部伤

喉内部伤系指器械或异物等在喉腔内直接造成的创伤。目前以喉气管插管术引起的喉内部伤较多见。此种插管术较之气管切开术简单易行，自 1909 年 Elsberg 介绍以后，逐渐推广应用。近几十年来，我国在抢救昏迷、脑外伤及呼吸骤停病人中，已广泛采用。对全身麻醉施行手术的病人，也多采用喉气管插管麻醉；或为了保证呼吸道通畅及术中安全，也多在术前行喉气管插管。对上呼吸道阻塞须急行切开的病例，也有先行喉气管插管术，缓解窒息后，再行正规气管切开术，以能减少许多因紧急操作而发生的并发症或意外情况。所以喉气管插管术已普遍应用于各科。但这种手术也可引起喉内损伤，造成病人痛苦。此外，喉异物刺伤、直接喉镜与支气管镜检查也可发生喉内部损伤。在喉挫伤时，也可发生喉镜内黏膜破裂出血等，但不属于喉内部伤。

本节所论是以喉气管插管术引起的喉内部损伤为主。

喉气管插管术引起的喉腔内损伤，轻者均能迅速自愈，一般对无主诉的病例亦不作喉镜检查。加之，医生掌握的外伤标准也不同，故国外对其发病率的报告，结果悬殊，自10%~60%不等。在呼吸衰竭急救中心，应用一种新型柔软插管带有松软可控制压力的气囊，大大减少了插管造成的喉气管损伤的发生。总之，尽管随着插管材料和制作方法的改进、操作技术的提高，其发生率有下降趋势，但喉气管插管造成的喉气管损伤仍屡见不鲜，也是喉气管狭窄的重要原因之一。此外，内镜检查如气管镜、食管镜、直接喉镜等也可造成类似的损伤。

一、病因

1. 插管时间过长或反复插管

为喉内损伤的主要原因。插管在48h以内很少造成明显损伤，48~72h损伤人数明显增加，超过72h，由于长时间压迫，黏膜缺血，尤其在合并感染的情况下，可导致坏死，超过5d时，溃疡发生率相当高，反复插管更增加损伤机会。

2. 插管质量问题及选管不当

由于局部感染严重、组织缺损较多，或修补缝合不妥所发生。须再次手术修补，但有时手术较困难。

3. 喉瘢痕狭窄

见于多发性喉切伤或切伤环状软骨伴有感染者，或声门下有组织缺损者，或伤后经原切口置入气管套管长期不拔除者。

4. 支气管、肺部并发症

因吸入血块、脓液等所致。

5. 声带麻痹

系切断喉返神经所致，如两侧均切断，可致严重呛咳、声嘶或呼吸困难。其次如鼻饲管放置过久，软骨骨折、损伤或脱位，或颈部血肿压迫等均可致声带麻痹，重者可引起声嘶与喉阻塞。

二、病理

由于插管选择不当，或插管时间过长及反复插管、用力过度均可直接造成或继发喉黏膜的损伤，出现喉黏膜的水肿、血肿、破溃以及杓状软骨脱位、声带麻痹等。声带麻痹在插管术中发生的机制尚未清楚，可能是插管术中的创伤、插管套囊充气太多的压迫、过度向后牵引头部伤及喉返神经，或与药物中毒、病毒感染或喉返神经走行异常有关。据尸检报告，插管持续1h死后3.5h内进行喉部解剖者，均发现有喉黏膜水肿、上皮剥脱、毛细血管排空及黏膜坏死等情况。动物实验也证实上述尸检所见，并发现黏膜上皮层与基底层有分离的现象。另外，气管插管还引起一些迟发性损伤如：①创伤性溃疡，由于插管摩擦造成黏膜擦伤后继发软骨坏死，或插管压迫而使黏膜缺血坏死、上皮脱落，均可导致溃疡形成。溃疡发生的部位与插管的位置有关。口腔插管时，插管通常位于喉的后部，压迫杓状软骨和环状软骨后板的黏膜。杓状软骨声带突表面仅覆一层薄的黏软骨膜，受压后易坏死。因此，溃疡多见于喉后部，杓状软骨声带突处。②创伤性肉芽肿，喉气管插管造成的肉芽肿多位于黏膜较薄的杓状软骨声带突的内侧面，是由于黏膜受伤缺失或受压迫坏死脱落后形成溃疡，再继发软骨膜炎，此外，炎细胞及浆细胞浸润，成纤维细胞及血管内皮细胞增生，肉芽形成，由于发音使病变部位不断摩擦，而影响了上皮的再生，致使肉芽组织过度增生。数周后，邻近的上皮增生覆盖肉芽组织，形成一个无蒂的息肉样肿物，内含纤维组织及许多新生的血管，基底部血管较粗大，周边部血管细小，成为深红色的血管纤维瘤样肉芽肿。病变逐渐成熟，纤维组织增生，血管腔闭锁，变成灰白色肿物。以后根部逐渐变细，形成蒂状。肿物也可缩小，有时甚至可自行消失。

三、症状

拔管后喉痛，说话时加重，有声嘶、咳嗽、痰中带血。如为喉水肿及喉黏膜擦伤，上述症状 1 ~ 2 周后渐消退。创伤性溃疡引起的声嘶可延长到 4 ~ 6 周才恢复。创伤性肉芽肿及杓状软骨脱位，如无进一步治疗，声嘶症状可持续迁延。

四、体征

间接喉镜检查可见杓会厌皱襞、室带或声带水肿、血、或破溃等。也可见杓状软骨声带突处有溃疡，有时表面有假膜覆盖。或见声带突处有深红色或淡红色、或灰白色，表面光滑，触之如息肉的肉芽肿。如有杓状软骨脱位，间接喉镜检查可见一侧声带运动受限、杓状软骨处及杓会厌皱襞水肿，重者可掩盖声带突和声带。两侧杓状软骨明显不对称，受伤侧前倾并转向内，声带呈弓形，固定于中间位。根据脱位情况不同，声带也可处于外展位、旁正中或中线位。

五、诊断及鉴别诊断

有经口或鼻气管插管史，有拔管后的症状及间接喉镜检查所见，诊断不困难。但对杓状软骨脱位与声带麻痹需鉴别，可行喉肌电图检查。喉镜结合喉肌电图检查能很好地分辨这两种不同损伤，如肌电图呈现刺激反应增强状态，则为前者，肌电图出现去神经或神经再生状态，则为后者。神经电检测对鉴别上述两种损伤也有一定意义。受累杓状软骨前、中、下位 CT 影像及三维 CT 扫描对确诊杓状软骨脱位有极大帮助。

六、预防

插管造成的喉气管损伤为一医源性创伤，虽有时难以避免，但若高度重视，采取适当措施，可预防发生，预防重于治疗。

（1）选用型号适当、质量好、刺激性小的插管。硅胶制成的插管较橡胶制成的插管明显刺激性小，弹性好。用大而松软并能监视和控制压力的气囊插管能明显减少喉气管损伤的发生。另外，根据病人的年龄、性别、身高等，选用大小型号适当的插管也非常重要。使用前应用无菌生理盐水将消毒剂冲洗掉，润滑剂要无刺激性。现在提倡用一次性插管，这不仅避免了由消毒不彻底带来的交叉感染，而且防止了由消毒剂刺激造成的损伤。

（2）熟练操作技术。急症抢救插管时最好由操作熟练者进行，麻醉前清醒插管，事先要向病人解释清楚，消除顾虑，使得病人很好地配合。喉腔表面麻醉要充分，必要时可自环甲膜注入丁卡因，以减轻插管刺激及咳嗽。插管最好在明视下进行，看清声门，在吸气时进入。避免粗暴插管，尽量减少盲目插管。

（3）防止插管时间过长。插管麻醉时，如估计手术超过 10d，宜行气管切开插管麻醉。喉气管插管辅助正压呼吸超过 48 ~ 72h 最好行气管切开插管替换。需要正压呼吸时，宁可使气体漏出部分，也不要过分增加气囊压力。

（4）喉部有炎症的病人，若需在喉插管麻醉下进行手术时，应缓期手术。急症病人又须插管全麻下进行手术者，特别是估计手术时间较长者，最好行气管切开插管麻醉。

（5）注意加强喉插管辅助正压呼吸病人的护理，不宜让病人头部活动过度，吸痰时深浅适宜以免过度刺激引起病人剧烈咳嗽等。

第三节　急性喉炎

急性喉炎是指以声门区为主的喉黏膜的急性弥漫性卡他性炎症，常继发于急性鼻炎、鼻窦炎、急性咽炎，为整个上呼吸道感染的一部分，也可单独发生，喉黏膜因炎症而充血、肿胀。常因受凉、疲劳、烟酒过度而诱发本病，也与发音、用嗓音过度或化学气体及粉尘吸入等职业环境有关。有时大声喊叫、过度用嗓、剧烈咳嗽，也可引起急性喉炎。若发生于儿童，病情较为严重。

一、病因

1. 机体抵抗力降低：伤风感冒后，全身抵抗力降低，可诱发急性喉炎。开始多为病毒感染，以后细菌乘虚而入（其中以肺炎双球菌、流感杆菌、溶血性链球菌等多见）。

2. 职业因素：演员、教师、售货员等过度用嗓；厂矿工作人员吸入过多生产性粉尘或有害气体（如氯、氨、溴、碘、硝酸、硫酸、农药等）。

3. 急性传染病：本病也常和麻疹、百日咳、流感、猩红热等急性传染病合并发生。

4. 外伤：喉部异物刺激，检查器械的损伤（如直达喉镜、气管镜检查时碰伤）。

二、病史采集

1. 现病史　了解患者有无感冒、用声过度、说话过多、大声喊叫、剧烈久咳等。

2. 过去史　既往有无创伤史，如异物损伤、检查器械损伤或手术中气管插管损伤喉部黏膜等病史。

3. 个人史　有无吸入有害气体（如氯气、氨气等）、粉尘或烟酒过度等。

三、体格检查

喉镜检查可见喉黏膜弥漫性充血，尤其是声带充血，声带由白色变为粉红色或红色。有时可见声带黏膜下出血，声带因肿胀而变厚，但两侧声带运动正常。

四、辅助检查

一般患者喉镜检查有助于诊断。必要时行 X 线胸片、支气管镜检查、细菌培养等检查，有助于鉴别诊断。

五、诊断

（一）诊断要点

急性喉炎常发于感冒之后，故有鼻塞、流涕、咽痛等症状，并可有畏寒、发热、乏力等全身症状。局部症状有：

1. 声嘶　是急性喉炎的主要症状。开始时声音粗糙低沉，以后变为沙哑，严重者完全失声。

2. 咳嗽、咯痰　因喉黏膜发生卡他性炎症，故可有咳嗽、咯痰，但一般不严重，如伴有气管、支气管炎症时，咳嗽咯痰会加重。

3. 喉痛 急性喉炎可有喉部不适或疼痛，一般不严重，也不影响吞咽。

（二）鉴别诊断

1. 白喉 有声哑、低热，全身中毒症状重，咽喉部白膜涂片有白喉杆菌。

2. 急性声门下喉炎 多见于5岁以下儿童，哮吼样咳嗽。可有呼吸困难。

3. 过敏性喉水肿 起病急，声哑及呼吸困难明显，喉镜检查喉黏膜较苍白，水肿明显。

六、临床表现

一般全身症状不明显，轻者仅有声嘶，声音粗涩、低沉、沙哑，以后可逐渐加重，甚至可完全失声，喉部疼痛和全身不适，个别患者可有发烧、畏寒等症状。其他症状为咳嗽、多痰、咽喉部干燥、刺痒、异物感。喉部肿胀严重者，也可出现吸气性呼吸困难，但成人极少发生。

间接喉镜子下可见喉部黏膜弥漫性充血、肿胀。声带呈淡红色或鲜红色，有时可见声带黏膜下出血或附有黏稠性分泌物，声带肿胀，游离缘变钝，发声时两侧声带不能闭紧。

七、治疗

（一）全身治疗：病情较重，有明显全身症状者，应适当休息，给予抗生素，磺胺类药物及激素（泼尼松5～10mg，一日三次）治疗。

（二）病人应禁烟酒，不吃有刺激性食物，少讲话，以利炎症消退。

（三）局部治疗：超短波理疗，具有消炎、止痛作用，每日1～2次，复方安息香酊蒸气吸入，每日3～4次。雾化吸入：抗生素液加激素液（或加入少许肾上腺素、1%麻黄素）。

（四）中医中药：可用麝干麻黄汤（麝干、麻黄、杏仁、胖大海、桔梗、甘草）。如痰多、高热、气急、胸闷、病情加重者，则以清热宣肺，化痰利咽为主。用清喉宁肺汤（桔梗、前胡、桑白皮、贝线、知母、黄芩、栀子、甘草）。

【小儿急性喉炎】

小儿急性喉炎多见于5岁以下的儿童。由于小儿抵抗力低，喉腔狭小，黏膜下淋巴组织丰富，声门下组织疏松，故易于发生水肿，引起气道阻塞。若诊断及处理不及时，常可危及生命。容易发生喉痉挛，引起呼吸困难。部分小儿急性喉炎可为流感、麻疹、水痘、百日咳、肺炎等急性传染病的前驱疾病。

一、病因

和成人相似，常与急性传染病或上呼吸道感染合并出现。

二、病史采集

1. 现病史 应注意询问患者是否有咳嗽、咯痰，注意询问咳嗽的时间、性质和痰液的性质及有无带血丝；有无声嘶、喉鸣、喉部干痒、疼痛、发热、畏寒、疲倦、食欲不振、呼吸困难、发绀等。

2. 过去史 应注意询问有无急性咽炎、鼻炎等病史。有无病毒感染、细菌感染病史等。

3. 个人史 应注意询问患者有无先天性喉部疾病。

三、体格检查

1. 小儿喉腔较小，喉软骨柔软，喉黏膜下淋巴组织丰富。一旦感染，黏膜肿胀较明显，易致喉阻塞。

2.直接喉镜检查见喉黏膜充血，尤以声门下腔明显，有时可见脓性分泌物，声带仅有轻度充血。检查时要动作轻柔，快速，以避免患儿因哭闹引起喉痉挛。

四、辅助检查

对单纯性喉炎检查以血液常规检查、咽喉镜、心电图为主。对有并发症或鉴别气管、支气管异物、或咽白喉者应做口咽喉皮肤部拭子涂片培养。

五、诊断

根据病史和上述临床表现，多可确诊，但应和急性呼吸道传染病和呼吸道异物相鉴别。

1.白喉：白喉起病缓慢，全身中毒症状较明显。咽部可见灰白色假膜，分泌物涂片或细菌培养，可找到白喉杆菌。

2.呼吸道异物：有异物吸入史，起病突然。症状以阵发性剧烈的刺激性呛咳及呼吸困难为主。如为气管内活动性异物，咳嗽时可听到异物撞击声门的拍击声。

（一）诊断要点

1.小儿急性喉炎起病较急，常有发热、声嘶、吠样咳嗽为其特征性表现，可有呼吸困难。较重者出现哮吼性咳嗽、吸气性喘鸣、咯脓痰。重者出现明显缺氧症状如面色发绀，烦躁不安，如不及时治疗或治疗措施不当，可导致呼吸循环衰竭。

2.喉镜检查喉黏膜充血、肿胀。小儿声门下黏膜红肿呈梭形。

（二）鉴别诊断

应与小儿呼吸道异物、咽白喉及单纯性喉痉挛鉴别。

六、临床表现

起病常较急，患儿多有发热，常伴有咳嗽、声嘶等。炎症侵入声门下区，则呈哮吼样咳嗽，夜间症状常见加重。病情重者可出现吸气期喉鸣及呼吸困难，胸骨上窝、锁骨上窝、肋间隙及上腹部软组织吸气时下陷（临床上称为三凹征），烦躁不安、鼻翼翕动，出冷汗，脉搏加快等症状。如行直达喉镜检查（小儿不合作，不能行间接喉镜检查），可见喉黏膜充血肿胀，尤以声门下区为重，使声门下区变窄。黏膜表面有时附有黏稠性分泌物。

七、治疗

一般性治疗与成人急性喉炎相同。其要点为：

1.尽可能及早使用有效、足量的抗生素控制感染，同时加用足量的类固醇激素。上述药物最好静脉滴注，以尽快解除喉阻塞症状，同时，可以应用抗病毒药物口服或静点。蒸气吸入或雾化吸入（内加庆大霉素、地塞米松或苯甲酸）。

2.有轻度呼吸困难者，应加用激素类制剂：强地松 1～2mg/kg/d，口服，如病情加则静脉滴注地塞米松 0.2mg/kg/d；氢化考的松 4～8mg/kg/d，同时给以氧气吸入和适量镇静剂。如激素滴注 1～2h 无效者，应考虑气管切开术。

3.禁用吗啡及阿托品类药物，以免抑制呼吸和使呼吸道黏膜干燥。

4.保持患儿的水电解质平衡，注意全身营养。

八、注意事项

本病多为全身抵抗力减退时，先有病毒侵入，继发细菌感染所致。粉尘、有害气体刺激、用声不当或过度烟酒等易诱发本病，因此预防感冒、戒除烟酒，提高免疫力是预防本病的关键。

第二篇 呼吸系统疾病

第一章 肺部感染性疾病

第一节 急性上呼吸道感染

急性上呼吸道感染是指鼻腔、咽或喉部急性炎症的概称。是呼吸道最常见的一种传染病。常见病因为病毒，少数由细菌引起。患者不分年龄、性别、职业和地区。不仅具有较强的传染性，而且可引起严重并发症，应积极防治。

一、流行病学

本病全年皆可发病，冬春季节多发，可通过含有病毒的飞沫或被污染的用具传播，多数为散发性，但常在气候突变时流行。由于病毒的类型较多，人体对各种病毒感染后产生的免疫力较弱且短暂，并无交叉免疫，同时在健康人群中有病毒携带者，故一个人一年内可有多次发病。

二、病因病理

急性上呼吸道感染约有 70% ~ 80% 由病毒引起。主要有流感病毒（甲、乙、丙）、副流感病毒、呼吸道合胞病毒、腺病毒、鼻病毒、埃可病毒、柯萨奇病毒、麻疹病毒、风疹病毒。细菌感染可直接或继病毒感染之后发生，以溶血性链球菌为多见，其次为流感嗜血杆菌、肺炎球菌和葡萄球菌等。偶见革兰阴性杆菌。其感染的主要表现为鼻炎、咽喉炎或扁桃腺炎。

当有受凉、淋雨、过度疲劳等诱发因素，使全身或呼吸道局部防御功能降低时，原已存在于上呼吸道或从外界侵入的病毒或细菌可迅速繁殖，引起发病，尤其是老幼体弱或有慢性呼吸道疾病如鼻旁窦炎、扁桃体炎者，更易罹病。鼻腔及咽黏膜充血、水肿、上皮细胞破坏，少量单核细胞浸润，有浆液性及黏液性炎性渗出。继发细菌感染后，有中性粒细胞浸润，大量脓性分泌物。

三、临床表现

根据病因不同，临床表现可有不同的类型：

1. 普通感冒

俗称"伤风"，又称急性鼻炎或上呼吸道卡他，以鼻咽部卡他症状为主要表现。成人多数为鼻病毒引起，次为副流感病毒、呼吸道合胞病毒、埃可病毒、柯萨奇病毒等。起病较急，初期有咽干、咽痒或烧灼感，发病同时或数小时后，可有喷嚏、鼻塞、流清水样鼻涕，2 ~ 3d后变稠。可伴咽痛，有时由于耳咽管炎使听力减退，也可出现流泪、味觉迟钝、呼吸不畅、声嘶、少量咳嗽等。一般无发热及全身症状，或仅有低热、不适、轻度畏寒和头痛。检查可见鼻腔黏膜充血、水肿、有分泌物，咽部轻度充血。如无并发症，一般经 5 ~ 7d 痊愈。

2. 病毒性咽炎、喉炎和支气管炎

根据病毒对上、下呼吸道感染的解剖部位不同引起的炎症反应，临床可表现为咽炎、喉炎和支气管炎。

急性病毒性咽炎多由鼻病毒、腺病毒、流感病毒、副流感病毒以及肠病毒、呼吸道合胞病毒等引起。临床特征为咽部发痒和灼热感，疼痛不持久，也不突出。当有咽下疼痛时，常提示有链球菌感染。咳嗽少见。流感病毒和腺病毒感染时可有发热和乏力。体检咽部明显充血和水肿。颌下淋巴结肿大且触痛。腺病毒咽炎可伴有眼结膜炎。

急性病毒性喉炎多由鼻病毒、流感病毒甲型、副流感病毒及腺病毒等引起。临床特征为声嘶、讲话困难、咳嗽时疼痛，常有发热、咽炎或咳嗽，体检可见喉部水肿、充血，局部淋巴结轻度肿大和触痛，可闻及喘息声。

急性病毒性支气管炎多由呼吸道合胞病毒、流感病毒、冠状病毒、副流感病毒、鼻病毒、腺病毒等引起。临床表现为咳嗽、无痰或痰呈黏液性，伴有发热和乏力。其他症状常有声嘶、非胸膜性胸骨下疼痛。可闻及干性或湿性啰音。X 线胸片显示血管阴影增多、增强，但无肺浸润阴影。流感病毒或冠状病毒急性支气管炎常发生于慢性支气管炎的急性发作。

3. 疱疹性咽峡炎

常由柯萨奇病毒 A 引起，表现为明显咽痛、发热，病程约一周。检查可见咽充血，软腭、腭垂、咽及扁桃体表面有灰白色疱疹有浅表溃疡，周围有红晕。多于夏季发作，多见儿童，偶见于成人。

4. 咽结膜热

主要由腺病毒、柯萨奇病毒等引起。临床表现有发热，咽痛、畏光、流泪，咽及结合膜明显充血。病程 4 ~ 6d，常发生于夏季，游泳中传播。儿童多见。

5. 细菌性咽—扁桃体炎

多由溶血性链球菌引起，次为流感嗜血杆菌、肺炎球菌、葡萄球菌等引起。起病急，明显咽痛、畏寒、发热，体温可达 39℃以上。检查可见咽部明显充血，扁桃体肿大、充血，表面有黄色点状渗出物，颌下淋巴结肿大、压痛，肺部无异常体征。

四、辅助检查

1. 血象

病毒性感染见白细胞计数正常或偏低，淋巴细胞比例升高。细菌感染有白细胞计数与中性粒细胞增多和核左移现象。

2. 病毒和病毒抗原的测定

视需要可用免疫荧光法、酶联免疫吸附检测法、血清学诊断法和病毒分离和鉴定，以判断病毒的类型、区别病毒和细菌感染。细菌培养判断细菌类型和药敏试验。

五、诊断及鉴别诊断

急性上呼吸道感染主要根据喷嚏、流涕、鼻塞、咽痛、声音嘶哑、发热、畏寒、肌肉酸痛、全身不适等症状、结合查体时发现的上呼吸道局部炎性改变，可做出初步诊断。但要注意进一步区别是病毒感染还是细菌感染。前者血白细胞正常或降低；后者白细胞总数及中性粒细胞均增高，甚至出现核左移现象。确诊有赖于实验室检查，如用鼻洗液、鼻拭子、咽

拭子作培养，分离病毒。也可用血清学试验测定抗体。然而，某些急性传染病的早期可能出现类似上呼吸道感染的症状，应结合具体病情严格进行鉴别诊断。

1.流行性感冒　常有明显的流行病史，几天由大批人员发病。起病急、高热、全身酸痛，但鼻咽部症状及局部炎症改变较轻。鼻黏膜印片和血清学检查有助确诊。

2.急性传染病的早期或中期　这是鉴别诊断的重点，尤其要结合当地流行病学情况，注意和麻疹、脊髓灰质炎、伤寒、流行性出血热、流行性脑膜炎、脑炎和白喉等急性传染病相鉴别。

3.过敏性鼻炎　主要表现为鼻腔发痒、喷嚏频发，流清鼻涕，而无发冷发热咽痛等症状。检查可见腔黏膜苍白、水肿，分泌物中可有较多嗜酸性粒细胞。常反复发作，多伴有荨麻疹或支气管哮喘等过敏性疾病病史。

六、治疗措施

呼吸道病毒目前尚无特效抗病毒药物，以对症或中医治疗为常用措施。

1. 对症治疗

病情较重或发热者或年老体弱者应卧床休息，忌烟，多饮水，室内保持空气流通。如有发热、头痛，可选用解热止痛片如复方阿司匹林、去痛片等口服。咽痛可用消炎喉片含服，局部雾化治疗。鼻塞、流鼻涕可用1%麻黄素滴鼻。

2. 抗菌药物治疗

如有细菌感染，可选用适合的抗生素，如青霉素、红霉素、螺旋霉素、氧氟沙星。单纯的病毒感染一般可不用抗生素。

化学药物治疗病毒感染，尚不成熟。吗啉胍（ABOB）对流感病毒和呼吸道病毒有一定疗效。阿糖腺苷对腺病毒感染有一定效果。利福平能选择性抑制病毒 RNA 聚合酶，对流感病毒和腺病毒有一定的疗效。近年发现一种人工合成的、强有力的干扰素诱导剂—聚肌胞可使人体产生干扰素，能抑制病毒的繁殖。

第二节　急性气管－支气管炎

急性气管－支气管炎是指气管－支气管黏膜的急性炎症。多由感染、理化因素刺激或过敏等引起。常见于冬春季节或天气突变之时。

一、病因和发病机制

1.感染：可由病毒、支原体或细菌感染所引起。临床上继发于急性上呼吸道感染的急性气管－支气管炎颇为常见。病毒常见者为呼吸道合胞病毒、流感病毒、副流感病毒和腺病毒等。细菌常见者为肺炎链球菌、葡萄球菌、流感嗜血杆菌和卡他布兰汉氏菌等。肺炎支原体也可引起气管－支气管急性炎症。也有少数患者的急性气管－支气管炎出现于某些传染病（如麻疹、百日咳、伤寒等）的早期或作为一种并发症出现。

2.物理化学因素：如冷空气刺激，大量粉尘或浓烟吸入，二氧化硫、氯、氨和二氧化氮的吸入等。近年已注意到胃酸或胃肠道分泌物的返流吸入也可引起急性气管－支气管炎。

3.过敏因素：如花粉、灰尘尘或其他有机粉尘、真菌孢子等的吸入可引起本病。

二、病理

气管－支气管黏膜充血、水肿，浆液性渗出，继而纤毛上皮细胞损伤脱落，黏膜下层炎性细胞浸润，分泌物增多，呈黏液性或粘脓性。由理化因素刺激引起者，除气管－支气管黏膜发生炎症损伤外，病情严重者尚可引起肺间质和肺泡水肿。

三、临床表现

常先有上呼吸道感染症状，继而咳嗽，开始为干咳或少量黏液痰，以后痰量增多，可呈黏液脓性痰，伴有胸骨后钝痛或闷痛不适。肺部听诊有呼吸音粗糙或散在干湿啰音。伴有喘息者肺部可闻哮鸣音。部分患者可有体温升高或白细胞计数和中性粒细胞比例增高。

四、诊断

主要根据上述咳嗽、咳痰和胸骨后钝痛不适，而胸部 X 线检查无异常做出诊断。但应注意与麻疹、百日咳和伤寒等病所出现的咳嗽、咳痰症状相鉴别。

五、治疗

1. 一般治疗：注意保暖，适当休息，防止呼吸道理化因素刺激。多饮水以利排痰。

2. 抗生素治疗：可酌情选用抗生素，如红霉素 0.25g，每日 4 次，饭后服；百炎净 0.96g，每日 2 次（磺胺药过敏者忌用）；头孢氨苄 0.375g，每日 4 次。伴有发热、黏液脓性痰、白细胞总数及中性粒细胞比例增高或年老体弱患者可肌肉注射青、链霉素（先作过敏试验），必要时静脉滴注抗生素。

第三节　病毒性肺炎

病毒性肺炎是一种常见疾病，甚至有的学者认为病毒性肺炎是比细菌性肺炎更为常见。但由于分离病毒技术复杂，缺少特效药物，临床医生对其诊断常难以确定。

【病原及发病机理】

引起肺炎的病毒在成人主要有流感病毒、副流感病毒、腺病毒、合胞病毒和柯萨奇病毒。在儿童则以呼吸道合胞病毒、麻疹病毒和水痘病毒为主。这些常见的呼吸道病毒感染大多表现为上呼吸道感染，但也可以侵犯肺实质而发生肺炎。

【临床表现】

总的说来，病毒性肺炎的主要症状为干咳、发热、呼吸困难、发绀和食欲减退，但病情的轻重个体差异很大。其临床特点归纳如下：①轻症以干咳、低热为主，重症可有高热或呼吸困难，甚至极少数病久病情迅速恶化，呼吸衰竭，发生呼吸窘迫综合征；②大多数病人同时有或先有上呼吸道感染症状；③两肺下部可闻小水泡音或伴哮鸣音；④白细胞总数可正常、降低或增高，但多数病人在 $10 \sim 20 \times 10^9/L$ 之间，中性多核细胞比例增多；⑤胸片大多呈间质性炎症改变，以两肺下野斑点状或斑片状阴影为主；⑥痰液分离病毒或血清学鉴定有助确诊。

【治疗】

病毒性肺炎迄今为止尚无特效疗法，主要靠周密的护理、对症疗法和支持疗法，减轻症状，保护过关。板兰根等中药治疗有一定效果，病毒唑等抗病毒药物效果尚难肯定。病毒性肺炎容易继发细菌感染，可根据情况酌情选用抗生素。

第四节 慢性支气管炎

一、病因

慢性支气管炎往往是因多种因素长期综合作用所致。起病与感冒有密切关系，多在气候变化比较剧烈的季节发病。呼吸道反复病毒感染和继发性细菌感染是导致慢性支气管炎病变发展和疾病加重的重要原因。吸烟与慢性支气管炎的关系也是肯定的，吸烟者比不吸烟者的患病率高 2 ～ 8 倍，吸烟时间愈久，日吸烟量愈大，患病率愈高，戒烟可使病情减轻。此外，长期接触工业粉尘、大气污染和过敏因素也常是引起慢性支气管炎的原因，而机体抵抗力降低，呼吸系统防御功能受损则是发病的内在因素。

二、临床表现

1. 症状 以咳嗽、咳痰或伴有喘息及反复急性发作的慢性过程为特征。长期、反复、逐渐加重的咳嗽是本病最突出的表现。急性感染发作时咳嗽、咳痰加重，或发作喘息，并可发热、咳黄色脓痰，剧烈咳嗽可有血痰。背部及肺底部出现散在的干湿啰音或明显增多，喘息者可闻及哮鸣音。

2. 体征 疾病早期可无异常体征，后期并有肺气肿体征。X 线检查，随病情发展而呈两肺纹理增粗、紊乱，以下肺明显。急性发作期血中白细胞总数及中性粒细胞增多，喘息型者嗜酸性粒细胞可增多。早期呼吸功能可正常，开始出现异常是以小气道阻塞致通气功能障碍为主，表现为最大呼气流量 - 容量曲线在 50% 和 25% 时，流量减少，闭合气量增加，继后可出现 $FEV_1/FVC < 70\%$，最大通气量减少。

三、并发症

阻塞性肺气肿是最常见的并发症。肺部急性感染可为呼吸道感染或肺部炎症。临床表现为畏寒发热、咳嗽、咳痰、气急加重，痰量增多或有粘脓痰出现；肺部啰音增加；血白细胞总数或中性粒细胞增多。

四、诊断标准及分型、分期

1. 诊断标准 凡咳嗽、咳痰或伴喘息，每年发作持续 3 个月，且连续 2 年或以上，并排除心、肺和其他疾患时，可做出诊断。如每年发作持续不足 3 个月，而有明确的客观依据时亦可诊断。

2. 分型 ①单纯型：仅有咳嗽、咳痰者；②喘息型：喘息症状，并有哮鸣音者。

3. 分期 ①急性发作期：一周内症状明显加重，或出现黏液脓痰，痰量增加或伴发热；②慢性迁延期：不同程度症状迁延 1 个月以上；③临床缓解期：症状轻微或基本消失，保持 2 个月以上。

五、鉴别诊断

1. 支气管哮喘 喘息型慢支应与支气管哮喘相鉴别。哮喘常于青少年突然起病，一般无慢性咳嗽、咳痰史，以发作性哮喘为特征；发作时两肺布满哮鸣音，缓解后可无症状。常有个人或家族过敏性疾病史。而喘息型慢支多见于中老年，常在多年咳嗽、咳痰之后出现喘息症状，治疗后症状部分缓解，肺部哮鸣音不易消失。

2. 支气管扩张 具有咳嗽、咳痰反复发作的特点，合并感染时咳大量脓痰，或有反复和多少不等的咯血史。肺部以湿啰音为主，多位于一侧且固定在下肺。可有杵状指（趾）。

X 线检查常见下肺纹理粗乱呈卷发状。支气管造影或胸部 CT 检查可确定诊断。

3. 肺结核　常有结核中毒症状，以及咳嗽、咯血等呼吸系统症状。经 X 线检查和痰结核菌检查可明确诊断。

4. 肺间质纤维化　早期只是咳嗽、咳痰，偶感气短。详问病史，查体在肺下后侧可闻 velcro 啰音，肺功能呈限制性通气功能障碍，动脉血氧分压降低，可逐渐发生杵状指。

5. 肺癌　有多年大量吸烟史，有刺激性咳嗽，可有反复间歇发生或持续发生的痰血，或慢性咳嗽性质改变。胸部影像学检查发现肺部有块状阴影，或阻塞性肺炎经适当抗生素治疗后未能完全消散，应考虑肺癌。痰脱落细胞检查或经纤维支气管镜活检一般可明确诊断。

六、治疗

1. 急性发作期的治疗

（1）控制感染：视感染的主要致病菌和严重程度或根据病原菌药物敏感试验选用抗菌药物。常用的有青霉素类、大环内酯类、氟喹诺酮类、头孢菌素类等。

（2）祛痰、镇咳：急性发作期者在抗感染治疗的同时，应用祛痰、镇咳药物，以改善症状。迁延期患者尤应坚持用药，以求消除症状。常用药物有溴己新等。对老年体弱无力咳痰者或痰量较多者，应以祛痰为主，协助排痰，畅通呼吸道。应避免使用强镇咳剂，如可待因等，以免抑制中枢及加重呼吸道阻塞和炎症，导致病情恶化。

（3）解痉、平喘：常选用氨茶碱、特布他林、沙丁胺醇、异丙托溴铵、福莫特罗等。若气道舒张剂使用后气道仍有持续阻塞，可试用糖皮质激素，口服泼尼松 20 ~ 40mg/d。

2. 缓解期治疗　加强锻炼，增强体质，提高免疫功能，加强个人卫生。避免各种诱发因素的接触和吸入。耐寒锻炼能预防感冒。可适当应用增强免疫药物。

第五节　肺脓肿

肺脓肿是肺化脓症的一种主要类型。早期为局限在肺段的化脓性炎症，继而组织坏死液化，在坏死化脓的同时，有肉芽组织包围成脓肿，向支气管破溃后，已成的脓肿出现液平段。临床上高热、咳嗽、咳大量脓臭痰为特征。本病男性多于女性。随着我国医疗卫生条件的改善，早期应用抗生素，典型的肺脓肿病例已明显减少。

按其感染途径，肺脓肿可分为以下两类：

1. 原发性肺脓肿：又称吸入性肺脓肿或支气管原性肺脓肿。

2. 继发性肺脓肿：包括血源性肺脓肿、肺脏附近器官病变直接蔓延的肺脓肿、化脓性肺炎进一步恶化所形成的肺脓肿和胸部外伤感染引起的肺脓肿。

现将临床上最常见的吸入性肺脓肿和血源性肺脓肿分述如下。

一、吸入性肺脓肿

（一）病因和发病机制

自口咽部吸入带有致病菌的污染物，阻塞某一肺段支气管，是形成肺脓肿的最主要原因。当手术、创伤、麻醉、中毒、溺水或昏迷时，咽喉部保护性反射减弱或消失，致使口咽部污染物，如扁桃体炎、副鼻窦炎、齿槽溢脓或龋齿等脓性分泌物或呕吐物，极易经支气管进入肺部，阻塞支气管，坠入的细菌迅速繁殖，引起化脓性炎症、组织坏死，形成肺脓肿。常见的致病菌有葡萄球菌、链球菌、肺炎链球菌、螺旋体和来自肠道的细菌。而厌氧菌也常混合感染。

（二）病理

支气管被污染物阻塞后，致病菌迅速滋生，引起局部炎症，继之小血管阻塞，使该部肺组织迅速坏死。约 1 周左右，坏死组织液化，与支气管相通后脓液排出，空气进入脓腔，形成液平段。靠近肺脏表面的肺脓肿容易破入胸腔引起脓胸或脓气胸和支气管胸膜瘘，若肺脓肿在急性期得不到控制，迁延 3 个月以上则形成慢性肺脓肿。此时脓肿腔周围的炎症逐渐吸收，为一层纤维组织所包绕，腔壁变厚，支气管上皮细胞可向腔内增生并覆盖于脓腔壁上。脓肿可呈多房性，对脓液引流极为不利，易使炎症迁延扩散。

（三）临床表现

1. 症状和体征：起病急骤，畏寒、高热、咳嗽、胸痛。初期咳少量黏液痰或粘脓痰，约于发病的 7 ~ 10d 左右咳大量脓臭痰，痰量每日可达 300ml 左右或更多。留置所咳出的脓痰静置后可分为三层：上层为黏液及泡沫；中层为浆液；下层为脓块及坏死组织。可伴血痰或强、叩诊发浊、呼吸音减低或可闻支气管性呼吸音、湿啰音，语音传导增强。慢性肺脓肿常有杵状指（趾）。

2. 实验室检查：急性肺脓肿白细胞总数可达 $20 \times 10^9/L$ 以上，中性粒细胞在 80% 以上，核左移。痰涂片染色镜检及痰培养可发现致病菌。

3. 胸部 X 线检查：早期为大片浓密阴影，脓肿液化与支气管相通后出现空洞及液平段，病灶多位于上叶后段或下叶背段。慢性肺脓肿可见脓腔壁增厚、周围有不规则透光区或纤维化，伴胸膜肥厚等改变。

（四）诊断

吸入性肺脓肿根据高热、咳嗽、咳大量脓臭痰的临床特点及典型的 X 线胸片表现，不难做出诊断。但应注意与下列疾病作鉴别：

1. 细菌性肺炎：早期肺脓肿与细菌性肺炎在症状和 X 线表现上很相似，难以区别。但细菌性肺炎病程短，经合理治疗常在 1 ~ 2 周内迅速好转。

2. 支气管扩张症：支气管扩张合并急性化脓感染时症状酷似肺脓肿，但详细询问病史及 X 线胸片征象可以鉴别，支气管造影可确诊。

3. 支气管囊肿合并感染：除病史不同外，最重要的鉴别是 X 线胸片征象不相同。支气管囊肿囊壁薄、边缘光滑，周围无明显炎症，液平段较小，也无明确的好发部位。

4. 空洞性肺结核：常有肺结核及慢性结核中毒症状，无大量脓臭痰，病灶位于上叶多见. 空洞内一般无液平段或只有很小的液平段，可伴有结核卫星病灶或支气管播散。痰中找到抗酸杆菌或痰培养生长结核杆菌。

5. 癌性空洞：无高热和大量脓痰病史，可能存在转移病灶。X 线胸片癌性空洞具有特征性：空洞壁厚、偏心空洞、形状不整、内壁凹凸不平，一般无液平，周围极少炎症。痰中找到瘤细胞或纤维支气管镜检查可确诊。

（五）治疗

1. 一般治疗：支持疗法及对症处理，注重营养治疗，多饮水以利排痰。忌用镇咳药。

2. 抗生素治疗：通常以大剂量青霉素 G 为首选药，每日 240 万～560 万 U，分次肌注或静脉滴注，疗程不少于 8 周，直至胸片上脓腔消失，仅留下少许条索状纤维阴影为止。过早停药会导致慢性肺脓肿或留下支气管扩张，应予注意。如果致病菌对青霉素 G 不敏感，应及时根据痰培养及药敏试验调整治疗方案。金黄色葡萄球菌所致的肺脓肿对青霉素 G 耐药者可用苯唑青霉素每日 6～8g。静脉滴注或分次静注。若属耐甲氧西林金葡菌（MRSA），则用万古霉素每日 2～3g，分次静注或滴注。也可用头孢娄欣或头孢雷定。红霉素、氯霉素或林可霉素等也可酌情选用。肺脓肿常混合厌氧菌感染，对厌氧菌的有效药物是：①青霉素 G；②氯霉素；③氯洁霉素；④甲硝哒唑（灭滴灵）。可根据情况选用。

3. 痰液引流：体位引流是简便而有效的方法。采取合适体位，使脓腔内的脓液容易引流出来十分重要。每日 2 次，每次 20min。如遇体位引流不畅，考虑有痰栓或脓块阻塞引流支气管时可用纤维支气管镜技术进行吸引，并用抗生素和地塞米松配制液体进行局部支气管灌洗术，有良好效果。

4. 局部给药：用环甲膜穿刺或鼻导管气管内插管给药，先用 2% 利多卡因 3～5ml 作气道内局部麻醉，然后将青霉素 80 万 U+ 生理盐水 5ml 滴入或注入，每日 1 次。术前应先作充分的体位引流，滴药后取与体位引流相反的体位，静卧 20min。此法沿用已久，有一定效果，可作为全身用药的局部辅助治疗。鼻导管插入气管经过喉部时偶有发生喉痉挛或反射性呼吸心跳停止的危险，应予注意。此外，下叶背段肺脓肿已和后胸壁发生胸膜粘连者可经胸壁穿刺抽出脓液及局部注射药物，但要十分慎重，防止感染扩散至胸膜腔或引起脓气胸。

5. 手术治疗：适用于脓腔久治不愈，具备手术条件的慢性肺脓肿。

二、血源性肺脓肿

（一）病因和发病机制

在败血症或脓毒性血栓性静脉炎时，细菌或脓毒栓子经血流达到肺部，可引起肺脏小血管栓塞，肺组织炎症、坏死和脓肿形成。引起血源性肺脓肿的细菌主要是金黄色葡萄球菌，也可见于革兰阴性肠道杆菌和某些厌氧菌。一般多见于金黄色葡萄球菌败血症，也可见于面部、皮肤化脓性感染、急性化脓性骨髓炎、化脓性血栓性静脉炎（尤其是下肢深静脉炎）和金黄色葡萄球菌引起的产后子宫内膜炎等。细菌或脓毒性栓子随血流到肺引起肺部小动脉栓塞后局部肺组织发生化脓性炎症和组织坏死，形成两肺外周部位多发性小脓肿。

（二）临床表现

血源性肺脓肿有如下临床特点：①好发于青少年；②先有原发病灶症状或败血症、脓毒血症症状，经数日后才出现咳嗽、咳痰和胸痛或呼吸困难等症状；③ X 线胸片显示两肺外周有多发性片状或圆形致密阴影，大小不一，可见含有液平段的小脓肿。金黄色葡萄球菌引起者常因凝固酶对肺组织的损害及局部引流支气管部分阻塞的活瓣机制，形成肺气囊，此乃血源性金黄色葡萄球菌肺炎的特征性征象；④血培养致病菌阳性（已先应用大量抗生素者可以阴性）。典型病例可出现原发化脓病灶的脓液培养、血培养和痰液培养生长同一细菌。

（三）治疗

由于血源性肺脓肿常发生在败血症或脓毒血症基础上，其全身中毒症状常比吸入性肺脓肿更为严重，而且容易出现周围循环衰竭、呼吸衰竭、脓胸等并发症。而呼吸道咳嗽咳脓痰等症状一般比吸入性肺脓肿要轻一些。根据以上特点，治疗措施除按吸入性肺脓肿相同点外，应强调：①选用针对性强的大剂量抗生素，静脉给药；②如原发化脓病灶仍存在，应同时处理，包括局部切开引流等；③加强全身支持疗法，注重营养治疗；④保持内环境的稳定；⑤对血压、肝肾功能及呼吸衰竭实行监测，并对血培养作连续监视；⑥如果肺脓肿已明显吸收好转，在抗生素治疗下血培养亦已 3 次阴转，但仍发热者，应注意寻找肺以外之病灶，例如骨髓炎或肝脓肿等。

第二章 气流阻塞性肺疾病

第一节 支气管哮喘

一、病因和发病机制

哮喘的发病原因复杂，大多为在遗传的基础上受到体内外某些因素的激发而残生。传统观点认为，哮喘是一种 I 型变态反应，由抗原通过 IgE 机制作用于致敏性肥大细胞，后者释放出多种介质引起支气管平滑肌收缩。目前认为，哮喘是一种由多种细胞特别是肥大细胞、嗜酸性细胞和 T 淋巴细胞参与的气道慢性炎症。在哮喘发病过程中，细胞因子（Cytokines 肽类炎性介质）是各种炎症细胞之间重要信息传递者，并决定炎症反应的类型和持续时间。而调控细胞因子生成与释放的主导则是辅助性 T 细胞（TH），其中 TH_2 介导的 I 型变态反应，与嗜酸细胞的活化有关，而 TH_1 则与迟发型变态反应有关。气道高反应性认为与气道慢性炎症有密切关系，与气道上皮损坏，气道黏膜水肿，交感神经和副交感神经功能失衡，以及支气管平滑肌功能上的变化等病理有关。

二、临床表现

1. 症状 反复发作性伴有哮鸣音的呼气性呼吸困难或发作性胸闷和顽固性咳嗽，严重时可呈端坐位、发绀，症状可持续数分钟、数小时乃至数天，用支气管舒张剂后缓解或自行缓解。

2. 体征 哮喘发作期可有发绀、肺气肿体征（如呼吸运动减弱，叩诊呈过清音），同时两肺可闻及哮鸣音。合并感染时还可闻及湿啰音。轻症哮喘可以逐渐自行缓解，缓解期无任何症状和异常体征。重度哮喘发作可表现为：烦躁或神志模糊，讲话不能成句，端坐张口呼吸、明显发绀、大汗淋漓，呼吸频率 > 30 次 / 分，脉率 > 120 次 / 分，奇脉，胸腹部矛盾呼吸，两肺满布哮鸣音或哮鸣音明显减少甚至消失等病情危重现象。

3. 急性发作时病情分度

轻度：行走、登楼时有气短，呼气末闻及哮鸣音，PEF > 预计值 70%。

中度：稍事活动时有气短，说话常中断，喜坐位，两肺闻及响亮哮鸣音，PEF > 预计值 50%，PaO_2 降低但 > 60mmHg。

重度：静息时有气短，说话呈单字，端坐呼吸，烦躁，大汗，呼吸 > 30 次 / 分，两肺闻及广泛哮鸣音。脉率 > 120 次 / 分，常有奇脉。$PaO_2 < 60mmHg$，$PaCO_2 > 45mmHg$。

危重：气急，不能说话，意识模糊，矛盾呼吸，哮鸣音常减弱或消失。

三、并发症

发作时可并发肺部感染、气胸、肺不张。长期反复发作和感染可并发慢性支气管炎、肺气肿、支气管扩张。

四、实验室和其他检查

1. 血液常规检查 血中嗜酸性粒细胞可增高，并发感染可有白细胞总数及中性粒细胞增多。

3. 呼吸功能检查

（1）通气功能检测：哮喘发作时呈阻塞性通气功能障碍，呼气流速指标显著下降。1 秒钟用力呼气量（FEV$_1$）、第一秒用力呼气量占用力肺活量比值（FEV$_1$/FVC%）、最大呼气中期流速（MMEF）、呼气流速峰值（PEF）均显著降低，缓解期逐渐恢复。

（2）支气管舒张试验：测定气道气流受限的可逆性，若给哮喘发作患者吸入支气管舒张药，15 分钟重复测定 FEV$_1$ 或 PEF，其增加率＞15% 并且 FEV$_1$ 增加值大于 200ml 时称为支气管舒张试验阳性。表明气流阻塞具有可逆性。

（3）支气管激发试验：测定气道反应性，用不同浓度的组胺或醋甲胆碱做雾化吸入，测定吸入前后的 FEV$_1$ 变化。激发试验只适用于 FEV$_1$ 在正常预计值的 70% 以上的患者。

4. 动脉血气分析　轻度哮喘发作时，PaO$_2$ 和 PaCO$_2$ 正常或轻度下降；中度哮喘发作时 PaO$_2$ 下降而 PaCO$_2$ 正常；重度哮喘发作时，PaO$_2$ 明显下降而 PaCO$_2$ 超过正常，出现呼吸性和（或）代谢性酸中毒。

5. 胸部 X 线检查　早期在哮喘发作时可见两肺透亮度增加，呈过度充气状态；在缓解期无明显异常。如果并发呼吸道感染，可见肺纹理增加及炎性浸润阴影。同时要注意肺不张、气胸或纵隔气肿等并发症的存在。

6. 痰液检查　痰中可见嗜酸性粒细胞增多、黏液栓、尖棱结晶和哮喘珠。合并细胞感染可培养出致病菌。

五、治疗

1. 消除病因　应避免或消除引起哮喘发作的变应原和其他非特异性刺激，去除各种诱发因素。

2. 控制急性发作　哮喘发作时应兼顾解痉、抗炎、去除气道黏液栓，保持呼吸道通畅，防止继发感染。一般可单用或联用下列药物。

（1）拟肾上腺素药物：此类药物包括麻黄素、肾上腺素、异丙肾上腺素等。

（2）茶碱（黄嘌呤）类药物：氨茶碱。

（3）抗胆碱能类药物：常用药物有阿托品、东莨菪碱、654-2 和异丙托溴铵等。

（4）钙拮抗剂：地尔硫卓、维拉帕米、硝苯吡啶口服或吸入，对运动性哮喘有较好效果。

（5）肾上腺糖皮质激素。

（6）色甘酸二钠。

（7）酮替芬：本品在发作期前 2 周服用，口服 6 周如无效可停用。

3. 促进排痰。

（1）祛痰剂：溴己新或氯化铵合剂。

（2）气雾吸入。

（3）机械性排痰：在气雾湿化后，护理人员注意翻身拍背，引流排痰，必要时可用导管协助吸痰。

（4）积极控制感染。

4. 重度哮喘的处理　病情危重、病情复杂，必须及时合理抢救。

5. 缓解期治疗：目的是巩固疗效，防止或减少复发，改善呼吸功能。

（1）脱敏疗法：针对过敏原作脱敏治疗可以减轻或减少哮喘发作。

（2）色甘酸二钠、必可酮雾化剂吸入、酮替酚口服，有较强的抗过敏作用，对外源性哮喘有较好的预防作用。其他如阿司咪唑、特非那定、曲尼斯特等均属 H1 受体拮抗剂，且无中枢镇静作用，可作预防用药。

（3）增强体质，参加必要的体育锻炼，提高预防本病的卫生知识，稳定情绪等。

六、教育与管理

1.重在教育 让患者了解或掌握以下内容：①建立哮喘可以被控制的信念；②找出自身哮喘发作的诱因和规律；③认识哮喘的本质；④熟悉哮喘发作的处理原则；⑤熟悉各种治疗哮喘药物的作用、使用方法及副作用；⑥掌握吸入技术；⑦学会如何观测自己的病情及何时应就医；⑧与医生共同制定出防止复发，保持长期稳定的方案。

2.长期系统管理 应包括：①鼓励患者与医护人员建立伙伴关系；②客观监测和评估哮喘发作程度；③避免和控制诱因；④制定长期用药计划；⑤制定发作期治疗方案；⑥长期随访。

3.哮喘管理成功的目标是：①尽可能控制、消除有关症状；②预防、控制哮喘发作；③使肺功能尽可能接近正常水平；④所用药物用量降至最小，且药物副作用减至最少。

第二节 支气管扩张症

一、病因

支气管扩张的主要发因素为支气管－肺组织的感染和支气管阻塞。感染引起管腔黏膜的充血、水肿，使管腔狭小，分泌物易阻塞管腔，导致引流不畅而加重感染；支气管阻塞引流不畅会诱发肺部感染。故两者互相影响，促使支气管扩张的发生和发展。

先天生发育缺损及遗传因素引起的支气管扩张较少见。

1.支气管－肺组织感染和阻塞 婴幼儿麻疹、百日咳、支气管肺炎等感染，是支气管－肺组织感染和阻塞所致的支气管扩张最常见的原因，因婴幼儿支气管壁薄弱、管腔较细狭，易阻塞，反复感染破坏支气管壁各层组织，或细支气管周围组织纤维化，牵拉管壁，致使支气管变形扩张。病变常累有两肺下部支气管，且左侧更为明显。肺结核纤维组织增生和收缩牵引，或因支气管结核引起管腔狭窄、阻塞，伴或不伴肺不张均可引起支气管扩张，好发部位于上叶尖后段或下叶背段。支气和曲菌感染损伤支气管壁，可见段支气管近端的扩张。肿瘤、异物吸入，或因管外肿大淋巴结压迫引起支气管阻塞，可以导致远端支气管－肺组织感染。支气管阻塞致肺不张，失去肺泡弹性组织的缓冲，使胸腔内负压直接牵拉支气管壁，致使支气管扩张。右肺中叶支气管细长，周围有多簇淋巴结，常因非特异性或结核性淋巴结炎而肿大压迫支气管，引起肺不张，并发支气管扩张所致的中叶综合征。刺激的腐蚀性气体和氨气吸入，直接损伤气管、支气管管壁和反复继发感染也可导致支气管扩张。

2.支气管先天性发育缺损和遗传因素 支气管先天性发育障碍，如巨大气管－支气管症，可能系先天性结缔组织异常、管壁薄弱所致的扩张。因软骨发育不全或弹力纤维不足，导致局部管壁薄弱或弹性较差，常伴有鼻旁窦炎及内脏转位（右位心），被称为

Kartagener 综合征。有右位心者伴支气管扩张发病率在 15%～20%，远高于一般人群，说明该综合征与先天性因素有关。

与遗传因素有关的肺囊性纤维化，由于支气管黏液腺分泌大量黏稠黏液，血清内可含有抑制支气管柱状上皮细胞纤毛活动物质；致分泌物潴留在支气管内，引起阻塞、肺不张和继发感染，诱发支气管扩张。先天性丙种球蛋白缺乏症和低球蛋白血症的患者的免疫功能低下，反复支气管炎症可发生支气管扩张。

二、临床表现

本病多发生于儿童和青年，常有麻疹、百日咳引起的支气管肺炎或肺结核病史。早期无症状，随着病情发展出现临床表现。

1.症状 ①慢性咳嗽：多呈阵发性。常于体位变化时出现，如早晨起床、晚上睡下时引起咳嗽，痰量增多。②大量脓痰：每日痰量可多达数百毫升，多呈脓性，静置后可分三层。如有厌氧菌感染，痰有恶臭。痰量和感染程度密切相关。③反复咯血：为本病常见症状，呈间歇性，多因感染而诱发。咯血量多少不定，多者咯血达数百毫升，常由支气管动脉和肺动脉的终末支扩张及吻合形成的血管瘤破裂所致。部分病人平时可无咳嗽，唯一症状为反复咯血，即所谓"干性支气管扩张症"，常继发于肺结核病所致的上叶病变。④全身症状：随病情发展，易继发肺部感染，可反复发生。当合并继发感染且支气管引流不畅时，可出现发热、乏力、消瘦、肌肉酸痛等全身中毒症状。在疾病晚期多伴有营养不良，因并发慢性支气管炎、阻塞性肺气肿而呼吸困难、心悸等肺功能严重障碍的表现。

2.体征 病变早期或干性支气管扩张常无异常肺部体征。病变重或继发感染则时常于下胸部或背部闻及湿啰音，其部位较为固定，常持久存在。肺结核引起的支气管扩张湿啰音多见于肩胛间区。部分患者有杵状指（趾）。

三、实验室和其他检查

1.X 线检查 胸部平片可正常或有肺纹理增粗、紊乱。病变典型时可有蜂窝状或卷发状阴影。继发感染时，阴影内可见液平面。

2.胸部 CT 尤其是高分辨率 CT 对确诊有重要意义，病变处支气管可呈囊状、柱状或囊柱状改变。

3.纤维支气管镜检查 可发现出血部位，查明支气管有无肿瘤、异物等，有助于明确诊断。

四、诊断和鉴别诊断

1.诊断 根据慢性咳嗽、大量脓痰、反复咯血、结合儿童时期诱发支气管扩张的呼吸道感染病史以及肺部固定而持久的湿性啰音，X 线检查有肺纹理增粗、紊乱或呈蜂窝状、卷发状阴影可初步做出临床诊断。确定诊断需作胸部 CT 和支气管造影。

2.鉴别诊断 ①慢性支气管炎：咳嗽、咳痰多为白色泡沫痰或黏液痰，仅继发感染时有脓性痰，很少咯血。体检两肺底有散在细的干湿啰音。②肺脓肿：起病较急，可有畏寒、高热等明显全身中毒症状，X 线检查可见大片密度增高的阴影，其中可见伴有液平面的脓腔。经有效抗生素治疗后，炎症可完全吸收消散。③肺结核：病变多在上叶，无大量脓痰，痰结核菌检查可阳性，X 线检查可见结核病灶。

五、治疗和预防

1.治疗 支气管扩张的治疗原则是消除病原,促进痰液排出,控制感染等内科保守治疗,必要时行外科手术。

（1）一般护理:支气管扩张感染严重,伴有高热及咯血等全身反应的患者应卧床休息,保持病室环境的清洁、安静、空气新鲜,随时更换卧具,保持床单的整洁。高热时按高热病人护理,出汗较多的患者,应注意补充液体,防止脱水。及时清理口内分泌物,作好口腔护理,保持口腔清洁,防止口腔炎发生。鼓励患者尽可能多进食,食谱的选择应满足患者的生理和能量所需。应给予高蛋白、高热量、多维生素、易消化的饮食,补充机体消耗,提高机体抗病的能力。

（2）去除病因:不少支气管扩张患者合并有慢性鼻窦炎、齿龈炎、齿槽溢脓、慢性扁桃体炎,经常有脓性分泌物流入支气管,使支气管反复感染,因此,必须首先除去这些疾患,避免诱发因素。

（3）密切观察痰量、气味、颜色和分层,及时采取痰标本送化验。

（4）积极抗感染,保持呼吸道通畅:

①根据病情及痰液的细菌培养和药物敏感试验,选用敏感的抗生素。可全身用药和局部用药。病人咳嗽、痰多且黏稠时可用抗生素及糜蛋白酶进超声雾化吸入治疗,以达到消痰、湿化呼吸道、稀释痰液的目的。

②保持呼吸通畅,排除气管内分泌物,减少痰液在气道及肺支气管内的积聚,除去细菌生长繁殖的场所,是控制感染的主要环节。

（5）支气管引流的护理:首先应给予祛痰剂,使痰液变稀薄容易咳出,以减轻支气管感染和全身毒性反应。指导病人根据病变的部位使患侧向上,开口向下,做深呼吸、咳嗽,并辅助拍背,使分泌物在气管内振荡,借助重力作用排出体外,必要时还可以进行雾化吸入,效果更好。患者做体位引流应在空腹时,每日可作 2 ~ 4 次,每次 15 ~ 20min。作引流时要观察患者的呼吸、脉搏等变化,如有呼吸困难、心慌、出冷汗等症状时应停止引流,给予半卧位或平卧位吸氧。引流完毕应协助患者清洁口腔分泌物。

（6）支气管造影的护理:为了明确支气管扩张的范围和部位,常常依靠支气管造影来确定。造影前要向病人讲清目的和注意事项,解除顾虑和紧张情绪,以取得合作。术前4 小时应禁食禁水,做碘过敏试验。术后待咽喉反射恢复后再进食,以免引起呛咳误吸,还应做深呼吸、咳嗽,以利造影剂的排出。

（7）咯血的护理

①密切观察病情变化。小量咯血时嘱患者安静休息,做好精神护理,解除紧张心理状态,可以加用小量镇静剂。

②大咯血的抢救护理。大量咯血时要安慰病人,保持镇静,配合医护人员积极治疗,防止窒息。首先要准备好抢救物品和药品,如吸引器、粗吸痰管、氧气、气管切开治疗包、止血剂等等。采取患侧卧位头,头偏向一侧,尽量把血咯出,保持气道通畅,必要时可用吸痰管吸引。迅速建立静脉通路,给予垂体后叶素静脉滴入,可使全身小动脉收缩,回心血流减少,肺循环减少,制止肺的出血。静脉输入垂体后叶素应调好输入速度,观察血压的变化,速度过快易发生恶心、呕吐、血压升高、心率增快等,因此高血压、冠心病患者禁用。如果大咯血骤然停止,病人面色发青,神志呆板,应考虑有窒息的可能,必须立即

将患者置于头低脚高位，拍背、用粗吸引管吸出气管内血块，必要时行气管插管或气管切开吸引，解除梗阻。同时给予输血、补液等抗休克治疗。

（8）选择性支气管动脉栓塞的护理：对于反复咯血不止，经内科治疗无效的患者，还应采取出血部位血管栓塞的办法，可以挽救大咯血不止的危重患者。其方法是在 X 光下，经股动脉处插入导管，经腹主动脉、主动脉至支气管动脉，注入造影剂，确定出血部位，然后将剪碎的吸收性明胶海绵顺导管填到出血部位的上方，即可止血。这一方法的效果很好，术后患者需卧床休息，给予抗感染治疗，加强营养，继续观察有无咯血情况。

（9）外科手术治疗：如果患者反复发生大咯血，病变又局限，内科治疗不能解除症状，全身情况和心肺功能较好，行肺叶切除等手术治疗可以取得更好的治疗效果，术后应按胸外科术后护理要求作。

2.预防 支气管扩张是可以预防的。首先应积极早期治疗婴幼儿的呼吸道感染，进行百日咳、麻疹等传染病的预防接种，减少支气管扩张诱因疾病的发生。

第三节 慢性阻塞性肺气肿

肺气肿的意义是终末细支气管远端气腔异常扩大与气腔壁的破坏。不同于哮喘发作期的可逆性肺充气过度。慢性阻塞性肺气肿是肺气肿中最常见的一种类型。在我国，慢性阻塞性肺气肿是慢性支气管炎最常见的并发症。

一、病因及发病原理

肺气肿的病因及发病原理至今尚未完全清楚。主要病因包括吸烟、感染、环境因素、大气污染和遗传因素。吸烟者小气道阻塞，抗胰蛋白酶活性减低，使胰蛋白酶对肺组织产生损害，容易形成肺气肿。吸烟者肺组织中镉含量增高可能与肺气肿的发生有关。肺部反复感染可引起溶酶体蛋白酶的释放，人体吞噬细胞含有弹性纤维分解酶，人体嗜中性粒细胞含有可以在体内消化蛋白质的蛋白分解酶，蛋白质酵素也存在于脓性痰液中，这些蛋白分解酶诱发弹性纤维破坏，导致肺气肿。二氧化氮和二氧化硫等大气污染造成肺泡壁损害也容易发生肺气肿。遗传因素与肺气肿发病有关。血清中 α_1-抗胰蛋白酶缺乏可能与常染色体隐性基因遗传相关。人体的等位基因是 M、S 和 Z，表现型 MM 的 α_1-抗胰蛋白酶水平正常，而 ZZ 型 α_1-抗胰蛋白酶水平最低。α_1-抗胰蛋白酶是肝脏分泌的一种糖蛋白，它可抑制胰蛋白酶、纤维蛋白溶酶、胶原酶和白细胞酶等多种酶的活性。表现型 ZZ 的个体最容易缺乏 α_1-抗胰蛋白酶，肺组织容易受到各种蛋白分解酶的破坏，因而容易形成肺气肿。但在我国，属于此种原因引起的肺气肿很少见。而由于慢性支气管炎合并慢性阻塞性肺气肿者最为常见。

二、病理

肺气肿在病理上主要分为小叶中心型、全小叶型和混合型。各型特点如下：

1.小叶中心型肺气肿：病变主要损害呼吸性细支气管，与炎症关系密切，慢性支气管炎并发的肺气肿多属此类。男性比女性多见。其特点是囊状扩张的呼吸性细支气管位于小叶的中心区，两肺上叶病变最为显著。

2. 全小叶型肺气肿：最早的病理改变是发生在肺泡导管，很快波及整个小叶。家族性 α_1-抗胰蛋白酶缺乏是典型的全小叶性肺气肿。在我国，某些慢性支气管炎不明显的肺气肿也多属于此型。女性比男性多见，70 岁以上的老人多见。病变以两肺基底部为著。

3. 混合性肺气肿：指小叶性肺气肿与全小叶性肺气肿混合存在。

三、病理生理

1. 残气量增加：慢性阻塞性肺气肿的残气容积，（RV）和功能残气量（FRC）增高。正常残气量是肺内向内回缩与胸壁向外回缩处于平衡时的气量。肺弹性回缩的丢失导致静态功能残气量的增加。此外，与气道阻力增加和气道阻塞有关的呼气时间延长将导致动态功能残气量的增加。肺总量也常常增加。

2. 通气功能障碍：主要为阻塞性通气功能障碍，其发生机制与肺组织弹性减退及气道不完全阻塞有关。对于慢性支气管炎合并肺气肿者来说，肺弹性回缩力减退或丧失及气道狭窄导致最大呼气流量的减少。对少数肺气肿为主而慢性支气管炎不明显的病人则以肺弹性回缩力丧失为主，同样也导致流速的减低及最大呼气流量的减少。伴有或不伴有慢性支气管炎的肺气肿病人，造成气道阻塞的因素大体有以下五点：①气道内的黏液阻塞；②由于黏液腺增生及慢性炎症使支气管黏膜增厚；③支气管平滑肌张力增高；④由于肺组织的损害、纤维化及肺气肿使外周气道扭曲变形；⑤等压点移向上游段以及支气管内外压力差的增加使大支气管及气管在呼气期由于软性后壁内陷而使气流受阻。

3. 换气功能障碍：慢性阻塞性肺气肿可以不同程度地通过以下机制出现换气功能障碍：

（1）通气–血流比例（V/Q）失调：正常人 V/Q 约为 0.8。因为每分钟肺泡通气量约为 4L，每分钟肺血流量约为 5L。但在肺气肿病人，由于存在气道不同程度的阻塞，气道阻塞严重的肺单位，其肺泡通气不足而血流的改变较轻时出现 V/Q < 0.8，流经这些肺单位的毛细血管血液因肺泡通气不足而不能充分氧合；肺血流不足而肺泡通气尚好的肺单位则出现 V/Q > 0.8，这些肺泡单位由于血流不足而使肺泡通气接近于无效通气。无论 V/Q > 0.8 或 V/Q < 0.8，均属于通气–血流比例失调，都影响到换气功能，而不同程度地出现低氧血症。由于 CO_2 弥散率比氧大 20 倍，故在总的肺泡通气量未出现下降之前，$PaCO_2$ 不会有升高。小叶中心型肺气肿，以肺泡通气不足为主而肺泡毛细血管血流接近正常，V/Q < 0.8 的变化比较明显，更容易出现低氧血症。严重阶段也容易出现 CO_2 潴留。

（2）肺泡通气量不足：肺泡总的通气量不足也影响到换气功能障碍而出现伴有 $PaCO_2$ 升高的低氧血症。这里讲的肺泡通气量不足必须与肺功能上讲的阻塞性通气功能障碍区分开来，肺泡通气量不足是指每分钟总的有效通气量不足，其血液气体变化是低氧血症与高碳酸血症共存，$PaCO_2$ 高于 6.67KPa 是肺泡通气不足的重要标志。而肺功能上讲的阻塞性通气功能障碍是以出现呼气流速的减慢为主要特征，并不等于肺泡通气量不足。因而，肺功能上出现的阻塞性通气功能障碍在血气测定时并不一定出现 $PaCO_2$ 升高的改变。

（3）弥散功能障碍：全小叶性肺气肿容易出现弥散障碍，单纯的小叶中心型肺气肿一般不出现弥散功能障碍。

（4）肺内右至左分流：当肺区完全无通气时，该处血流流经没有气体交换功能的肺单位，血液未得到气体交换又回到肺静脉，进入左心。这种肺内分流在慢性阻塞性肺气肿很轻微或不明显，故并不重要。

必须强调，肺气肿病人尽管不同程度地存在上述的四个因素或只存在前面的三个因素，但其中影响换气功能的最主要因素是通气－血流比例失调，这是造成慢性阻塞性肺气肿氧合障碍而出现低氧血症的最主要原因。

4.肺循环障碍：肺气肿病人由于肺泡壁的损害及气腔的异常扩张等原因，使肺毛细血管受压及血管床减少。据研究，慢性阻塞性肺疾患肺血管最早的改变是肌化性肺小动脉向外周延伸，并逐渐出现动脉中层肥厚，动脉管腔狭窄，逐步形成肺动脉高压。

四、临床表现

1.症状：①咳嗽、咳痰：白色黏液或浆液泡沫样痰，晨起重，白天轻，睡前和晨起有阵咳或排痰；②气促或呼吸困难：气促或呼吸困难为 COPD 的标志性症状。

2.体征：早期可无异常。后有慢性支气管炎、肺气肿的表现。呼气延长，可有干、湿啰音。

3.并发症：慢性呼吸衰竭、自发性气胸、慢性肺源性心脏病。

4.病情严重程度分级如下表。

COPD 分期严重程度分级

分级	特征
0 级：高危	有罹患 COPD 的危险因素 肺功能正常 有慢性咳嗽、咳痰症状
Ⅰ级：轻度	$FEV_1/FVC < 70\%$ $FEV_1 \geq 80\%$ 预计值 有或无慢性咳嗽、咳痰
Ⅱ级：中度	$FEV_1/FVC < 70\%$ $50\% \leq FEV_1 < 80\%$ 预计值 有或无 慢性咳嗽、咳痰症状
Ⅲ级：重度	$FEV_1/FVC < 70\%$ $30\% \leq FEV_1 < 50\%$ 预计值 有或无 慢性咳嗽、咳痰症状
Ⅳ级：极重度	$FEV_1/FVC < 70\%$ $FEV_1 < 30\%$ 预计值 $/FEV_1 < 50\%$ 预计值，伴有呼吸衰竭

五、诊断

慢性阻塞性肺气肿的诊断依据：

1.慢性咳嗽、咳痰和劳力性呼气性呼吸困难。可伴有胸闷感。

2.早期病人多无明显异常体征。病情加重后有肺气肿体征，胸廓呈桶状胸，叩诊音反响增强及肺下界下降等改变。部分患者两肺基底部可闻及干湿啰音或伴哮鸣音。

3.X 线胸片可见膈肌下降，因肺内含气量增多而使透亮度增加，侧位片可有胸骨后腔隙增大。

4.肺功能检查有残气量增加和阻塞性通气功能障碍改变。

5.血气分析常有不同程度的低氧血症，晚期病例则低氧血症和高碳酸血症同时存在。

六、治疗

1.肺气肿患者应停止吸烟及注意避免被动吸烟，避免有害的理化因素刺激及改善环境卫生。

2.缓解气道阻塞，其具体措施包括：①祛痰（用药见第四节慢性支气管炎），有痰时应鼓励患者把痰咳出而不要用镇咳药。②平喘：可用氨茶碱0.1g，每日3次；舒喘灵2.4mg，每日3次。少量的茶碱类药物与β₂受体兴奋剂合用对于解除支气管痉挛有协同作用。必要时也可以应用抗胆碱类药物。③近年来对于难以控制症状的支气管炎合并肺气肿患者可考虑短期应用少量皮质激素治疗，但要注意严格掌握指证。④钙离子通道阻滞剂如硝苯吡啶也有一定疗效，尤其适用于肺气肿伴有高血压或冠心病的患者，有助于解除支气管痉挛及扩张血管，降低肺动脉压力。

3.加强呼吸肌锻炼，可做以腹式呼吸为主的缩口呼气式呼吸体操，每日2次，每次10min。坚持下去，对锻炼膈肌、改善通气很有好处。

4.积极防治呼吸道感染，中药治疗、菌苗疗法或免疫疗法可减少呼吸道感染机会。注意预防感冒，一旦出现呼吸道感染应及时治疗。

5.对于已有明显缺氧的患者，可用低浓度家庭氧疗，以缓解缺氧性肺小动脉收缩，延缓肺动脉高压发生。

6.注意营养支持疗法。

第四节 肺不张

一、西医诊治

【临床表现】

肺不张的临床表现主要取决于病因、肺不张程度和范围、发生的时间以及并发症的严重程度而异。发病较急的一侧大叶肺不张，可有胸闷、气急、呼吸困难、干咳等。当合并感染时，可引起患侧胸痛，突发呼吸困难和发绀、咳嗽、喘鸣、咯血、脓痰、畏寒和发热、心动过速、体温升高、血压下降，有时出现休克。缓慢发生的肺不张或小面积肺不张可无症状或症状轻微，如一般发生的右肺中叶不张。胸部体格检查示病变部位胸廓活动减弱或消失，气管和心脏移向患侧，叩诊呈浊音至实音，呼吸音减弱或消失。弥漫性微小肺不张可引起呼吸困难、呼吸浅速、低氧血症，肺顺应性降低，常常是成人和新生儿呼吸窘迫综合征的一种早期表现。胸部听诊可正常或闻及捻发音、干啰音、哮鸣音。肺不张范围较大时，可有发绀，病变区叩诊浊音，呼吸音减低。吸气时，如果有少量空气进入肺不张区，可听到干性或湿性啰音。

【西医诊断要点】

肺不张分为阻塞性肺不张和压迫性肺不张；阻塞性肺不张患者患侧胸廓平坦或凹陷，呼吸运动动度减弱，可触到气管向患侧偏斜，并可触到语颤，叩诊胸部成实音，听诊呼吸音减弱或消失，语音传导减弱或消失；压迫性肺不张患者望诊及触诊与阻塞性肺不张相似，叩诊可见浊音、实音，听诊可见管状呼吸音，语音传导增强，伴捻发音、耳语音。

肺不张诊断主要靠胸部影像学检查、病因，诊断需结合病史。肺不张的X线表现分直接X线征象和间接X线征象两种。

肺不张的直接X线征象为：不张的肺组织透亮度降低，均匀性密度增高，恢复期或伴有支气管扩张时可密度不均（囊状透亮区）。不同程度的体积缩小，亚段及以下的肺不张可因有其他侧枝的通气而体积缩小不明显。叶段性肺不张一般呈钝三角形，宽而纯的面朝向肋膈胸膜面，尖端指向肺门，有扇形、三角形、带状、圆形等。

肺不张的间接X线征象：叶间裂向不张的肺侧移位，如右肺横裂叶间胸膜移位，两侧的斜裂叶间胸膜移位等；由于肺体积缩小，病变区的支气管与血管纹理聚拢，而邻近肺代偿性膨胀，指使血管纹理稀疏，并向不张的肺叶弓形移位；肺门阴影向不张的肺叶移位；肺门阴影缩小和消失，并且与肺不张的致密影相隔合；纵隔、心脏、气管向患侧移位，特别是全肺不张时明显，有时健侧肺疝移向患侧，而出现纵隔疝；横膈肌升高，胸廓缩小，肋间隙变窄。

【西医鉴别诊断】

大叶性肺炎应与肺叶不张相鉴别，两者的鉴别要点为大叶性肺炎①因肺组织主要是实变，而非萎陷，故体积不缩小或仅略有缩小，无叶间裂纵隔、肺门移位的表现；②邻近肺组织无代偿性肺气肿征象；③在实变阴影中可见气管充气象；④病变的发展与消退有其规律性。

【西医治疗】

1. 急性肺不张　应消除造成急性肺不张（包括手术后急性大范围肺不张）的病因。如怀疑为机械性阻塞，咳嗽，吸引或24h积极的呼吸和物理治疗措施（包括呼气末正压通气或持续正压通气）可缓解病情。如上述措施无效，或病人不能配合做上述治疗措施，即应作纤维支气管镜检查。如果确定为支气管阻塞，应针对阻塞和通常伴有的感染进行处理。通常可借支气管镜清除黏液栓或稠厚分泌物，使不张的肺得以重新充气。不过前述积极的胸部理疗和其他措施仍需继续进行。如疑为异物吸入，应立即做支气管镜检查，而摘取异物可能需采用硬质支气管镜。确诊为肺不张的病人应采取使患侧处于最高位的体位，以有利引流（体位引流）；进行适当物理治疗；以及鼓励咳嗽。应鼓励病人继续翻身和做深呼吸。经常（每1～2h）指导使用间歇正压呼吸（IPPB）或肺量计以保证做深呼吸。如果肺不张发生于医院外以及怀疑有感染，则开始时即应经验性给予广谱抗生素（如氨苄青霉素500mg/次口服，或1.0g注射，每6h 1次；儿童可按每日50～100mg/kg体重，每6～8h用药1次）。如系住院病人，且病情严重，则应根据该医院常见病原菌和药敏检测给予抗生素治疗。对老年人以及严重肾脏或肝脏损害的病人，抗生素的剂量需加以调整。如果随后从痰液或支气管分泌液中分离出具体致病菌，则可据以调整所用抗生素。反复发生肺不张者（如因神经肌肉病），试作压力为5～15cmH$_2$O的经鼻罩或面罩持续气道正压通气（CPAP），或对行机械通气者做呼气末正压通气（PEEP），可能有益。

如有可能，应去除肺损伤原因，持续给氧以及纠正其他引起病理生理改变的血流动力学和代谢紊乱。根据肺不张的严重度，治疗常包括给氧，CPAP或加PEEP的机械通气，辅以补液营养和抗生素治疗。采用肺表面活性物质治疗，可挽救部分新生儿的生命。通过测定羊水中表面活性物质评估胎儿肺成熟期有助于高危胎儿和新生儿的处理。

2. 慢性肺不张　肺不张持续越久，则发生破坏性、纤维性和支气管扩张病变的可能性越大。因为不论何种原因造成肺不张，往往均发生感染，故当痰量增多和变脓性时，均应给予广谱抗生素治疗，如氨苄青霉素或四环素或根据涂片革兰染色和培养结果选用其他抗生素。有反复严重呼吸道感染或反复咯血者应考虑对不张的肺叶或肺段行手术切除。肿瘤引起的肺不张应根据细胞类型和病变范围，病人的全身情况以及肺功能，综合考虑采用手术，放射治疗或化学治疗以缓解阻塞。经正确选择的病例，用激光治疗可有效地减轻气管内病灶引起的阻塞。

二、中医诊治

【辨证施治】

1. 虚热

【临床表现】咳吐浊唾涎沫，其质较黏稠，或咳痰带血，咳声不扬，甚则音哑，气息喘促，口渴咽干，午后潮热，皮毛干枯，舌红而干，脉虚数。

【治则】滋阴清热，润肺生津。

【方药】麦门冬汤合清燥救肺汤加减。

2. 虚寒

【临床表现】咯吐涎沫，其质清稀量多，口不渴，短气不足以息，头眩，神疲乏力，食少，形寒肢冷，面白虚浮，小便数，或遗尿，舌质淡，脉虚弱。

【治则】温肺益气。

【方药】甘草干姜汤或生姜甘草汤加减。

第三章 肺源性心脏病

肺源性心脏病（cor pulmonale）简称肺心病，是指由支气管－肺组织、胸廓或肺血管病变致肺血管阻力增加，产生肺动脉高压，继而右心室结构或（和）功能异常，导致右心损害的一种心脏病。常见的病因有以下4种：肺组织病变、胸廓疾病、肺血管损害或者呼吸调节功能障碍，导致肺循环阻力增加，肺动脉高压，右心室负荷增加，进而引起右心室肥厚和扩大，最终发生右心功能不全或有心衰竭。此外，肺源性心脏病根据病情缓急可分为急性和慢性两种。

第一节 急性肺源性心脏病

急性肺源性心脏病（acute cor pulmonale）简称急性肺心病，主要来自周围静脉或右心的栓子脱落，进入肺循环，引起肺动脉主干或其分支的广泛栓塞，并伴发广泛肺小动脉痉挛，使肺循环受阻，肺动脉压急剧增加，超越右心所能负荷的范围，从而引起有心室急性扩张和急性右心衰竭。

一、病因

最常见的病因为各种栓子引起肺动脉栓塞，肺动脉压急剧增高，从而导致急性肺心病。其栓子可来源于下列疾病：

（一）周围静脉血栓

绝大多数血栓来自下肢深静脉和盆腔静脉。在我国，血栓性静脉炎和静脉曲张是下肢深静脉血栓形成的最主要原因。血栓形成的常见诱因有①血管内皮损伤：手术、静脉插管、引起静脉血管内皮损伤；②血流状态的改变：局部血流缓慢，形成涡流如妊娠／产褥期、长期制动／卧床、心力衰竭；③血液凝固性增加：恶性肿瘤、口服避孕药等。

（二）右心血栓

如长期心房纤颤右心房的附壁血栓；心室间隔或下壁心肌梗死贯穿到右心室心内膜下引起右心室的附壁血栓；以及室间隔缺损时右室正对缺损分流处，或先天性动脉导管未闭时在导管肺动脉端的细菌性心内膜炎的栓子等，均可脱落引起肺动脉栓塞。

（三）癌栓

癌细胞经血循环转移至肺部，引起弥漫性肺小动脉栓塞浸润，造成肺动脉管腔进行性狭窄与阻塞。原发癌以来自腹腔脏器的常见。如胃癌、结肠癌及盆腔脏器癌瘤转移至下腔静脉邻近的淋巴结，再侵入血循环；原发肝癌或转移性肝脏，侵入肝静脉转移至肺。生殖系统滋养叶细胞肿瘤经血行至肺也可引起广泛肺动脉栓塞。

（四）其他

如胸部或心血管手术、肾周空气造影、人工气腹以及腹腔镜检查等过程中。因操作不当，使空气进入静脉或有心腔所致的气栓；股、胫骨等长骨或骨盆骨折大量脂肪球进入静脉所致的脂肪栓；急性血吸虫病大量虫卵在短期内进入肺循环引起的虫卵栓；均可使肺动脉压力急骤升高，超越右心所能负荷的范同，从而发生急性肺源性心脏病。

二、发病机制

当静脉血栓从形成位点脱落，到达肺血管，引起肺栓塞，但是否会引起急性肺心病取决于栓子运行到肺部对肺循环影响的大小，视血管阻塞的部位、面积、肺循环原有的储备能力以及肺血管痉挛的程度而定。一般来说，小的肺栓塞对肺循环影响不大，血栓经过机化后，阻塞的肺动脉可重新再通。但如果栓子较大，尤其是肺总动脉，左，右肺动脉分叉处或左右肺动脉主要分支突然被巨大栓子阻塞，及由此所引起的广泛肺小动脉痉挛时，或因多发的小栓子造成肺循环 1/2 以上面积阻塞时，均可使肺循环压力急剧增高。因右心室无法排出从体循环回流的血液，随即发生右心室扩张与右心衰竭。此外，由于左心同血量锐减。左心室排血量突然降低，体循环动脉压下降，可发生不同程度的休克。

三、病理

肺栓塞常见为多发及双侧性，下肺多于上肺，尤其好发于右下肺，但只有少部分肺栓塞患者可发生肺梗死。肺动脉栓塞后，是否发生肺梗死，需要视支气管动脉循环是否受到阻碍而定。通常无心肺疾病的患者发生肺栓塞后，很少产生肺梗死，这主要是因为肺组织的氧供来自肺动脉系统、支气管动脉系统及局部肺泡内气体。肺梗死的组织学特征为肺泡出血和肺泡壁坏死，邻近肺组织水肿，病变常累及邻近胸膜，可有血性或浆液性胸腔渗液。

四、临床表现

（一）症状

当大块或多发性肺梗死时，患者起病急骤，有呼吸困难、发绀、剧烈咳嗽、心悸和咯血。病变累及胸膜时，可出现剧烈胸痛。这些症状常较当时心肺体征为突出，而显得不相称。南于左心排血量的明显减少，导致血压急剧下降，患者颜面苍白，大汗淋漓，四肢厥冷，甚至休克。因冠状动脉供血不足，使心肌严重缺氧，常出现胸闷或胸骨后疼痛。发热程度一般不高。严重者常致猝死，或因心力衰竭、休克，心脏停搏或心室纤颤而死亡。

（二）体征

肺大块梗死区域叩诊浊音，可闻及呼吸音减弱或伴有干湿啰音。如病变累及胸膜时可出现胸膜摩擦音或胸腔积液的体征。心率多增快、心浊音界扩大，胸骨左缘 2 ～ 3 肋间肺动脉段区叩诊浊音界增宽、该处触诊可及明显搏动感，肺动脉瓣区第二音亢进，并可听及收缩期和舒张期杂音。三尖瓣区亦可听及收缩期杂音及奔马律。右心衰竭时，颈静脉怒张肝大并有疼痛及压痛。由于绝大多数栓子来源于深静脉血栓形成，要特别注意下肢深静脉血栓形成的体征。如患肢肿胀、周径增粗、疼痛或压痛、皮肤色素沉着，两下肢不对称性肿胀，行走后患肢易疲劳或肿胀加重等体征。

五、实验室检查

（一）一般项目

血白细胞计数升高，但一般不超过 15×10^9/L。血沉增快。血 LDH、CPK、AST 均可升高。血清 FDP、D-二聚体升高。

（二）心电图检查

心电图改变仅见于大量肺动脉栓塞患者，一般于栓塞后数小时发生，1 ～ 2d 内最明显，数天后可逐渐恢复。但Ⅲ导联 T 波的改变则恢复较晚。典型的心电图改变有：电轴显著右偏，极度顺钟向转位和右束支传导阻滞；Ⅰ、aVL 导联 S 波加深，Ⅲ、aVF 导联出现 Q 波，T 波倒置；肺型 P 波；Ⅰ、Ⅱ；Ⅲ、aVL、aVF 导联 S-T 段降低，右侧心前导联 T 波倒置。

（三）动脉血气分析

肺血管床阻塞 15% 以上就可以出现低氧血症。大多数急性肺血栓栓塞症患者 PaO_2 < 80mmHg；大多数患者有过度通气，造成低碳酸血症，$PaCO_2$ 下降；肺泡 – 动脉血氧分压差增大。

（四）X 线检查

急性肺源性心脏病本身 X 线表现的特异性不强。主要是以栓子引起的肺梗死为主要表现。在肺梗死形成早期，X 线检查可无特殊发现。肺栓塞发病后 24h。或仅见肋膈角模糊，一侧肺门血管阴影加深及同侧膈肌上升等间接征象。发病 1～2d 后，肺梗死已甚明显，X 线发现梗死区呈卵圆形或二三角形密度增深阴影，底部向外与胸膜相连，并有胸腔积液的影像。两肺多发性肺栓塞时，其浸润阴影颇似支气管肺炎。此外，严重患者可出现肺动脉段明显扩大突出及心影增大。

（五）超声心动图

少数患者可发现肺动脉近端血栓或右心血栓。其他间接征象包括右室壁局部运动幅度降低；右心室和（或）右心房扩大；室间隔左移和运动异常；近端肺动脉扩张；三尖瓣反流速度增快。原发部位静脉血栓。

（六）核素肺通气/灌注扫描

是肺血栓栓塞症的重要诊断方法，简单、安全，对有较严重心肺功能障碍的患者也可以使用。单纯肺灌注扫描对诊断肺血栓栓塞症的敏感性很高，如果灌注扫描结果正常，一般可以排除明显的肺血栓栓塞。但是，肺灌注扫描的特异性有限，阳性结果除可见于肺血栓栓塞症外，还可以见于其他多种疾病。

（七）螺旋 CT 和电子束 CT 肺血管造影

能够发现段以上肺动脉内的栓子，对段及段以上肺动脉的血栓栓塞症具有确诊价值。其他征象包括肺野楔形密度增高影、条带状的高密度区或盘状肺不张、远端血管分支减少或消失、胸腔积液、中心肺动脉扩张及右心室扩大等。

（八）磁共振成像

对段以上肺动脉内栓子诊断的敏感性和特异性均较高。

六、诊断

本类疾病由于症状不典型，缺乏特异性，易漏诊或误诊，关键在于从急性肺心病的病因入手。提高对肺栓塞的诊断意识。如患者突然出现发作性剧烈胸痛、胸闷、呼吸困难或窒息感、心悸、发绀、昏厥或休克等临床表现，特别是对于那些长期卧床或手术、分娩后及心力衰竭等高危患者需提高警惕.再结合肺动脉高压的相关体征，考虑肺栓塞和急性肺源性心脏病的可能。结合 D 二聚体检测、心电图、胸片、核素肺通气/灌注扫描、超声心动图及胸部高分辨率 CT 等检查可以明确诊断。

七、鉴别诊断

严重的肺梗死所致急性肺心病患者应与急性心肌梗死患者相鉴别。急性心肌梗死胸痛一般位于胸骨后，疼痛性质呈压榨性或窒息性，并有一定放射部位。疼痛与呼吸无关；除有肺水肿外，一般无咯血；部分心肌梗死患者可有心包摩擦音，一般病例不出现肺实变体征；心脏酶学如血清谷草转氨酶、肌酸磷酸激酶及其同工酶、乳酸脱氢酶及其同工酶、肌红蛋白明显升高；心电图呈特征性进行性改变，出现异常 Q 波等都提示急性心肌梗死。可以作为诊断心肌梗死与鉴别诊断的依据。

八、治疗

急性肺源性心脏病患者起病急骤，需作急救处理。嘱患者卧床休息，监测呼吸、心率、血压、静脉压、心电图及血气的变化；改善缺氧状态可经鼻导管或面罩吸氧，低氧严重者使用机械通气；有严重胸痛时注射吗啡止痛，可用吗啡 5mg，皮下注射，但休克者禁用；为降低迷走神经张力，防止肺血管和冠状动脉反射性痉挛，可静脉内注射阿托品 0.5 ~ 1mg；抗心衰及抗休克治疗，可酌情使用多巴酚丁胺和多巴胺等血管活性药物，可增加心排出量及降低肺血管阻力，临床上可应用多巴胺加入 500ml 液内静脉滴注，根据患者血压来调节滴速，使收缩压维持在 90mmHg 以上。

由血栓栓塞肺动脉所致急性肺心病常规要抗凝治疗。常用的药物有肝素或低分子肝素和法华定。①普通肝素：多主张静脉滴注，予 3000 ~ 5000U 或按 80U/kg 静脉注射，继之以 18U/（kg·h）持续静脉滴注。在开始治疗后的最初 24h 内每 4 ~ 6h 测定 APTT，根据 APTT 调整剂量。尽快使 APTT 达到并维持正常值的 1.5 ~ 2.5 倍。达稳定治疗水平后 .改为每天测定 APTT 1 次。使用过程中应注意监测血小板计数，若出现血小板迅速或持续降低达 30% 以上，或血小板计数小于 100×10^9/L，应停用肝素。②低分子肝素：现有多种制剂供临床选用，一般根据体重决定给药剂量、不需监测 APTT 和调整剂量，使用较普通肝素方变，疗效不低于普通肝素。③法华定：是最常用的口服抗凝药，竞争性对抗维生素 K 的作用，抑制凝血因子合成，但对于已有的凝血因子没有作用。故起效较慢。需要数天时间才能充分发挥作用。其药代动力学的个体差异性较大，且受多种因素影响，使用时需要定期监测国际标准化比率（INR），以免引起严重的出血。在给予肝素治疗时即可开始应用法华定，初始剂量为 3.0 ~ 5.0mg，与肝素需至少重叠应用 4 ~ 5d，当连续两天测定的 INR 达到 2.5（2.0 ~ 3.0）时，即可停止使用肝素，单独口服法华定治疗。对于病因可以明确以及可以短期内去除的患者，抗凝治疗的疗程一般是 6 个月。对于寻找不到明确病因或病因持续存在，不能短时去除的患者。抗凝时间需要适当延长，部分患者需要终身抗凝。

大块肺血栓栓塞症所致右心室功能不全，伴低血压或心源性休克患者只要没有溶栓治疗的禁忌证，就应该积极、迅速地给予溶栓治疗，常用的药物包括尿激酶、链激酶和重组组织型纤溶酶原激活剂。常用溶栓治疗方案①尿激酶：负荷量 4400U/kg，静注 10min，随后以 2200U/（kg·h）持续静滴 12h，也可使用尿激酶 2h 溶栓方案，按 20000U/kg 剂量。持续静脉滴注 2h。②链激酶：负荷量 250000U 静注 30min，随后以 100000U/h 持续静滴 24h。链激酶具有抗原性。故用药前需肌内注射苯海拉明或地塞米松。以防止过敏反应链激酶。6 个月内不宜再次使用。③重组组织型纤溶酶原激活剂（rt-PA）：50 ~ 100mg 持续静脉滴注 2h。当使用尿激酶、链激酶溶栓时不强调同时使用肝素治疗；但以 rt-PA 溶栓时，则必须同时应用肝素治疗。溶栓治疗结束后，应每 2 ~ 4h 测定一次凝血酶原时间（PT）或活化部分凝血话酶时间（APTT），当其水平降至正常值的 2 倍时，开始规范的肝素抗凝治疗。

对内科药物治疗效果不佳的患者可考虑其他治疗方法，包括外科肺动脉血栓摘除术、使用介入技术经肺动脉导管碎解和抽吸血栓、放置腔静脉滤器等。

九、预防

针对急性肺心病的危险因素进行预防，减少或避免血栓形成的各种因素是预防急性肺心病的关键。如术后患者应早日下床，进行适当体力活动。需长期卧床者应在床上做深呼吸，屈肢或蹬车式运动，并经常翻身和变换体位，以保持静脉血流通畅。腹带或绷带不宜过紧，局部压迫时间不宜过长，以免妨碍膈肌运动及下肢静脉回流。及时发现静脉血栓形成和血栓性静脉炎发生，并及早采取积极的治疗措施。

第二节 慢性肺源性心脏病

慢性肺源性心脏病（chronic cor pulmonale）简称慢性肺心病。在我国是常见病、多发病，1992 年在北京、湖北和辽宁农村普查 10 万余人，慢性肺心病的患病率为 0.47%。另有资料表明本病患病率北方高于南方，农村高于城市，高原地区高于平原地区，吸烟者高于不吸烟者，男性高于女性。患者年龄多在 40 岁以上，患病率随着年龄增长而增高，高峰年龄为 60 ~ 70 岁。急性发作以冬、春季多见，急性呼吸道感染常为急性发作的诱因。本病在各种住院器质性心脏病的构成中占 5% ~ 35%。我国慢性肺心病的死亡率很高，1986 年全国的死亡情况调查结果表明，在农村慢性肺心病的死亡率居各类死因首位，而在城市居第三位。

一、病因

引起慢性肺心病的病因按原发病变发生的部位一般可分为四大类：

（一）以影响支气管和肺泡为主的疾病

慢性支气管炎并发阻塞性肺气肿最多见，占 80% ~ 90%，其次为支气管扩张、支气管哮喘、重症肺结核、尘肺及先天性肺囊肿所并发的肺气肿或肺纤维化。较少见者有慢性弥漫性肺间质纤维化、结节病、嗜酸性肉芽肿、恶性肿瘤、系统性红斑狼疮及肺泡微结石症等。

（二）以胸廓运动受限为主的疾病

较少见，严重的脊椎后、侧凸，脊椎结核，胸廓手术后胸膜纤维化，类风湿性脊椎炎，广泛胸膜粘连及神经肌肉病如脊髓灰质炎等，均可致胸廓运动受限，肺脏受压，支气管扭曲或变形，排痰不畅。肺部反复感染并发肺气肿或肺纤维化，使肺血管阻力增加，最终导致肺动脉高压。

（三）以肺血管病变为主的疾病

甚少见、广泛或反复发作的结节性肺动脉炎，累及肺动脉的过敏性肉芽肿病。广泛或反复发生的多发性肺小动脉栓塞等，均可使肺小动脉狭窄、阻塞引起肺动脉高压。

（四）其他

睡眠呼吸暂停综合征、原发性肺泡通气不足等。

二、病理

（一）肺部基础疾病病变

由于引起慢性肺心病的病因多种多样，其肺部的原发病理改变亦不一样。我国慢性肺心病的基础疾病绝大多数为慢支和阻塞肺气肿及其并发的 COPD。

（二）肺血管病变

肺血管病变包括：广泛或者反复发生的结节性肺动脉炎及多发性肺小动脉栓塞，其他原因所致的肺动脉炎，原发性肺动脉高压等，致肺动脉高压。右心负荷加重，发展为慢性肺心病。

1. **肺血管构型重建（remodeling）** 主要见肺动脉内膜增厚，内膜弹性纤维增多，内膜下出现纵行肌束，弹性纤维和胶原纤维性基质增多，使血管变硬，阻力增加；中膜平滑肌细胞增生、肥大，导致中膜肥厚；小于 60μm 的无肌层肺小动脉出现明显的肌层。

2. **肺小动脉炎症** 肺小动脉炎症细胞浸润、水肿、管壁增厚、管腔狭窄或纤维化，甚至完全闭塞。

3. **肺泡壁毛细血管床破坏和减少** 肺气肿病变使肺泡间隔断裂，肺泡融合，造成肺泡壁内的毛细血管毁损。毛细血管床减小。

4. **肺血管床受压迫** 肺气肿时肺泡含气量过多，肺广泛纤维化时瘢痕组织收缩，均可压迫肺血管使其变形、扭曲。

5. **部分慢性肺心病** 急性发作期患者存在多发性肺微小动脉原位血栓形成。

（三）心脏病变

慢性肺心病时，心脏的主要病变表现为心脏重量增加，有心肥大，右心室肌肉增厚，心室腔扩大，肺动脉圆锥膨隆，心尖圆钝。光镜下观察，常见心肌纤维呈不同程度的肥大性变化，表现为心肌纤维增粗，核大深染，呈不规则形、方形或长方形。心肌纤维出现灶性肌浆溶解、灶性心肌纤维坏死或纤维化，心肌间质水肿，炎细胞浸润，房室束纤维化，小片状脂肪浸润，小血管扩张，传导束纤维减少。急性病变还可见到广泛的心肌组织水肿、充血、灶性或点状出血、多发性坏死灶。电镜下可见心肌细胞线粒体肿胀、内质网扩张、肌节溶解或长短不一，糖原减少或消失等。

三、发病机制

多种支气管、肺组织、胸廓以及肺血管疾病均可以导致肺心病，其发病机制虽然不完全相同，但共同点是这些疾病均可造成患者呼吸系统功能和结构的明显改变，发生反复的气道和肺实质感染及低氧血症，导致一系列体液因子和肺血管的变化，使肺血管阻力增加，肺动脉血管构型重建，产生肺动脉高压。肺动脉高压使右心室负荷加重，再加上其他因素共同作用，最终引起右心室扩大、肥厚，甚至发生右心功能衰竭。

（一）肺动脉高压的形成

静息状态下肺动脉压力（PAPM）≥ 20mmHg 称显性肺动脉高压；静息状态下 PAPM ≤ 20mmHg，而运动后的 PAPM ≥ 30mmHg 称隐性肺动脉高压；肺心病患者病情稳定期，PAPM 可正常。也可轻、中度升高（20 ~ 50mmHg），肺心病急性加重期，多为重度肺动脉高压（PAPM 常大于 50mmHg）。

COPD 和其他慢性呼吸系统疾病发展到一定阶段，可以出现肺泡低氧和动脉血低氧血症。肺泡气 O_2 分压（PaO_2）下降可引起局部肺血管收缩和支气管舒张，虽然短时间内有利于调整通气 / 血流比例，并保证肺静脉血的氧合作用。这是机体的一种正常保护性反应。但长期缺氧引起肺血管持续收缩，即可导致肺血管病理性改变，产生肺动脉高压，这是目前研究最为广泛而深入的机制，主要可概括为以下几个方面。

1. 肺血管的功能性改变　缺氧、高碳酸血症和呼吸性酸中毒均可使肺血管收缩，缺氧性肺血管收缩的机制有：

（1）旁分泌或自分泌作用：肺泡缺氧时，肺血管平滑肌近旁的内皮细胞、肥大细胞、巨噬细胞、血小板，中性粒细胞及平滑肌细胞本身可以释放一些血管活性物质并影响平滑肌细胞的舒缩功能，其中较重要的有①内皮素（ET）与一氧化氮（NO）：ET 和 NO 是由血管内皮细胞分泌的一对血管活性物质，前者具有强大的收缩血管活性，后者可舒张血管，这一对内皮衍生的收缩与舒张因子间的平衡在维持正常肺循环低压状态中具有十分重要的意义。大量研究表明，缺氧时，肺血管内皮细胞 ET-1mRNA 及 ET-1 表达增加而且肺血管平滑肌细胞上介导 ET-1 收缩血管反应的特异受体（ETRA）表达量增加。同时，NO 的活性降低，一氧化氮合成酶（NOS）的表达受抑制，ET 与 NO 间的平衡被破坏，导致肺血管收缩增强。近年有人将 NO 吸入治疗肺动脉高压，取得了初步的即时疗效，国内已有人合成 ET 的反义寡核苷酸探索对缺氧性肺动脉高压的实验治疗，这些都提示了 ET 与 NO 在缺氧性肺血管收缩反应中的重要性。②花生四烯酸代谢产物：花生四烯酸（AA）本身可影响血管张力，但更重要的是经代谢产生强活性物质发挥作用。有报道 AA 对狗肺血管有双相作用，高浓度使血管收缩，低浓度则减低肺血管阻力，可能低浓度 AA 主要产生 PGI_2，而高浓度则主要产生 TXA_2。多数实验证明，用消炎痛等环氧酶抑制剂可使缺氧性肺血管收缩增强，表明缺氧时主要是 PGE_1、PGI_2 等扩血管性 PGS 分泌增加，即 PGS 在缺氧性血管收缩反应中起调节作用，白三烯是 AA 由 5- 脂氧合酶途径的代谢产物，其中 LTC_4、LTD_4 和 LTE_2 均可收缩血管，动物缺氧时，肺泡灌洗液中 LTS 明显增加，肺动脉压相应上升，这种缺氧性肺动脉压的升高可被 LTS 拮抗剂 FPL57231 所抑制。③组胺：肺泡缺氧可促进肥大细胞脱颗粒释放组胺，组织胺作用于 H_1 或 H_2 受体而分别收缩或扩张肺血管。许多实验表明缺氧时肥大细胞释放的组织胺主要作用于 H_2 受体，对缺氧性肺血管收缩起调节作用。④血管紧张素Ⅱ：是一种较强的缩血管物质，早期研究发现，急性缺氧时，血中血管紧张素Ⅱ含量增加，但近年的研究表明，慢性缺氧后肺内血管紧张素转换酶（ACE，将血管紧张素Ⅰ转化成有活性的血管紧张素Ⅱ）活性却降低。该因子的作用尚有待进一步研究。⑤一氧化碳 $(CO)_2$ 与 NO 一样，CO 也是一种能激活鸟苷酸环化酶的有毒气体，是亚铁血红素氧化酶（heme oxygenase，HO）产物。在血管平滑肌细胞，加入外源 CO 能增加细胞内 cGMP。低氧能明显促进体外培养的大鼠主动脉和肺动脉血管平滑肌细胞 HOmRNA 表达和酶活性增加，同时有大量 cGMP 积聚，这种平滑肌细胞中 cGMP 的增加需要 HO 的激活，用 HO 特异性抑制剂能阻止 cGMP 的产生。而且，低氧培养平滑肌细胞的条件培养液能刺激体外培养的平滑肌细胞生产 cGMP，该作用亦能被 CO 抑制剂和清除剂抑制。以前有实验发现外源 CO 能抑制低氧刺激引起的 PDGF-B，ET-1 和血管内皮生长因子（VEGF）的表达。因此，缺氧时肺动脉平滑肌细胞产生的 CO 可能通过自分泌作用而影响平滑肌细胞本身的功能，从而参与调节缺氧性肺动脉高压的发病过程。

（2）神经因素：研究表明缺氧可通过刺激血管化学感受器而兴奋分布在肺动脉上的交感神经，使肺弹性动脉的顺应性降低，阻力增加。但交感神经对肺阻力血管的作用尚无定论。近年还有实验提示感觉神经肽如降钙素基因相关肽和 P 物质等可能调节缺氧性肺血管收缩。

（3）缺氧对血管平滑肌的直接作用：体外实验表明，缺氧可收缩离体培养的单个牛肺动脉平滑肌细胞，这种直接作用机制可能是缺氧影响平滑肌细胞膜上的某些酶的活性，使膜对 Ca^{2+} 的通进性增加，Ca^{2+} 内流增加，细胞内游离 Ca^{2+} 增多，肌肉兴奋 - 收缩耦联效应增强，使肺血管收缩。

（4）其他：肺血管对缺氧的反应性增加，H^+ 量增加等均可能与缺氧性肺血管收缩有关。活性氧及心钠素等也可能介入了这一发病过程，最近有人发现肾上腺髓质素（ADM）——种新近从人血浆中分离出的多肽，能使基础紧张状态较高的肺血管扩张，而对正常肺循环和体循环无明显影响。该物质是否也参与了缺氧性肺动脉高压的发病过程有待进一步研究。

2. 肺血管阻力增加的解剖学因素

（1）长期反复发作的慢性支气管炎及支气管周围炎可累及邻近肺小动脉，引起血管炎，管壁增厚，管腔狭窄或纤维化，甚至闭塞，使肺血管阻力增加，产生肺动脉高压。

（2）随肺气肿加重，肺泡内压增加，压迫肺泡毛细血管，造成毛细血管管腔狭窄或闭塞。

（3）肺泡壁破裂造成毛细血管网毁损，其减损超过 70% 时，肺循环阻力增加，促使肺动脉高压的发生。

（4）肺血管重组：慢性缺氧使多种生长因子（如多肽生长因子）产生增加，导致血管内皮增生和中层增厚，在血管重建过程中，产生的平滑肌细胞具有明显的分泌功能，可促使内皮细胞和成纤维细胞增生，进一步使管腔狭窄。

（5）肺细小动脉血栓形成：肺心病患者存在血液高凝倾向，加之常存在血管内皮损伤及右心衰竭所致的血流淤滞、缓慢，常合并肺动脉血栓，广泛的肺细小动脉血栓形成进一步加重肺动脉高压。

3. 血容量增多与血液黏稠度增加 慢性缺氧产生继发性细胞增多症，血液黏稠度增加，血流阻力随着增加。缺氧使交感神经兴奋，肾小动脉收缩，肾血流减少，促使水钠潴留；高碳酸血症时，肾小管泌氢离子增加，钠离子重吸收增加，使血容量增加；这些可加重肺动脉高压。

4. 肺血管反应性增加 肺动脉高压引起肺血管重组后，延伸到周围小血管的平滑肌对刺激反映强烈。肺动脉高压早期，血管平滑肌的增生过程伴肌细胞过极化，以减弱急性缺氧的加压反应；反之，氧基可使平滑肌细胞除极，增加血管反应性。

（二）心脏改变

1. 右心功能的改变 有心室肥大和右心衰竭：由于肺动脉压增高，总血容量和心排血量的增加，使右心室负担逐渐加重。右心室代偿性肥厚，当病情继续发展时，心脏贮备力逐渐减退。若发生呼吸道感染，缺氧加重或其他原因使肺动脉压进一步升高而超过右心室的最大负荷时，右心室排出就不完全，收缩末期腔内余血过多，使右心室舒张压增加，引起右心室扩张，体循环淤血，最后导致右心衰竭，在严重低氧、酸中毒时，还可以因心肌收缩力下降；心排血量明显减少而造成心源性休克。部分肺心病患者可有左心室肥大，血流动力学显示左室舒张末期压力增高，左房排血受阻致使压力增高，肺毛细血管楔压也随之增高，遂使肺小动脉痉挛，加重了肺动脉高压。

2. 左心功能的改变 慢性肺心病除发现右心室改变外，也有少数患者可见左心室肥厚。由于缺氧、高碳酸血症、酸中毒、相对血流量增多等因素，使左心负荷加重。如病情进展，则可发生左心室肥厚，甚至导致左心衰竭。左心功能不全还可进一步加重肺动脉高压和右心负荷。

3. 其他重要器官损害 缺氧和高碳酸血症还使其他重要器官如脑、肝、肾、胃肠及内分泌系统、血液系统等发生病理改变，引起多器官功能损害。

四、临床表现

慢性肺心病发展缓慢，临床上除原有肺、胸疾病的各种症状和体征外，主要是逐步出现的肺、心功能不全以及其他器官受损的征象，往往表现为急性发作期与缓解期交替出现，肺、心功能不全亦随之进一步恶化，急性发作次数愈多，肺、心功能损害亦愈重。下面按其功能代偿期与失代偿期分别加以阐述。

（一）肺、心功能代偿期

1. 症状 表现肺、胸基础疾病的原发症状，如 COPD 患者可有咳嗽、咳痰、气促，活动后可有心悸、呼吸困难、乏力和劳动耐力下降。急性感染可使上述症状加重。

体征 除可见肺、胸疾病的体征外，尚可见肺动脉高压和右室扩大的体征，如 $P_2 > A_2$，三尖瓣区出现收缩期杂音，剑突下心脏搏动增强。部分患者因肺气肿使胸腹腔内压升高，阻碍腔静脉回流，可有颈静脉充盈，呼气期尤为明显，吸气期充盈减轻；此期肝下界下移是由膈肌下降所致，不要误认为是右心功能衰竭的表现。

（二）肺、心功能失代偿期

1. 呼吸衰竭

（1）呼吸困难的症状加重，夜间为甚，常有头痛、失眠、食欲下降，但白天嗜睡，甚至出现表情淡漠、神志恍惚、谵妄等肺性脑病的表现。

（2）体征明显发绀，球结膜充血、水肿，严重时可有视网膜血管扩张、视神经盘水肿等颅内压升高的表现。腱反射减弱或消失，出现病理反射。因高碳酸血症可出现周围血管扩张的表现，如皮肤潮红、多汗。

2. 右心功能衰竭

（1）症状除肺、胸疾病的症状更加明显外，尚可见心悸、食欲缺乏、腹胀、恶心等右心功能衰竭的表现。

（2）体征发绀更明显，颈静脉怒张，心率增快，可出现心律失常，剑突下可闻及收缩期杂音，甚至出现舒张期杂音。肝大且有压痛，肝颈静脉回流征阳性，下肢水肿，重者可有胸、腹腔积液。

3. 并发症

（1）肺性脑病：是由于呼吸功能衰竭所致缺氧、二氧化碳潴留出现精神障碍、神经系统症状的一种综合征。但必须除外脑动脉硬化、严重电解质紊乱、单纯性碱中毒、感染中毒性脑病等。肺性脑病是慢性肺心病死亡的首要原因，应积极防治。对于不准备实施机械通气的患者应特别注意慎用镇静剂，以免导致严重呼吸抑制，危及患者生命。

（2）酸碱失衡：慢性肺心病出现呼吸衰竭时，由于缺氧和二氧化碳潴留，当机体发挥最大限度代偿能力仍不能保持体内平衡或者由于治疗不当时，可发生各种不同类型的酸碱失衡，如呼吸性酸中毒，呼吸性酸中毒合并代谢性酸中毒，呼吸性酸中毒合并代谢性碱中毒等，使呼吸衰竭、心力衰竭、心律失常的病情更为恶化．对患者的预后有重要影响。应进行严密监测

（3）电解质紊乱：慢性肺心病患者由于病情较重，胃食欲缺乏，机体摄入不足，使用利尿剂等治疗措施不当，部分患者在疾病的不同阶段可出现电解质紊乱，如低钠、低钾或低氯、低钙、低镁等变化。

（4）消化道出血：慢性肺心病患者由于严重缺氧，或者药物诱发如糖皮质激素，可导致出现应激性溃疡，消化道出血，表现为不同程度的黑便，便血，甚至呕血。

（5）肝损害：慢性肺心病由于缺氧和右心衰竭，体静脉淤血。肝脏因为淤血肿大，肝包膜被扩张，肝区疼痛，持续慢性右心衰可导致淤血性肝硬化，晚期可出现黄疸、肝功能受损及大量腹水。

（6）肾损害：慢性肺心病由于缺氧和高碳酸血症可通过交感神经使肾小动脉收缩痉挛，肾血流量减少，如同时有心力衰竭、弥散性血管内凝血和休克存在时，则肾的血液循环和肾功能障碍更严重通常，轻者尿中出现蛋白、红细胞、白细胞等。严重时可出现少尿、氮质血症，但此时肾结构并无明显改变，为功能性肾功能不全，只要缺氧纠正，肾功能就可较快地恢复正常。

（7）休克：慢性肺心病休克并不多见，一旦发生，预后不良。发生原因有严重感染、失血（多由上消化道出血所致）和严重心力衰竭或心律失常。

（8）心律失常：多表现为房性期前收缩及阵发性室上性心动过速。

第四章 其他肺部疾病

第一节 呼吸衰竭

呼吸衰竭是临床常见急症之一，如不及时抢救，容易引起死亡。因而，提高对呼吸衰竭的识别能力和治疗水平十分重要。呼吸系统的主要功能是摄取氧气和排出二氧化碳，如果呼吸功能严重损害，导致缺氧或伴有二氧化碳潴留，就发生呼吸衰竭。呼吸衰竭的血液气体诊断标准是：在海平面大气压，静息呼吸空气条件下，动脉血氧分压（PaO_2）低于8.00kPa，或伴有动脉血二氧化碳分压（$PaCO_2$）高于6.67kPa。根据其是否伴有 $PaCO_2$ 升高可分为 I 型呼吸衰竭和 II 型呼吸衰竭（见下表）。I 型呼吸衰竭又称氧合障碍型呼吸衰竭；II 型呼吸衰竭又称通气障碍型呼吸衰竭。呼吸衰竭的患者又可根据其缺氧程度分为轻度、中度或重度缺氧，判断缺氧程度是根据氧的各项参数，甚至也包括氢离子曲线的移位情况，进行综合分析。但临床上为了实用方便，通常以氧分压（PaO_2）作为主要指标。$PaO_2 > 6.67kPa$ 为轻度缺氧；PaO_2 在 $5.33 \sim 6.67kPa$ 为中度缺氧；$PaO_2 < 5.33kPa$ 为重度缺氧。

I 型呼吸衰竭和 II 型呼吸衰竭

类型	PaO_2	$PaCO_2$
I 期	< 8.00kPa	降低或正常
II 期	< 8.00kPa	< 6.67kPa：

注：1kPa=7.5mmHg

一、病因

呼吸衰竭的病因，除肺部疾病外，某些肺外疾病也可引起。许多疾病的晚期都可出现呼吸衰竭，归纳起来，有以下几个方面：

1. 气道病变

（1）急性气道阻塞：急性喉水肿、异物、支气管哮喘、泛细支气管炎等。

（2）慢性气道阻塞：严重的慢性支气管炎、慢性阻塞性肺气肿等。

2. 肺实质性病变

（1）急性：重症肺炎、免疫反应性肺疾病等。

（2）慢性：肺结核、尘肺、结节病、风湿性疾病肺损害、弥漫性肺间质纤维化等。

3. 肺血管疾病

（1）急性：肺栓塞。

（2）慢性：肺血管炎。

4. 胸壁及胸膜疾病

（1）急性：气胸、连枷胸、纵隔气肿。

（2）慢性：胸廓脊柱畸形、胸膜肥厚纤维化。

5. 肺水肿：心源性肺水肿、成人呼吸窘迫综合征。

6. 神经肌肉病变：脑病变、脊髓病变、多发性周围神经炎、重症肌无力、重度肌营养不良、麻醉药或镇静药过量等。

7. 肺肿瘤或纵隔肿瘤：原发性肺癌、肺转移癌和恶性淋巴瘤等。

8. 呼吸肌衰竭：包括由于严重缺血缺氧或营养不良等造成呼吸肌能量供应不足、呼吸肌负荷增加、肌肉疲劳、长期应用人工呼吸机而致呼吸肌萎缩、膈肌衰竭等。

9. 其他：包括肉毒中毒、箭毒类中毒、睡眠性呼吸停顿综合征等。

二、病理生理

1. 缺氧和二氧化碳潴留的发生机制

①肺通气量不足；②弥散障碍；③通气/血流比例失调；④肺内动-静脉解剖分流：常见于动-静脉瘘；⑤氧耗量增加。

2. 缺氧、二氧化碳潴留对机体的影响

①对中枢神经系统的影响：脑血管扩张，脑血流量增加，重时脑水肿、肺性脑病。

②对循环系统的影响：交感神经兴奋，皮肤、腹腔器官血管收缩，而脑血管、冠状血管舒张，严重时抑制心血管中枢，血管扩张、血压下降、心律失常等。

③对呼吸系统的影响：缺氧主要通过颈动脉窦和主动脉体化学感受器反射性兴奋呼吸中枢。CO_2 是强有力的呼吸中枢兴奋剂，但 $PaCO_2 > 80mmHg$ 时，会对呼吸中枢产生抑制和麻醉效应，此时呼吸运动主要靠 PaO_2 降低对外周化学感受器的刺激作用得以维持，如果此时吸入高浓度氧，PaO_2 上升过快，解除了低氧对呼吸的刺激作用，可造成呼吸抑制。

④对消化系统的影响：食欲缺乏、厌食，胃黏膜糜烂、溃疡、出血；肝功损害。

⑤对肾和造血系统的影响：肾血流量减少，肾小球滤过率减少，继发性红细胞增多。

⑥对酸碱平衡和电解质的影响：代谢性酸中毒、呼吸性酸中毒，pH 无明显降低。

三、临床表现

呼吸衰竭的实质是缺氧与二氧化碳潴留，Ⅰ型呼吸衰竭的缺氧表现为主，Ⅱ型呼吸衰竭除缺氧外兼有二氧化碳潴留表现。

1. 缺氧的症状与体征

（1）中枢神经系统：大脑皮质对缺氧极为敏感，严重缺氧引起脑组织毛细血管通透性增加，导致不同程度的脑水肿。轻者一般表现兴奋、不安、失眠、定向障碍、动作不稳；重者发生昏迷、抽搐，脑干受累或发生脑疝时呼吸抑制可致死亡。慢性缺氧则机体有一定耐受性，主要表现为思想不集中，智力下降，神态淡漠，疲乏无力和嗜睡等表现。

（2）心血管系统：短暂的缺氧内脏血管收缩，但冠状动脉扩张，心排血量增加，心率增快，血压轻度升高。缺氧加重或时间延长时心肌受损害，心脏收缩力减弱或发生心律失常，甚至导致心源性休克。慢性缺氧肺动脉压增高，导致慢性肺源性心脏病。

（3）呼吸系统：缺氧时通过主动脉体及颈动脉窦化学感受器兴奋呼吸中枢，使呼吸增快，通气量增大，于Ⅰ型呼吸衰竭患者此表现最为明显。严重缺氧持续时间较长时呼吸困难加重，常表现张口、缩口、舐唇、咧嘴或抽泣样呼吸，甚至出现呼吸浅慢或呼吸停止。

（4）其他系统表现：严重缺氧常出现发绀、出汗；缺氧性肾小动脉痉挛，肾血流量和滤过率降低，引起水钠潴留、尿少和水肿；缺氧性肝损害可引起黄疸或谷丙转氨酶（ALT）升高；严重缺氧还可引起腹胀、麻痹性肠梗阻或消化道出血。慢性缺氧红细胞增多血液黏度增加。

2. 二氧化碳潴留的症状与体征

（1）中枢神经系统：急性高碳酸血症引起脑血管扩张，颅内压增高，严重时发生脑水肿。患者常有意识障碍、嗜睡，朦胧或昏迷，瞳孔缩小。慢性二氧化碳潴留者常有头疼、嗜睡、意识障碍，两手出现扑翼样震颤。

（2）心血管系统：二氧化碳潴留引起血管扩张，血管通透性增加。表现为心率增快、多汗、洪脉、眼球结合膜充血水肿。

（3）呼吸系统：急性 $PaCO_2$ 升高常兴奋呼吸中枢引起呼吸加快加深，但慢性高碳酸血症时，呼吸中枢对升高的 $PaCO_2$ 还不敏感，二氧化碳潴留进一步加重时反而抑制呼吸。

（4）其他系统表现：二氧化碳潴留引起血管扩张，但近年研究证明肾脏和脾脏血管收缩，当 $PaCO_2$ 进一步升高时常因肾血管进一步收缩，肾血流量下降而出现尿少，肾功能衰竭，甚至尿闭。高碳酸血症可致胃壁细胞碳酸酐酶活性增强，引起胃酸分泌增高，容易发生应激性溃疡而合并上消化道出血。

3. 实验室检查

（1）血气分析：取动脉血进行血液气体和酸碱测定有助于呼吸衰竭的诊断和分型：Ⅰ型呼吸衰竭者 $PaO_2 < 8.0kPa$；Ⅱ型呼吸衰竭 $PaO_2 < 8.0kPa$，伴有 $PaCO_2 > 6.67kPa$。血气分析也是呼吸衰竭患者病情监测和指导治疗的重要依据。

（2）血清电解质测定：血液气体酸碱测定与血清电解质测定同步进行对呼吸衰竭病情的判断很有意义。可以了解酸碱失衡和电解质紊乱的具体情况。有条件者在病情需要时应同时测定乳酸；丙酮酸、尿素氮、肌酐、计算阴离子隙（AG）及"潜在"碳酸氢盐浓度，以便了解有无三重性酸碱失衡。

（3）其他检查：包括肝、肾功能测、X线胸片、心电图、弥漫性血管内凝血（DIC）及血液流变学监测，对及时发现呼吸衰竭各种并发症具有重要意义。

四、诊断

主要根据病史、临床表现和血气分析做出诊断。呼吸衰竭的诊断步骤如下，

1. 初步诊断：根据病史和临床表现可做出初步诊断。并立即进行必要的抢救措施。

2. 确定诊断：动脉血气测定可确定有无呼吸衰竭，并区分Ⅰ型或Ⅱ型呼吸衰竭以及缺氧的严重程度。

3. 深入而周密的病情分析：详细了解病史及全面体格检查，结合血气测定、X线胸片、心电图、血清电解质测定、肝肾功能测定和痰的细菌学检查，进行全面分析，把诊断深入一步，并搞清楚所存在的并发症，以便制定具有针对性的治疗计划。

五、治疗

呼吸衰竭的治疗原则除针对不同病因进行治疗外，应以纠正缺氧和二氧化碳潴留为主要目标。Ⅰ型呼吸衰竭属于氧合障碍型呼吸衰竭，治疗上应以改善氧合，纠正缺氧为主；Ⅱ型呼吸衰竭属于通气障碍型呼吸衰竭，除给予氧疗外，重点放在改善通气。此外，应及时发现和处理各种并发症。

1. 氧疗：急剧发生的严重缺氧可产生神经和心血管系统不可逆的损害，甚至死亡。因而，呼吸衰竭患者应及时地进行合理的氧疗。Ⅰ型呼吸衰竭患者无二氧化碳潴留，中枢对二氧化碳有正常的反应性，可根据病情需要给予合适氧浓度或高浓度吸氧。Ⅱ型呼吸衰竭患者已有二氧化碳潴留，呼吸中枢对二氧化碳的敏感性降低，主要靠缺氧性刺激，故只能采取控制性氧疗，即开始时吸入 24% 的氧，以后可略微提高浓度，但通常不超过 32%。氧疗方式根据病情需要选择鼻导管或鼻塞吸氧，面罩给氧，高频通气供氧或呼吸机供氧。一般认为急性呼吸衰竭氧疗指标为 PaO_2 达到 8.0～10.67kPa；慢性呼吸衰竭（尤其是慢性阻塞性肺病所致的Ⅱ型呼吸衰竭）氧疗指标为 PaO_2 达到 6.67～8.00kPa。长时间高浓度氧疗会发生氧中毒，因而，吸入氧气浓度以控制在 40% 以下较为安全。

2. 保持呼吸道通畅与改善通气：呼吸衰竭昏迷患者可因口咽部肌肉松弛，或呼吸道被分泌物、呕吐物等阻塞而窒息。急救时首先清除口咽部一切阻塞物，头后仰，下颌上提，保持呼吸道通畅。及时吸出分泌物，必要时采用口咽导管、气管插管或气管切开治疗。改善通气的具体方法如下：

（1）排痰：促进痰液稀化以利排出的方法是注意补充水分和选用祛痰药物。常用祛痰药物有氯化铵、碘化钾、必嗽平、淡竹沥水、痰易净、糜蛋白酶和胰脱氧核糖核酸等。

（2）支气管解痉药：常用氨茶碱静脉缓慢注射或静脉滴注，成人每次用量为 0.25g。已用过茶碱药物、年老、肝功能损害或合并心力衰竭者应减量，有条件者可进行血液中茶碱浓度监测。β_2 受体兴奋剂雾化吸入可酌情使用。用上述药物无效时可酌情应用肾上腺皮质激素。

（3）呼吸物理治疗：呼吸衰竭患者在应用祛痰药和支气管解痉药基础上，应十分注意精心护理和呼吸物理治疗，包括：①鼓励患者把痰咳出；②注意多变动体位及体位引流；③杯状手拍击胸背部以利排痰；④雾化吸入疗法；⑤必要时用导管进行气管内吸引，把气道内分泌物吸出。这些措施对于保持呼吸道通畅及改善通气十分重要。此外，医护人员在床边做手式辅助呼吸亦有助于改善通气，方法是于患者呼气期用手按压上腹部，规律地进行。

（4）体外膈肌起搏器：近年来国内外均已开展应用体外膈肌起搏器，或体外膈肌起搏加高频喷射通气联合治疗呼吸衰竭，对于改善通气有一定疗效。可使 $PaCO_2$ 降低和 PaO_2 上升。

（5）呼吸兴奋剂：呼吸衰竭患者是否应用呼吸兴奋剂至今仍有争论。目前多数主张，有二氧化碳潴留的呼吸衰竭患者伴有神志不清时，可酌情使用呼吸兴奋剂。应用时需注意以下几点：①注意保持呼吸道通畅。否则达不到改善通气目的，反而增加耗氧量。②严重哮喘持续状态不宜应用呼吸兴奋剂。否则症状加重。③伴有呼吸肌衰竭者不宜应用。④已出现多发性期前收缩或严重心律失常者不宜应用。近年来，国内多数学者主张掌握好呼吸兴奋剂的应用指证，短期内应用，对Ⅱ型呼吸衰竭有一定治疗作用，如果适量的可拉明与氨茶碱及地塞米松等药联合应用，效果更好。吗乙苯吡酮（doxapram）小剂量应用具有选择性兴奋呼吸中枢的作用，国内也已有应用此药来改善通气。应该强调的是应用呼吸兴奋剂一定要与适当提高吸氧浓度相结合，才有利于降低 $PaCO_2$ 和提高 PaO_2。

（6）机械通气：危重病人用上述方法达不到改善通气目的或病情继续恶化时，应及时地进行气管插管或气管切开，机械通气。

①机械通气的指证：①呼吸停止；②$PaCO_2$ 明显增高，pH 急骤下降，伴意识障碍或自主呼吸无力；③严重缺氧，一般方法给氧不能使 PaO_2 接近安全水平；④分泌物阻塞气道，插管吸痰仍不能维持有效通气；⑤呼吸肌衰竭。

②机械通气的方式有以下几种：①间歇正压通气（IPPV）：吸气时以正压送气至肺内，呼气靠肺的弹性回缩。这是临床上最常用的通气方式；②呼气末正压通气（PEEP）：除吸气时正压送气外，呼气末仍保持一定的正压，以防止肺泡萎陷。提高功能残气量。常用来治疗成人呼吸窘迫综合征（ARDS）；③持续气道正压通气（CPAP）：作用同 PEEP，用于有自主呼吸的患者，吸气时胸膜腔内为负压，对循环影响较小。主要用来治疗 ARDS 及肺水肿；④间歇指令性通气（IMV）：病人已有自主呼吸，同时按预定次数进行辅助通气，有利于病人自发呼吸的锻炼主要用于呼吸机撤离过程之中；⑤高频正压通气（HFPPV）：高呼吸频率（一般 60 ~ 300 次 /min），低潮气量，但每分通气量并不少于间歇性正压呼吸之气量。因每次送气量少，对肺泡和气道的压力较低，对循环影响较小。

③脱离呼吸机的步骤：①为脱离呼吸机创造好条件，包括消除诱因，控制肺部感染，纠正贫血、休克、低心排出量、胸痛、酸碱失衡和电解质紊乱等。②血气改善，吸入氧气浓度及每分通气量逐步降低后，动态观察见血气继续好转，$PaCO_2$ 逐步下降和 PaO_2 逐步升高。Ⅰ型呼吸衰竭患者吸氧流量 3 ~ 5L/min 时 PaO_2 仍可保持在 8.0kPa 以上；Ⅱ型呼吸衰竭患者改用低流量吸氧后 PaO_2 达 6.67kPa，伴 $PaCO_2$ 降低，意识清楚。③常用试脱法，首先试脱机 15 ~ 30min，观察呼吸频率和费力程度，并作血气监测。若能耐受则逐步延长脱机时间，先日间脱机，后夜间脱机，逐步过渡到安全自主呼吸。或经 IMV 过渡，逐渐减少指令呼吸次数以至完全脱离呼吸机。④在脱机前不要用镇静剂。⑤脱机前应特别注意营养治疗，以利呼吸肌功能恢复。

3. 积极控制呼吸道感染：呼吸道感染既是呼吸衰竭的常见病因或诱因，又可能是呼吸衰竭患者的并发症。因而，积极控制肺部感染是治疗呼吸衰竭的重要问题。呼吸衰竭患者肺部感染问题要掌握 3 项原则：第一是预防，包括室内环境、空气、医疗器械的消毒及医护人员的规范操作，尤其是应用湿化瓶、吸引器、雾化器和呼吸机者应十分注意交叉感染的预防，气管切开者应严格做好护理工作，第二是分泌物的引流，如果普通吸痰方法效果不好时，可考虑利用纤维支气管镜引导下把局部黏稠痰液吸出或同时用支气管灌洗术来清除分泌物；第三是抗生素的应用，在采用经验性治疗基础上，尽快搞清致病菌及药物敏感试验，转入特异性治疗。

4. 处理并发症

呼吸衰竭患者容易出现各种并发症。应密切观察，早期发现，及时处理。

（1）纠正酸碱平衡失调：①呼吸性酸中毒治疗的关键在于改善通气；②呼吸性碱中毒治疗的关键在于处理病因；③呼吸性酸中毒合并代谢性酸中毒常使 pH 明显降低，当 pH < 7.20 时，可用适量碳酸氢钠静脉给药治疗，并注意消除酸中毒的原因；④呼吸性酸中毒合并代谢性碱中毒，应注意找出碱中毒的原因，应特别注意低钾、低氯性碱中毒。治疗上应补充氯化钾，若碱血症明显者可酌情用盐酸精氨酸静脉滴注，必要时应用 0.1N 稀盐酸静脉滴注（用 5% 葡萄糖液稀释），但应严密监测；⑤代谢性碱中毒者除注意补充氯化钾外，应找出原因，与持续胃管吸引有关者应停止吸引，如胃肠吸引不能停用时可于胃管

内注入适量稀盐液，或口服醋氮酰胺 250mg，以使肾脏减少对 HCO_3^- 的重吸收，促进排出。

（2）纠正电解质紊乱：呼吸衰竭患者应对血清电解质进行监测，除血清钾、钠、氯、钙离子外，还应注意血磷及血镁的监测，及时根据情况调节好电解质的平衡。

（3）防治消化道出血：呼吸衰竭患者可能合并消化道出血。有此倾向者可应用甲氰咪胍等 H_2 受体拮抗剂，并防止滥用糖皮质激素。

（4）治疗心力衰竭：酌情应用利尿剂，例如呋塞米 20mg，氨苯喋啶 50mg，顿服或由鼻饲管内注入。必要时也可静注呋塞米，但应注意防止电解质紊乱。如已出现左心衰竭者可在严密观察下应用少量毒毛旋花子素 K 或西地兰，静脉缓慢注射。慢性阻塞性肺病所致的心力衰竭尽量不用毛地黄制剂。

（5）防治肾功能衰竭：严重缺氧与急剧的二氧化碳潴留均可引起肾血管收缩，肾血流量下降。因而，关键在于呼吸衰竭的好转。并应注意氨基甙类抗生素和头孢菌素类抗生素对肾脏的毒副作用。必要时应用利尿药或透析疗法。

（6）防治二重感染：尤其是患有严重基础疾病或免疫功能低下的呼吸衰竭患者，治疗上又应用了广谱抗生素和糖皮质激素时，容易发生二重感染。常见的细菌有绿脓杆菌、克雷白杆菌、难辨梭状芽孢杆菌、金黄色葡萄球菌和真菌等，应注意预防或早期诊断，采取针对性治疗。

5. 营养支持疗法：近年来，国内外学者已十分重视呼吸衰竭患者的营养治疗。营养不良可造成全身和呼吸道抵抗力降低及由环境失稳，呼吸肌无力。能量不足使呼吸中枢对缺氧和二氧化碳的反应降低，加重呼吸衰竭。成人每天需要的基本总热量为 105kJ/kg，如果靠静脉滴注葡萄糖液难以满足此热量，故治疗上应计算所需热卡，并同时输入氨基酸、蛋白质和脂肪乳剂，补充必要的维生素。只有全面地进行营养支持，才有助于呼吸衰竭患者的康复。

附：成人呼吸窘迫综合征

成人呼吸窘迫综合征（ARDS）是一种临床上比较常见的急性进行性缺氧性呼吸衰竭。常发生于某些原发疾病如休克、创伤、严重感染、误吸、大手术后、中毒、急性胰腺炎等疾病的过程中。其病理生理主要改变为弥漫性肺损伤，肺微血管壁通透性增加和肺泡群萎陷，导致肺内右至左血液分流增加和通气与血流比例失调，肺顺应性降低，功能残气量减少。临床上表现为严重的不易缓解的低氧血症和呼吸频数、呼吸窘迫。

（一）临床诊断

1. 诊断：根据病史、症状、体征及实验室检查诊断，血气分析是诊断的必要条件。ALI 时肺氧合指数（ PaO_2/FiO_2 ）≤ 300，ARDS 时 PaO_2/FiO_2 ≤ 200；临床上除外心源性肺水肿。

2. 鉴别诊断：①肺不张；②自发性气胸；③上气道阻塞；④急性肺栓塞；⑤心源性肺水肿。

（二）治疗

1. 积极治疗原发病：防治 ALI 的原始病因、抗感染、保护胃黏膜屏障、呼吸道功能；

2. 氧疗：高浓度给氧，多数需机械通气，以尽快提高 PaO_2，使 PaO_2 ≥ 60mmHg；

3. 机械通气：应尽早进行。早期轻症无创正压通气，无效 / 加重行有创通气。

（1）呼吸末正压（PEEP）：ARDS 是应用呼吸末正压（PEEP）最主要适应证，但增加肺内正压，回心血量减少，降低心排血量，应用时应注意：①补充足够血容量，血容量不足者，易出现低血压，但过量会加重肺水肿；②从低水平开始，$5cmH_2O$，逐渐增加，一般为 10～18cmH_2O，争取使 PaO_2 维持在 60mmHg 以上，而 FiO_2 小于 0.6。

（2）小潮气量：ARDS 机械通气采用小潮气量，6～8ml/kg 体重，将吸气压控制在30～35cmH_2O，防止肺泡过度通气。可允许一定程度的 CO_2 潴留和呼吸性酸中毒，pH 在7.25～7.30，酸中毒重时可适当补碱。

4. 糖皮质激素：对长骨或骨盆骨折、急性胰腺炎、胃内容物误吸等并发的 ARDS 有肯定的治疗价值。

5. 其他：为早期补液以晶体为宜；减轻肺水肿，在血压稳定的情况下，液体入量轻度负平衡；出血多者最好输新鲜血；此外加强营养支持及监护。

第二节　自发性气胸

自发性气胸是指无外伤或医源性原因，肺组织脏层胸膜自发破裂，空气进入胸膜腔而形成的气胸。

一、病因和发病机制

自发性气胸可分为特发性和继发性两种。

1. 特发性气胸：气胸发生前临床及 X 线胸片均无肺部病变，好发于瘦长体型的健康青壮年男性。目前多认为系由肺组织先天性发育缺陷，或肺组织炎症愈后纤维组织牵拉及通气不畅，在胸膜下形成小疱（bled），破裂后即出现气胸。

2. 继发性气胸：继发于原有肺部或胸膜疾病，诸如慢性阻塞性肺气肿、肺结核、尘肺、肺大泡、金黄色葡萄球菌肺炎、支气管肺癌、弥漫性肺间质纤维化等。支气管哮喘发作期也偶有发生气胸。

二、临床特点

1. 临床类型：分三种气胸。

①闭合性气胸（单纯性气胸）：胸膜裂口小，随肺萎陷而关闭，不再漏气。

②张力性气胸（高压性）：胸膜腔内压力为正压，并持续升高，常超过 $10cmH_2O$，甚至达 $20cmH_2O$，抽气后可下降，但迅速上升。对呼吸循环功能的影响最大，必须紧急处理。

③交通性气胸（开放性气胸）：破裂口持续开启，胸腔内压在 0 上下波动。

2. 临床表现：主要为突发胸痛和呼吸困难。

（1）症状：①诱因（持重物、大笑、屏气、剧咳等）；②短暂的针刺或刀割样痛继之胸闷、气促、呼吸困难，咳嗽，痰少。③小量闭合性气胸数小时后渐趋平稳，量大或基础肺部疾病严重，症状重，不能平卧；④张力性气胸：症状重，甚至有意识障碍、呼吸循环衰竭。

（2）体征：①少量积气时体征不明显；②大量气胸时，气管向健侧移位，患侧呼吸运动、语颤减弱，叩呈过清音或鼓音，呼吸音减弱或消失，心或肝浊音界缩小或消失；③ Hamman 征；④液气胸时可闻及胸内振水音；⑤少数可发生双侧气胸，以呼吸困难为突出表现。

三、实验室检查

1.胸部X线检查：患侧透亮度增高，气胸线以外肺纹理消失，肺组织被压向肺门处萎陷，纵隔被推向健侧。严重张力性气胸可见纵隔疝，患侧肺疝入对侧，也可伴有纵隔气肿而出现"膈肌连续征"及颈胸部皮下积气征象。局限性气胸常需与附壁肺大泡相鉴别。患侧气胸常因胸膜受刺激而出现少量积液，并发血气胸或液气胸时则出现较大液平段。

2. 血气分析：严重气胸患者有条件时应作动脉血液气体分析，以了解是否存在呼吸衰竭，及时进行抢救。青壮年气胸患者常有不同程度的低氧血症；原有慢性阻塞性肺病的老年气胸患者除低氧血症外，可伴有二氧化碳潴留。

3. 胸腔镜检查：对于慢性气胸或多次反复发作的气胸可考虑进行胸腔镜检查，也可以用纤维支气管镜代替胸腔镜进行，窥察病变部位的具体情况，必要时可在胸腔镜下用胸膜硬化剂进行局部治疗。

4. 人工气胸箱测压：于抽气前及抽气后测压，并留针观察 2 ~ 3min。闭合性气胸为正压，抽气后压力下降，经观察压力不再升高；开放性气胸则压力波动在"0"即使大量抽气，压力亦无明显改变；张力性气胸压力常高至 +8cm 水柱以上，抽气后压力有暂时下降，留针观察 2min 后压力又迅速上升。

四、诊断

自发性气胸的主要诊断依据是：①突然患侧胸痛伴呼吸困难或伴有干咳；②气胸的体征；③X线胸片显示气胸征象。④患侧胸腔穿刺抽气测压可进一步区别气胸类型。

自发性气胸应注意与急性心肌梗死、肺栓塞、严重阻塞性肺气肿或支气管哮喘发作期以及肺大泡（尤其是附壁巨大肺大泡）等病相鉴别。位于下胸部的局限性气胸应注意与膈疝相鉴别。

五、治疗

自发性气胸的治疗原则：首先是排气，解除压迫症状，使肺及早复张；其次是防治并发症和治疗原发病。

1.排气治疗：自发性气胸肺压缩20%以下者无明显症状时不必排气治疗，可自行吸收。肺压缩较多而有症状，或原有严重的慢性阻塞性肺病虽然肺压缩不多，但症状严重，均需进行排气治疗。排气治疗的具体方法有以下几种：

（1）穿刺抽气：于患侧锁骨中线第二肋间或腋前线第四、五肋间，用针穿刺抽气，每次抽气 800 ~ 1000ml，或酌情增加抽气量，但抽气速度切勿过快。必要时重复进行，并用气胸箱观察压力变化情况。

（2）插小导管：用特制专用的较粗套管针按上述常规部位穿刺后取出针芯，送入硅胶管或较细的导尿管，连接橡皮薄膜切口指套，高压气体可从胸腔内排出。也可利用这一固定于胸壁的小导管反复进行抽气或连接水封瓶。

（3）肋间插管：于患侧锁骨中线第二肋间或腋前线第四或第五肋间切开皮肤约 2 ~ 3cm，用血管钳钝性分离皮下组织及肌层直至穿破壁层胸膜，用手指扩张并探查周围有无胸膜粘连，其后即用血管钳尖端夹住已准备好的"蘑菇头"橡皮管或粗橡皮管送入胸腔，连接水封瓶进行闭式引流。有以下 3 种方式，根据病情选用：

①单瓶闭式引流：导管与水封瓶内的长玻璃管连接，该玻璃管必须沉没于水面下 2cm 左右，这样，胸腔内气体即随同呼气排出体外。另一短玻璃管远离水面，与外界空气相通。

水封瓶固定于床边，其高度应比胸腔插管部位低40cm左右，切勿提高，严防把瓶内液体吸入胸腔内。

②双瓶闭式引流：甲瓶为直接与胸腔导管相连接的收集瓶。乙瓶为与收集瓶连接的水封瓶。双瓶闭式引流适用于胸腔内有较多液体，以便把引流出来的液体流入于收集瓶内。

③三瓶持续负压吸引闭式引流：在吸引器前安装一个负压吸引调节瓶，瓶中有3根管子，两根露出水面的短管子分别连接吸引器和第二个水封瓶，中间一根长管子为压力调节管，该管插入水中离水面8～12cm水柱深度即为负压调节至–8～–12cm水柱，如负压过大时，外界空气可由压力调节管进入瓶内。本法适用于高压性气胸、液气胸、开放性气胸。待肺完全复张后维持24～36h，然后将引流管夹住，观察24h，如不再出现气胸，可将导管拔除。

2. 外科处理：慢性气胸经内科治疗无效者，可考虑外科治疗，包括病变部位的胸膜修补术、部分胸膜切除术或肺叶切除等，根据具体情况由外科会诊后确定。

3. 复发性气胸的处理：有人主张向胸腔内注入胸膜硬化剂进行胸膜融合术治疗，例如，用50%葡萄糖液20ml；1%樟脑油10ml；20%滑石粉悬液10ml；自家血20～40ml或用四环素治疗。目前认为胸膜硬化剂中以四环素为最佳，剂量可按20mg/kg计算，在肺脏即将全部恢复张开时注入胸腔内，促使脏层与壁层胸膜粘连。

4. 并发症的处理

（1）液气胸（血气胸或脓气胸）：血气胸多由于胸膜粘连部位血管被撕裂。可作胸腔穿刺，吸出血液，或低位肋间插管用水封瓶引流。如肺复张后出血停止。可夹管观察24h，不再出血者可拔管。如仍出血不止或伴有休克者，应在输血后稳定血压条件下开胸手术止血。脓胸常因气胸处理不当发生感染所致，但亦可继发于肺内感染病灶。应在抗感染基础上尽快抽脓排气，及时放置较粗的肋间插管进行闭式引流，并注意保持引流管通畅。

（2）纵隔气肿：应及时缓解气胸压力，关键在于有效地治疗张力气胸，气胸缓解后纵隔气肿也能随之好转。如纵隔由气体积聚不能逸出，压迫大血管，出现胸骨后疼痛、气短、发绀或低血压时，需作锁骨上窝切开排气。

5. 治疗原发病：发生于肺结核的气胸患者应同时进行抗结核药物治疗；发生于慢性阻塞性肺气肿或肺大泡合并急性感染者应加强抗感染治疗及应用祛痰药与支气管解痉剂；发生于金黄色葡萄球菌肺炎的气胸或脓气胸患者应及时应用苯唑青霉素等药物治疗。

第三节　结节病

结节病是一种病因未明的全身各脏器和组织内均可发生的肉芽肿性疾病，其病理特点为非干酪样坏死的上皮样细胞的结节结构。80%～90%侵犯肺门淋巴结及肺部；皮肤、眼及网状内皮系统也易受损害。发病原因可能与感染性致病因子、免疫反应及遗传等因素有关。本病可发生于任何年龄，但以30～50岁女性较为多见。在我国，北方寒冷地区比南方多见。

一、病因

病因迄今未明。有的学者根据本端的流行病学特点和实验检查所见，认为可能与某些感染性因子（如细菌、病毒、支原体等）有关。结节病淋巴结和胸膜找到丙酸菌属细菌。松树花粉等发生的特异性组织反应，可能是免疫的异常反应、免疫复合物引起的微血管病变。有的学者报告有些病例发生在同一家族内，认为可能与遗传有关。但真正原因仍不清楚。

二、病理

结节病的主要病理特点是：①结节病肉芽肿为上皮样细胞的聚集，其中有多核巨细胞和淋巴细胞。在巨细胞的胞浆中可见多种包涵体，如卵圆形的舒曼小体和双折光的结晶以及星状小体。②结节内无干酪样坏死，偶见小灶性纤维素样坏死，抗酸染色阴性。这也是与结核病的鉴别要点。但总的说来，结节病的病理学改变缺乏特异性，应注意与其他肉芽肿性疾病作鉴别。

三、临床表现

结节病的早期常无明显症状，只是在胸部X线检查时发现纵隔淋巴结肿大才引起注意。急性型症状有长期发热、乏力、体重减轻、咳嗽、少量黏痰或血痰。纵隔及浅表淋巴结肿大。部分患者出现皮肤结节性红斑。慢性型病情发展缓慢，逐渐出现肺纤维化。

1. 症状和体征

（1）肺脏：约有90%左右的结节病患者肺脏受到侵犯。除肺门淋巴结肿大外，可出现肺内浸润病灶，咳嗽加重，痰少，偶带血丝，可伴有气促。合并肺部感染时症状进一步加重。肺纤维化逐渐加重，晚期可合并肺源性心脏病和呼吸衰竭。个别患者可有胸腔积液。

（2）淋巴结：纵隔及浅表淋巴结受侵犯者约占80%左右。结节病纵隔淋巴结肿大多为双侧性，部分患者在数月内可自行消失而遗留肺部病变。浅表淋巴结除颈部易受侵犯外，其他部位亦可受侵犯。

（3）皮肤：约30%左右患者出现皮肤损害，包括结节性红斑、冻疮样狼疮状损害、红皮病样损害、小丘疹或小斑点。偶有出现皮下巨大结节。

（4）肝脏和脾脏：约有50%～75%患者有肝脏或脾脏肿大。部分患者肝内出现巨大结节而误认为肝内肿瘤性占位病变。可有肝功能损害和碱性磷酸酶升高，脾功能亢进。

（5）心脏：约有5%左右病例心脏受到侵犯，引起心肌炎、心律失常或传导系统障碍。可发生心力衰竭或猝死。肺脏广泛性病变引起肺动脉高压、右心室后负荷增加，也可引起右心室肥厚及右心衰竭。

（6）眼部：约15%的病例有眼部受累及，常见有虹膜睫状体炎、葡萄膜炎、脉络膜视网膜炎、视神经炎、眼底出现蜡油滴样病变等。发生角膜炎、继发性青光眼或明显眼底病变时可严重损害视力。

（7）骨和关节：约10%左右的病例累及关节、骨骼和肌肉。关节痛可为早期症状，偶见指、趾、膝关节肿胀。X线检查可见四肢、手足的短骨多发性小囊性骨质缺损（骨囊肿）。与类风湿性关节炎不同，无骨质疏松改变。肌肉肉芽肿可引起局部肿胀、疼痛。肌肉活检有助诊断。

（8）神经系统：约5%左右的病例出现神经系统受累。面神经麻痹可能一侧或两侧先后发生；脑皮质受损可出现癫痫；肉芽肿性基底脑膜炎可侵犯颅神经而出现相应的症状；脑垂体受累时可引起尿崩症；下视丘受累可发生乳汁过多和血清泌乳素升高。

（9）其他器官：肾、肾上腺、甲状腺、腮腺、扁桃体、喉、胃肠、胰腺、生殖系统等均可受累而引起相应的症状，但均较少见。

2. 实验室检查

（1）血液检查：结节病活动期可有白细胞减少、贫血、血沉增快、人血白蛋白减少而球蛋白增加，白蛋白 / 球蛋白比例倒置。血钙、尿钙增加，血清尿酸增加，血碱性磷酸酶升高。

（2）血清血管紧张素转化酶测定（ACE）：结节病活动期此酶活性常增加，具有诊断意义及病情监测意义。正常值 17.6 ~ 34U/ml。

（3）免疫学试验：结节病活动期细胞免疫功能低下，约有 70% 左右病例 1 ： 100 旧结素（OT）试验呈阴性或弱阳性。免疫球蛋白 IgG、IgA、IgM 可正常或增高。类风湿因子有 10% ~ 47% 病例可出现阳性。

（4）结节病抗原（Kveim）试验：以病变淋巴结或脾组织制成 1 ： 10 生理盐水混悬液作为抗原。取混悬液 0.1 ~ 0.2ml 作皮内注射，10 天后注射处出现紫红色丘疹，4 ~ 6 周后扩大到 3 ~ 8mm，形成肉芽肿为阳性反应。切除阳性反应的皮肤作组织学诊断。阳性率为 75 ~ 85% 左右。

3. 活体组织检查：

取病变淋巴结、皮肤肌肉病灶、前斜角肌脂肪垫等做病理检查常有助确诊。无浅表淋巴结或皮肤病灶者可根据脏器受累情况取活检，例如肺活检、肝活检等。值得重视的是，国内近年来积累了通过纤维支气管镜取受累支气管内膜做活检，大多数病人获得病理诊断的经验。

4. 胸部 X 线检查

胸部结节病按病变发展的不同阶段，分为三型：

Ⅰ型：胸部淋巴结肿大约占肺部结节病的 63%。两侧肺门和气管旁淋巴结对称性肿大为本病重要的表现。单侧肿大极少见。一般可在 6 ~ 12 个月逐渐消失，亦有持续数年者。

Ⅱ型：胸部淋巴结肿大伴有肺部广泛浸润病变约占 30%。淋巴结可逐渐缩小，肺部病变广泛对称地分布于两侧，呈 1 ~ 3mm 的结节状、点状或絮状阴影。少数病例可分布在一侧肺或某些肺段。病灶可在一年内逐渐吸收，或发展为肺间质纤维化。

Ⅲ型：肺部纤维性病变。肿大的肺门纵隔淋巴结已完全看不到，或肺门部遗留下瘢痕，牵拉肺门部支气管及血管。肺纤维化阴影中常夹杂有肉芽肿的阴影或并发肺大泡。

5. 肺功能检查

结节病的肺功能损害主要为弥散功能障碍。晚期患者由于广泛肺纤维化而出现限制性通气功能障碍。血气分析常出现动脉血氧分压（PaO_2）及动脉血氧饱和度（SaO_2）降低，动脉血二氧化碳分压（$PaCO_2$）降低。

四、诊断

本病的诊断要点归纳为：①好发于 30 ~ 50 岁女性；②两侧肺门及浅表淋巴结肿大，肺实质浸润；③可能同时出现多系统多器官损害；④结素试验阴性或弱阳性；⑤ Kveim 试验阳性；⑥血管紧张素转化酶（ACE）活性增加；⑦浅表淋巴结、肺组织或其他受累及组织活检。

结节病应注意与肺门淋巴结结核、淋巴瘤及肺转移癌作鉴别诊断。

五、治疗

部分结节病患者无症状、病情稳定，可自行缓解者不需治疗。如病情进展、侵犯主要器官，出现症状者应及时进行治疗。具体治疗措施如下：

1. 肾上腺糖皮质激素：可抑制结节病的活动性，防止病变发展，促进自愈。常用泼尼松每日 30～40mg，症状改善及病灶吸收后逐渐减量，持续 6 个月或酌情延长。

2. 氯喹：为较弱的免疫抑制剂，每日 250mg，3 个月后改为每周 2 次，共用半年。

3. 对氨苯甲酸钾：用于治疗结节病所引起的肺纤维化与冻疮样狼疮状皮肤损害，有一定效果。剂量每次 3g，每日 4 次，连服数月。

4. 免疫抑制剂：硫唑嘌呤、氨甲蝶呤等，可在皮质激素应用无效时采用。

5. 高尿钙治疗：对持久性高尿钙者应给予低钙饮食，口服磷酸盐制剂，以减少钙的吸收。

6. 提高免疫功能：针对结节病活动期存在细胞免疫功能低了，可试用有助于提高细胞免疫功能的药物，例如左旋咪唑、转移因子、胸腺素、卡介苗等，以及具有提高细胞免疫功能的中药。

第四节 尘肺

尘肺系由于长期吸入有害粉尘而致肺组织呈弥漫性间质纤维化改变。引起尘肺的粉尘种类很多，不同的粉尘引起相应的尘肺。例如吸入二氧化矽引起矽肺；吸入大量煤尘可引起煤工尘肺；吸入石棉粉尘可引起石棉肺。在各种尘肺中，以矽肺最常见，危害最大。而煤工尘肺中亦因具体接触粉尘性质的不同，可产生煤肺（10%）、矽肺（10%）和煤矽肺（80%）。煤矽肺的临床表现及 X 线分期与矽肺大致相同，故在本节中以矽肺为例。

一、病因及发病机制

病因：长期吸入含游离二氧化矽的石英粉尘，在肺部沉积致病。二氧化矽为矿物和岩石的主要成分，矿山开采、隧道挖掘、耐火工来、玻璃制造、喷砂等矽尘作业人员，如生产过程中不注意安全防护，不严格执行操作规程，长期吸入矽尘或短期内吸入大量矽尘均可致病，尤其是吸入 0.5～2μm 大小的粉尘，危害更大。原有慢性支气管炎或伴肺气肿者在同一作业环境下也较易患病。总之，作业环境中空气粉尘浓度、粉尘中游离二氧化矽含量、粉尘颗粒大小、接触时间以及人体的防御机能都影响矽肺的发生及其严重程度，发病工龄短者数年，长者十数年。近年来由于坚持防范措施，改善作业环境，矽肺发病率有所下降。

矽肺的发病机制至今尚未完全清楚，目前较为重视的有两种学说：

1. 肺脏巨噬细胞破坏学说：吸入的二氧化矽被肺脏巨噬细胞所吞噬，其后被带到肺泡间隔或沿淋巴管而到达各级淋巴结。含尘的巨噬细胞因二氧化矽的毒性作用而坏死、崩溃，并释放一种致纤维化因子，激活成纤维细胞，在细支气管周围及（或）小血管周围出现成纤维细胞反应，使巨噬细胞聚积处发生胶原纤维增生而致纤维化。同时，崩溃的巨噬细胞再度游离出二氧化矽，并刺激 II 型肺泡细胞释放出一种类脂质因子，刺激骨髓干细胞，提供更多的巨噬细胞再度吞噬游离的二氧化矽颗粒，如此重复进行，导致肺间质弥漫性、进行性纤维化。

2. 免疫学说：崩溃的巨噬细胞产生抗原物质（黏蛋白和脂蛋白），刺激免疫活性细胞产生自身抗体，抗原抗体反应产生沉淀物，沉积在新生的网状纤维上，形成矽结节的透明样物质。同时，发展中的矽结节周围，可看到较多的浆细胞。此外，矽肺患者血清中丙种球蛋白含量常常增高。这些情况说明矽肺患者的肺部和全身都有复杂的免疫反应。

二、病理

矽肺的基本病理改变包括矽肺结节形成和肺间质纤维组织增生。

1. 矽结节的形成：早期的矽结节为细胞性结节，由含有矽尘微粒的巨噬细胞层层围绕细小血管而成。随后，细胞结节中的巨噬细胞坏死、崩溃，进而发生纤维化，形成"纤维细胞性结节"。其后，病灶发生玻璃样变，形成一个围绕血管呈同心圆样排列的玻璃样变的胶原纤维结构，即为典型矽结节。矽尘还可随组织液流向其他部位形成新的结节，此为脱离粉尘作业后，矽肺仍然可以继续进展的原因。矽结节不断增大及相互融合，形成大的"团块"，其中的肺组织、细支气管、小血管等均遭破坏，失去原有结构，甚至发生坏死，偶有形成空洞。

2. 肺间质的改变：主要为广泛肺间质纤维化，肺泡壁变厚，肺弹性减退。病灶纤维性收缩使支气管受压、扭曲变形、管腔狭窄，发生肺气肿或肺大泡。有时支气管腔完全阻塞，使所属肺泡萎陷或小叶不张。血管周围的纤维组织增生、收缩，引起血管变形、扭曲，同时由于血管壁本身也可发生纤维化，使管腔缩小乃至闭塞，造成肺血流阻力增加，右心室后负荷加重，后期可导致肺源性心脏病。

此外，肺淋巴系统亦受损害，淋巴结内矽结节形成，淋巴结肿大变硬，淋巴结内或其外周出现钙盐沉着。胸膜上也可出现矽结节及纤维组织增生，引起胸膜肥厚、粘连。

三、病理生理

早期呼吸功能常无明显改变，随着病情的进展，出现限制性通气功能障碍或混合性通气功能障碍。由于肺间质病变及肺泡壁变厚，常出现弥散功能障碍，由于气体及血流分布不均匀而出现通气 – 血流比例失调，引起低氧血症。晚期患者也可出现低氧血症与高碳酸血症同时并存，发生呼吸衰竭。

四、临床表现

1. 症状：早期矽肺常无明显症状。病情加重后，常出现下列症状：

（1）气短是矽肺的主要症状，早期多在劳动时出现，休息即可缓解。以后逐渐加重，晚期患者休息时也出现气短，甚至发绀。

（2）胸痛：发生较早，多为一过性针刺样疼痛，或持久性轻度隐痛，多位于前胸中部的一侧或两侧，与呼吸及体位无关，往往在气候变化、阴雨天时加重。晚期患者胸痛反而减轻，而代之以胸闷、紧迫感及呼吸困难。

（3）咳嗽：早期单纯矽肺患者多无咳嗽或仅有轻咳。晚期患者常因合并感染或结核而表现咳嗽加重，痰量增加。

（4）咯血：单纯矽肺患者咯血少见，合并结核时常有咯血。

（5）其他症状：食欲减退、体重减轻、乏力、盗汗等。部分患者可有失眠、心慌、易怒、烦躁等症状。

2. 体征：早期矽肺常无异常体征。Ⅱ、Ⅲ期患者多有肺气肿体征，合并感染时可闻干、湿啰音。肺由大片病变融合时可有实变体征，一侧纤维化显著时可引起纵隔移位，气管偏向患侧。晚期并发肺心病时可有肝大、颈静脉怒张和下肢浮肿等心力衰竭的体征。

3.化验检查：血清 IgG 和 IgA 增高，人血白蛋白降低。晚期患者可有血沉增快或继发性红细胞增多。

4.胸部 X 线检查：根据病变的不同阶段，X 线胸片有不同表现：①肺纹理增加呈网纹状阴影；②在网纹状基础上出现直径 2～4mm 的圆形或椭圆形、边缘锐利、中心密度较高的结节影。晚期患者小结节有融合现象，呈大块融合病灶；③肺门淋巴结肿大，偶有见到"蛋壳样"钙化阴影；④可并发肺气肿、肺大泡、胸膜增厚、粘连或肺心病右心室增大等改变。

5.肺功能测定：早期矽肺患者通气功能测验大多正常，但可能较早出现弥散功能降低。随着病情的发展，可因肺纤维化和继发性肺气肿而导致限制型和阻塞型的混合性呼吸功能障碍，肺顺应性降低。动脉血氧分压及动脉血氧饱和度降低。晚期患者可出现低氧血症与高碳酸血症同时存在。

五、诊断

本病主要根据职业史及 X 线胸片做出诊断。我国现用的尘肺 X 线诊断标准也适用于矽肺。

1.无尘肺（代号 0）

0：无尘肺的 X 线表现

0^+：X 线表现尚不够诊断为"Ⅰ"者

2.一期尘肺（代号Ⅰ）

Ⅰ：有密集度Ⅰ级的类圆形小阴影，分布范围至少在两个肺区各有一处，每处直径小于 2cm；或有密集度Ⅰ级的不规则形小阴影，其分布范围不少于两个肺区。

$Ⅰ^+$：小阴影明显增多，但密集度与分布范围中有一项尚不够定为"Ⅱ"者。

3.二期尘肺（代号Ⅱ）

Ⅱ：有密集度 2 级的类圆形或不规则形小阴影，分布范围超过四个肺区；或有密集度 3 级小阴影，分布范围达到四个肺区。

$Ⅱ^+$：有密集度为 3 级的小阴影，分布范围超过 4 个肺区。或有大阴影尚不够为"Ⅲ"者。

4.三期尘肺（代号Ⅲ）

Ⅲ：有大阴影出现，其长径不小于 2cm，宽径不小于 1cm。

$Ⅲ^+$：有单个大阴影或多个大阴影，面积总和超过右上肺区的面积。

本病需与粟粒性肺结核、细支气管肺泡癌、肺含铁血黄素沉着症、结节病、致纤维性肺泡炎、肺泡微石症以及结缔组织疾病肺表现相鉴别。

六、治疗

1.停止与矽尘接触，调离粉尘作业，并注意加强营养与适当休息，增强抵抗力。

2.药物治疗：

（1）克矽平（聚 2-乙烯吡啶氮氧化合物，即 P_2O_4），对Ⅰ、Ⅱ期矽肺有一定疗效。用法：4% 水溶克矽平 10ml，每日喷雾吸入一次；或用 4% 水溶液 4～6ml 每日肌注 1 次；亦可采用隔日交替雾化和肌肉注射治疗。3 个月为一疗程。间隔 1～3 个月后可重复治疗，可用药 2 ~ 3 年。本药毒性较低，副作用少，使用安全。肌注可有局部发红、硬结反应，个别出现轻度过敏反应。

（2）磷酸哌喹（抗矽 14）0.5g，每周 2 次，首次剂量加倍，3 个月为一疗程，间歇 3 个月后再行复治，停药时间不能超过 2 年（以 1 年半为宜），否则有"反跳"现象。毒副作用可有头昏、恶心、食欲减退等，多为一过性。偶有出现心、肝、肾不良反应，及时停药后可恢复正常。

（3）磷酸羟基哌喹 0.25 ~ 0.5g/ 次，晚饭后顿服，每周 2 次，3 ~ 6 个月为一疗程，间隔 1 ~ 2 个月可复治。其疗效略优于磷酸哌喹。毒副作用较少，主要有肌肉震颤及消化道反应，偶有肝损害或心脏反应。并发肺结核者不宜服用或慎用。

（4）汉防已甲素每次 100mg，口服，每日 2 ~ 3 次，3 ~ 6 个月为一疗程。初 3 年每年服 2 个疗程，以后每年 1 ~ 2 个疗程。本药大剂量应用时对心、肝、肾有毒副作用，应予注意。

3. 对症处理：咳嗽、咳痰者可用必嗽平、咳必清；气喘者可用氨茶碱；胸痛者可用去痛片或颅痛定；合并非特异性感染者可给予抗生素；合并肺结核时应用抗结核药物治疗。

七、预防

防尘是预防矽肺的根本措施，包括：①改革生产工艺，应用密闭方法、湿式作业、改善通风，以减少工场空气粉尘含量，每立方米由粉尘量应减至 2mg 以下，或每立方厘米内颗粒减至 150 个以下。②如空气中粉尘不能有效地减少至安全浓度，则应戴防尘面具工作。③定期作 X 线胸片检查，一旦发现矽肺，应及时改换工作。④凡患有肺结核或慢性阻塞性肺病者，不宜参加接触矽末的工作。

第五节　肺结核

结核病是由结核杆菌引起的慢性传染病，可累及全身多个脏器，但以肺结核最为常见。

【肺结核的流行概况】

据中国结核防治研究中心调查报告，我国曾于 1979 年和 1984–1985 年度进行过两次全国抽样调查，三项重要指标结果如下：1979 年活动性肺结核患病率为 717/100000；痰菌涂片阳性率为 187/100000；年感染率为 0.83%。1984—1985 年度活动性肺结核患病率为 550/100000；痰菌涂片阳性率为 156/100000；年感染率为 0.60%。其中，以新疆维吾尔自治区患病率最高，为 1200/100000，北京市患病率最低，为 200/100000。至 1985 年，估计全国活动性肺结核约有 570 万人，菌涂片阳性者约有 162 万人。这些调查资料说明，我国的肺结核病上述三项重要指标虽有逐渐下降，但目前仍是危害我国人民健康的主要疾病之一。

【病因及发病机理】

1. 结核杆菌　结核菌属于放线菌和有关微生物群（Part），分枝杆菌科（Family），分枝杆菌属（Genus）。结核菌生长缓慢，人工培养需 4 ~ 6 周才能繁殖成明显的菌落。涂片染色具有抗酸性，亦称抗酸杆菌。镜检为细长、稍弯的杆菌。对外界抵抗力较强，在阴湿处能生存 5 个月以上；但在烈日曝晒下 2h，5 ~ 12% 来苏液接触 2 ~ 12h，70% 酒精接触 2min，或煮沸 1min，能被杀灭。结核杆菌可分为人型、牛型、鸟型及鼠型等种类。前两型（尤以人型，标准菌株 H37Rr）为人类结核病的主要病原菌。牛型结核杆菌可经饮用未消毒的带菌牛乳引起肠道结核感染。结核杆菌的代谢状态因其在病灶由所处的状态而不同：①处于细胞外，生长繁殖旺盛的菌群，其致病力强，传染性大，但易被药物所杀灭；②处于吞噬细胞内酸性环境中，代谢低下、繁殖缓慢的菌群，因有细胞膜阻碍，分子量大的药物不易渗入；③处于干酪灶内，呈现静息状态，近似休眠的菌群，药物不易发挥效力，一旦环境适宜，即有间断繁殖之势；④休眠菌群，为处于休眠状态的衰老的结核杆菌，药物不起作用，主要靠机体的防卫能力将其杀灭。

2. 发病机理 结核病的感染途径主要是通过呼吸道传播。传染源主要是排菌的肺结核病人，尤其是痰涂片阳性未经治疗者。健康人吸入病人咳嗽、打喷嚏时喷出带菌飞沫，容易引起肺部感染。病人随地吐的痰干燥后，痰菌随尘埃飞扬，被人吸入后亦可感染。传染的次要途径是经消化道进入体内。少量而毒力弱的结核菌多能被人体防御机能所杀灭。只有受到量大而毒力强的结核菌侵袭并且人体免疫力低落时才易发病。其他感染途径，如通过皮肤、泌尿生殖道则很少见。结核菌侵入并感染机体后产生了免疫性和变态反应，但是否发病，则取决于免疫性与变态反应性孰占优势。

（1）免疫反应：人体对结核菌的免疫性有非特异性免疫和特异性免疫。非特异性免疫力是人体与疾病斗争而逐渐构成的一种防御机制，可受多种因素的影响，如营养状况、居住条件、合并疾病、疲劳、创伤和精神因素等。婴幼儿非特异性免疫性尚未完善，对结核菌的易感性特别高。特异性免疫是人体对结核菌产生的对该病原的免疫力。结核病的免疫有自然免疫和人工免疫两种：前者经结核菌的自然感染而产生；后者是人工接种卡介苗的效果。一般地讲，自然免疫比人工免疫为强，且较持久。人工接种卡介苗所获得的特异性免疫力不能持久，每隔几年需要重复接种。目前认为，结核病的特异性免疫主要是细胞介导的免疫反应，结核菌所引起的组织学反应呈现细胞免疫的典型改变。

（2）变态反应：结核病的变态反应是由 T 细胞、巨噬细胞和它们所释放的活性物质所引发的Ⅳ型超敏反应，即迟发型过敏反应。具有变态反应基础的人再次接触结核菌时，致敏的 T 淋巴细胞就释放出炎性因子、淋巴细胞毒等，使局部病灶出现渗出性炎症，甚至干酪样坏死，并伴有发热、乏力及食欲减退等全身症状。此外还可能有多发性关节炎、皮肤结节性红斑及疱疹性角膜结膜炎等。这些结核病变态反应的表现常发生于原发感染的病人。

Koch 现象证明：将结核菌注入 6 周前已受过结核菌感染的豚鼠皮内，局部迅速出现炎性硬结，继而坏死，但局部淋巴结不受感染，坏死处也迅速愈合。在以前未受过结核菌感染的豚鼠则反应不同，注射结核菌后局部虽迅速愈合，但两周后又出现局部感染并有溃疡形成，局部淋巴结也受累及，且持续不愈，直到动物死亡。Koch 现象说明结核病的免疫反应和变态反应基本上是一个矛盾的两个方面，密切相关，相互对立又互作用，有利于帮助我们认识结核病的发病机理及临床表现。

【病理】

肺结核的基本病理改变有渗出性、增殖性及干酪性三种，常交错存在。病变的发生、发展或静止，好转主要取决于机体免疫反应与变态反应的具体情况。

1. 结核病的基本病理改变

（1）渗出性病变：当机体变态反应占优势时，出现渗出性为主的病变。渗出可因结核菌的数量不等而有以下三种：①多形核细胞性肺泡炎，病变早期肺泡炎以多形核中性粒细胞为主，伴有一些纤维素、水肿和大量结核菌。②纤维素性巨噬细胞性肺泡炎，肺泡内有含结核菌的巨噬细胞、纤维素、一些细胞外结核菌和少数多核白细胞，极易发展为干酪性坏死。③纤维素性肺泡炎，肺泡内没有或仅有少量细胞，而以纤维素性病变为主，结核菌罕见。这种病变也容易干酪化。

（2）增殖性病变：当机体免疫反应占优势时，入侵的结核菌被多形核、单核细胞包围，演变为类上皮细胞，类上皮细胞结节形成。几十个小结节融合成肉眼所见的粟粒结节。若病灶周围有新的毛细血管、淋巴细胞、成纤维细胞和结缔组织增生，则形成结核性肉芽肿。增殖病变中结核菌数量少。

（3）干酪性病变：干酪性病变是由渗出性病变或增殖性病变在机体变态反应性占优势的情况下发生坏死而形成。肉眼观察为浅黄色、坚实的凝固状物质，很像干酪。干酪病变是肺结核以后进一步恶化的隐患，病灶与支气管沟通后，带有结核菌的干酪性物质可引起支气管播散及空洞形成。

以上三种病理改变可同时存在于一个肺部病灶中，但往往有一种病变是主要的。例如渗出性病变和增殖性病变的中央，常有少量干酪样物质；而干酪样病变为主者，亦常伴有不同程度的渗出和结核结节形成。

2. 结核病变的转归　干酪性坏死病灶中结核菌大量繁殖可引起液化，部分被吸收，部分由支气管排出后形成空洞，亦可在肺内造成支气管播散。当人体免疫力增强和在抗结核药物治疗下，病灶可以逐渐愈合。渗出性病变可以通过单核—巨噬细胞系统的吞噬作用而吸收消散，甚至不留瘢痕。较小的干酪性坏死或增殖性病变也可经治疗吸收、缩小，仅遗留轻微的纤维瘢痕。病灶在愈合过程中常伴有纤维组织增生，形成条索状瘢痕。干酪性病灶也可由于失水、收缩和钙质沉着，形成钙化病灶而愈合。

3. 结核病灶的播散途径　肺结核病变的播散有以下几种途径：①支气管内播散：干酪性坏死物质流进支气管造成肺内小叶性或大叶性分布的新播散灶；②淋巴道播散：原发性肺结核通过引流淋巴管向心性播散至肺门、纵隔淋巴结，形成淋巴结结核；③血行播散：肺内病灶中的结核菌，短期内连续大量溃入肺动脉或肺静脉内，分别引起肺内或全身血行播散，发生急性血行播散型结核。或是少量结核菌反复多次进入血行，形成亚急性或慢性血行播散。血行播散也可来源于淋巴结核和肺外结核灶。④直接播散：肺结核病灶向四周扩散，形成肺内新病灶。或直接侵犯邻近胸膜，形成结核性渗出性胸膜炎或结核性脓胸。

【临床表现】

1. 症状

（1）全身症状：全身毒性症状表现为午后低热、乏力、食欲减退、体重减轻、盗汗等。当肺部病灶急剧进展播散时，可有高热。妇女可有月经失调或闭经。

（2）呼吸系统症状：①咳嗽：一般为干咳或只有少量黏液痰。伴有继发感染时，痰液可变为黏液脓性或脓性。②咯血：约 1/3 病人有不同程度的咯血。痰中带血可因炎性病灶的毛细血管扩张及损伤渗血引起；中等量以上的咯血可因病灶小血管损伤引起；空洞由小动脉瘤破裂则引起血色鲜红的大咯血。肺部结核性支气管扩张亦是引起咯血的常见原因。大咯血的标准是指一次咯血量超过 200ml，或 24h 由咯血量超过 500ml。大咯血的最大危险是引起窒息。此时病人神色紧张，烦躁、呼吸困难、发绀或伴有循环衰竭和意识障碍，应立即进行抢救。③胸痛：炎症波及胸膜壁层时可引起胸痛。随呼吸和咳嗽而加重。此外，肺内结核病灶也可通过迷走神经的感觉纤维传入而感到无准确定位的胸内钝痛或不适。④呼吸困难：慢性重症肺结核已引起肺功能明显损害者，可出现渐进性呼吸困难。

2. 体征　早期病变较轻、病灶小或病变位于肺组织深部者，常无异常体征。若病变范围较大，患部可出现实变体征：患侧呼吸动度减弱，语颤增强，叩诊呈浊音，听诊可闻支气管肺泡性呼吸音或肺泡性呼吸音减低。因肺结核好发于上叶的尖后段或下叶尖段，故锁骨上下、肩胛间区叩诊稍浊，咳嗽后闻及湿啰音时，则对诊断有重大意义。当肺部病变发生广泛纤维化或胸膜增厚粘连时，则患侧胸廓下陷、肋间变窄、气管移位、叩诊浊音，而对侧出现代偿性肺气肿体征。

3. 实验室检查

（1）细菌学检查：痰中找到结核菌是确诊肺结核的主要依据。痰菌阳性说明病灶是开放性的。若排菌量多（每毫升 10 万条以上），直接涂片法易呈阳性。浓缩法涂片能提高阳性率。荧光显微镜检查适用于大量标本快速检查。结核菌培养更为精确，可了解结核菌有无生长繁殖能力，并可作药物敏感试验和菌型鉴定，但培养法常需 4 周以上才能得出结果。必要时还可作动物接种以发现极少量的结核菌，并可了解其致病力。

（2）血清学检查：结核病的血清学诊断方法诸如补体结合试验、红细胞凝集试验、凝集反应、沉淀反应以及琼脂扩散反应等因无确切的实际临床价值而未被采用。但近年来随着免疫学的发展，用酶联免疫吸附试验法（ELISA）测定抗 PPD-IgG 有一定意义。

（3）血沉：活动性肺结核常有血沉增快，但对肺结核的诊断无特异性。血沉的临床价值主要在于可作为病情活动性的一个指标。

（4）结核菌素试验：结核菌素（简称结素）试验是检查机体有无结核菌感染的一种皮内试验。有粗制品旧结素（O.T.）和纯蛋白衍化物（P.P.D）两种。我国仍多用旧结素，一般以 1：10000 稀释液 0.1ml（1u）或 1：2000 稀释液（5u）于前臂屈侧皮内注入，经 48 ~ 72h 测量皮肤局部硬结直径。硬结直径在 5mm 以下为阴性；6 ~ 10mm 为阳性（+）；10 ~ 20mm 为（++）：21mm 以上为（+++）；硬结伴有水泡形成的为（++++）。结素的纯蛋白衍化物（P.P.D）更为精纯，不产生非特异性反应。稀释度为 1：50000 的 P.P.D 0.1ml 含量为 0.02pg，相当于 1 个单位的国际结素；稀释度为 1：10000 的 P.P.D 0.1ml 含量为 0.1pg，相当于 5 个单位的国际结素。使用国际卫生组织统一供应的 PPD-RT2s 时，2 个结素单位，硬结直径大于 6mm 时为阳性。结素试验阳性只表明机体受过结核菌感染，其临床意义除广泛用于调查人群结核病感染率以外，也可作为诊断的参考依据；但应注意以下几点：①未感染结核病者，结素反应阴性。但当机体处于免疫缺陷，使用皮质激素和免疫抑制剂、恶性肿瘤或重症肺结核，均可出现阴性结果。②卡介苗接种 6 ~ 12 周后，反应由阴性转阳性。但硬结直径一般不超过 15mm。③原发综合征患者，或支气管淋巴结结核，变态反应性高，结素试验常呈强阳性反应。④2 岁以下幼儿若呈强阳性反应，视为体内有活动性病灶。⑤城市居民大多已有过结核菌感染，若呈（+）阳性反应诊断价值不大。若 1：10000

皮试呈强阳性反应，常表示体内有活动性结核病灶，有诊断意义。⑥非典型分枝杆菌感染也引起结素试验阳性反应。

4. 胸部 X 线检查 胸部 X 线检查不但可早期发现肺结核，而且可对病灶部位、范围、性质、发展情况和治疗效果做出判断，也是制订治疗方案的重要依据。除荧光透视和 X 线摄片外，前弓位摄片有利于观察肺尖部病变；体层摄片有利于进一步看清病灶及空洞。近年来随着影像学的发展，胸部电子计算机断层扫描 CT 更能进一步搞清肺内病灶情况及用作鉴别诊断，磁共振成像 MRl 对于肺门及纵隔区淋巴结核及其与周围血管的关系更能详细了解。但后两项检查收费昂贵，对多数病例来说也不必要，故以胸部 X 线透视或照片作为基本检查。肺结核的常见 X 线表现有：①以渗出性为主的病变，表现为片状阴影，中心较浓而边缘较淡，境界模糊，一般形容为"云絮状"阴影。②以增殖性为主的病变，表现为致密的边缘清楚的粟粒样大小或呈"梅花瓣"状阴影，一般形容为硬结性阴影。③以干酪坏死为主的病变，表现为密度浓厚、均匀一致的片状或团块状阴影。干酪病灶中央可因液化、坏死的内容物排出后形成空洞。④病灶好转或稳定后遗留硬结、钙化或纤维化。

【肺结核的临床类型】

1. 原发型肺结核 原发型肺结核大多发生于儿童，也可见于来自农村的新兵或从边远山区初入在城市的成人。症状多轻微而短暂，可类似感冒，有低热咳嗽、食欲不振、体重减轻，数周好转。典型的 X 线征象是肺内原发病灶、淋巴管炎和同侧肺门淋巴结肿大，呈"哑铃"状。但多数病童肺内病灶自行吸收或钙化，只留下肺门淋巴结结核，长期不愈，甚至蔓延至附近的纵隔淋巴结。有时肿大的肺门淋巴结压迫支气管，导致肺不张、反复感染或遗留支气管扩张。少数原发型肺结核患者因免疫力低下，初感染后病情不断恶化，可能出现下列情况：①病灶波及胸膜，引起结核性胸膜炎；②肺门淋巴结内干酪性坏死物破入支气管内，引起支气管播散或干酪性肺炎；③病灶溃入肺内血管，引起血行播散型肺结核。

2. 血行播散型肺结核 引起血行播散的细菌事来源于肺内原发感染灶或肺门淋巴结结核内的干酪样坏死灶。但在成人亦可由继发性肺结核或肺外结核病灶；如泌尿生殖系的干酪样病灶溃破至血管引起。

急性血行播散型肺结核（急性粟粒型肺结核）是由于大量结核菌一次或短时间内相继进入血流。临床表现起病急，常有严重的结核中毒症状：高热、盗汗、乏力、干咳、呼吸困难，甚至发绀。除肺部外，可能累及脑膜、腹膜或肝脾等。肺部体征可不明显或听到散在湿啰音，肝脾可能轻度肿大。并发脑膜炎者有脑膜刺激征。血白细胞计数正常或稍减少。血沉加快，痰内不易找到结核杆菌（除非肺内原有开放性结核病灶，否则痰菌常为阴性）。结核菌素试验阳性或阴性。眼底检查可能见到视网膜上有黄白色粟粒样结节，X 线胸片见两肺野均匀满布大小相等的粟粒样结节阴影，但常在起病后两周左右胸片上粟粒影像才显示清晰。

亚急性或慢性播散型肺结核是由于少量结核菌分批多次侵入血流。亚急性病例可能有中度结核中毒症状和轻度呼吸道症状，体征多不明显或可伴散在水泡音。结核菌检查常为痰菌阴性。X 线胸片可见分布不均匀、大小不等，新旧不等的散在斑点状阴影，病变常以两肺上野为主。慢性病例多无明显症状，主要经 X 线胸片证实。

3. 浸润型肺结核 本型肺结核在成人中最为常见。绝大多数属于继发型肺结核。其临床症状根据病灶质。范围及人体反应性而异，早期、轻症患者可无明显症状。病变范围大、活动性高则出现结核中毒症状和呼吸道症状，病变部位可有不同程度实变体征或出现湿啰音，血沉增快，痰菌可出现阳性。病灶多在上肺野，X线胸片显示为片状、絮状阴影，边缘模糊。病灶干酪样坏死液化与支气管相通后形成空洞或支气管播散。干酪样肺炎或结核球亦属于此型。

浸润型肺结核病程中出现各类型空洞；痰菌多为阳性，具有传染性。空洞的转归有以下几种方式：①空洞内容物渐排空，洞壁向心性收缩、闭合，最终形成纤维化，②空洞的引流支气管被阻塞，空洞内容物浓缩，周围被纤维包膜包裹，形成浓缩空洞；③浸润型肺结核伴有支气管内膜结核形成活瓣机制时出现薄壁张力性空洞，经化疗后内膜结核好转后活瓣机制消除后，张力性空洞可能随之好转或闭合；④经有效化疗后，肺空洞可能形成洞壁为纤维组织的无菌空洞，经连续观察痰菌一直阴性；从细菌学观点看已得到治愈，称为开放愈合性空洞（净化空洞），⑤空洞经久不愈，可由浸润型肺结核变为纤维厚壁空洞，反复咯血，反复播散，病程迁延或继续恶化。

4.慢性纤维空洞型肺结核　本型肺结核多由于肺结核未及时发现或治疗不当，空洞长期不愈，空洞壁逐渐变厚，病灶出现广泛纤维化，其特征是明显的肺纤维化与空洞同时存在，常伴有支气管播散病灶，也是病情反复恶化的结果。病程长达数字或数十年之久，空洞长期存在，是结核病的重要传染源。患者显慢性病容，消瘦、衰弱、贫血、咳嗽、咳痰、反复咯血、逐渐出现呼吸困难。肺组织广泛破坏，纤维组织大量增生，可致肺叶或一侧全肺收缩，呼吸功能消失，称为"毁损肺"。晚期因心肺功能障碍导致慢性肺源性心脏病。本型肺结核主要体征是气管向病重一侧移位，胸廓塌陷，呼吸动度受限，叩诊浊音，听诊可闻水泡音。来被损害的肺组织则出现代偿性肺气肿。痰菌阳性，且多有耐药性。胸部X线检查见肺内有一个或多个空洞，肺门抬高，肺纹呈垂柳状，肺内广泛纤维组织增生，也可夹集渗出性和增殖性病变，以及由于反复支气管播散遗留下的新、老病灶，伴有胸膜肥厚粘连。

【诊断】

肺结核的诊断主要根据呼吸道症状和全身中毒症状（久咳、咯血、午后低热、盗汗、乏力和食欲减退等）、体征（锁骨上下或肩胛伺区湿啰音等），胸部X线检查及痰菌检查。痰结核菌检查既是诊断肺结核的主要依据，又是考核疗效，随访病情的，重要指标。血沉增快有助于对结核活动的判断。轻型或早期肺结核，其症状体征常不明显，痰菌亦多为阴性，主要根据X线诊断，但应注意与其他疾病作鉴别。近年来除 1：10000 OT 试验（或相当量的 PPD 试验）外，血清学检查（如抗 PPD-lgG，等）也用作辅助诊断。

我国规定的诊断内容及记录程序包括：

1.肺结核类型

Ⅰ型：原发型肺结核

Ⅱ型，血行播散型肺结核

Ⅲ型：浸润型肺结核

Ⅳ型：慢性纤维空洞型肺结核

Ⅴ型：结核性胸膜炎

2.病变范围及空洞部位 病变范围按右、左侧，分上、中、下肺野记述。右侧病变记在横线以上，左侧病变记在横线以下。一侧无病变者，以"（－）"表示。以第二和第四前肋下缘内端水平将两肺各分为上、中、下肺野。有空洞者，在相应肺野部位加"O"号。

3.痰结核菌检查 痰菌阳性用（＋）表示，痰菌阴性用（－）表示。以"涂""集"或"培"分别代表涂片、集菌和培养法。病人无痰或未查痰时，注明"无痰"或"未查"。

4.活动性及转归 在判定肺结核的活动性及转归时，可综合病人的临床表现、肺部病变、空洞及痰菌等情况而定。

（1）进展期：新发现的活动性病变；病变较前增多、恶化；新出现空洞或空洞增大；痰菌阳转。凡具备上述一项者，即属进展期。

（2）好转期：病变较前吸收好转；空洞缩小或闭合；痰菌减少或转阴。凡具备上述一项者，即属好转期。

（3）稳定期：病变无活动性，空洞关闭，痰菌连续阴性（每月至少查痰一次），均达6个月以上。若空洞仍然存在，则痰菌需连续阴性一年以上。

进展期或好转期均属活动性肺结核，需要治疗；并按其痰菌是否阳性，分别登记为Ⅰ组（传染性）或Ⅱ组（非传染性）病人，以便管理。稳定期为非活动性肺结核，登记为Ⅲ组，需要随访观察。稳定期二年仍无活动性者，作为临床痊愈，取消登记。

5.记录程序 按下列四个部分记录。肺结核类型、病变范围及空洞部位，痰菌检查、活动性及转归。

血行播散型肺结核可加括弧注明"急性""亚急性"或"慢性"。干酪性肺炎也可在类型后加括弧注明。"结核球"可在其所在部位加以注明

【鉴别诊断】

临床上有许多非结核性疾病容易与肺结核相混，应注意鉴别诊断：

1.支气管肺癌 结核球需注意与周围型肺癌鉴别；肺门淋巴结结核要注意与中心型肺癌鉴别。鉴别要点是：①肺癌多发生于40岁以上男性，尤其是吸烟者。部分患者有杵状指（趾）；②有刺激性咳嗽、胸痛、血痰或进行性消瘦，但无结核中毒症状；③X线胸片显示癌肿病灶边缘常有切迹、毛刺，病灶内无硬结钙化；④肺癌患者痰找结核菌阴性，而痰找瘤细胞阳性；⑤结素试验多为阴性或弱阳性，而活动性肺结核1：10000 OT试验常为阳性；⑥中心型肺癌作纤维支气管镜取活检有助确诊；周围型肺癌可作支气管肺泡灌洗术留取灌洗液找癌细胞，必要时经纤维支气管镜或经胸壁取活体组织做病理检查。⑦诊断困难，不能排除肺癌者，应考虑剖胸探查，以免延误手术时机。近年来还注意到在肺结核基础上发生肺癌，亦需注意鉴别。

2.肺炎 以渗出性病变为主的肺结核应注意与肺炎相鉴别，尤其是支原体肺炎，X线胸片所见有时与浸润型肺结核很相似。除注意详细询问病史外，必要时可观察两周，月巾炎在短期内可自行消散。冷凝集试验在支原体肺炎约有50%患者在发病后两周左右呈现阳性。此外，细菌性大叶性肺炎应注意与干酪性肺炎相鉴别，前者发病急骤，畏寒高热，血白细胞明显增高，可有典型的铁锈色痰，痰培养可生长肺炎链球菌或其他致病菌，X线胸片阴影淡薄而均匀，痰找结核菌阴性。

3.淋巴瘤 纵隔淋巴瘤常有肺门淋巴结肿大，应注意与原发型肺结核相鉴别。淋巴瘤

的特点是：①病情进展较迅速，可伴有呼吸困难；②部分患者感皮肤发痒或皮肤病损；③常为双侧肺门淋巴结肿大；④常伴有颈部或其他部位的淋巴结肿大，肝脾肿大；⑤淋巴结活检有助确诊；⑥结素试验多为阴性或弱阳性。

4.肺脓肿　浸润型肺结核伴空洞者需与肺脓肿相鉴别；肺脓肿的特点是：①起病急、高热、大量脓痰、血白细胞总数及中性粒细胞明显增高；②好发于上叶后段或下叶背段，空洞液平段较大（肺结核空洞常无液平段，合并感染时液平段亦很小）；③痰培养生长致病菌，而痰找结核菌阴性；④大剂量青霉素治疗有效；⑤慢性肺脓肿常有杵状指（趾）。

此外，血行播散型肺结核应与细支气管肺泡癌或粟粒样肺转移癌相鉴别。

【治疗】

在未发现抗结核特效药物之前，肺结核的治疗曾以养身疗法、卧床休息及肺萎陷疗法、肺切除术为主。自1944年发现链霉素，1952年发现异烟肼以来，开始了新的结核病化疗时代。1971年利福平应用于，临床以后，又发展为短程化疗。目前，抗结核化学药物对肺结核的治疗与控制已起着决定性的作用，合理的化疗可使病灶全部灭菌、痊愈；传统的休息和营养疗法只起辅助作用。

1.抗结核化学药物治疗（简称化疗）

（1）抗结核药物　理想的抗结核药物应具有杀菌或较强的抑菌作用；毒性低，副作用少；使用方便，价格便宜；经口服或注射后能在血液中达到有效浓度，并能渗入细胞内、浆膜腔及脑脊液内，疗效迅速而持久。具有杀菌作用的药物有四种；异烟肼、利福平、链霉素和吡嗪酰胺。其中异烟肼和利福平是全价杀菌剂；链霉素和吡嗪酰胺是半价杀菌剂，链霉素在细胞外、碱性环境中有杀菌作用，而吡嗪酰胺在细胞内、酸性环境内、有杀菌作用。其他抗结核药只具有抑菌作用。我国过去以异烟肼、链霉素和对氨水杨酸为一线药物；70年代曾一度的异烟肼、链霉素、对氨水杨酸和氨硫脲为一线药物；80年代以来则以异烟肼、链霉素利福平和乙胺丁醇为一线药物。

①异烟肼：具有强力的杀菌作用，分子量小，渗透力强，吸收后可分布全身组织及体液中，肺内浓度高，脑脊液和胸水中药物浓度可与血浆中相同，也能渗透到吞噬细胞内和干酪病灶内。故以价格低、疗效高、副作用小等优点作为首选药物。用法：成人每日0.3～0.4g，一次顿服或分3次服用；儿童可按每公斤体重10～15mg。口服后2～3h即达血浓度高峰。异烟肼也可于气管内、胸腔内或静脉内给药。主要副作用：①肝脏损害：约10%患者治疗后2个月内出现血清谷丙转氨酶（ALT）升高，有时被迫停药。偶有发生黄疸者：异烟肼与利福平或吡嗪酰胺等药联合应用时，虽然抗结核效力很强，但更易出现肝脏损害，甚至出现严重的中毒性肝炎，应予注意。②多发性周围神经炎：表现为肢端麻木或疼痛性神经炎，常伴有肌肉应激性增高及反射亢进。应用维生素B_6每日10～30mg有一定预防作用，但大剂量维生素B_6可影响异烟肼的疗效，故一般剂量异烟肼不必加用维生素B_6。单用异烟肼3个月，痰菌约有70%耐药，联合用药可减少耐药性。

②链霉素：对细胞外、空洞中生长旺盛的结核菌起杀菌作用？但对细胞内、酸性环境的结核菌作用较小。用法：成人每日0.75g，1次肌注。老年患者或肾功能减退者宜减量，高大个体也可用至每日1g。本药主要副作用是损害第八颅神经，（眩晕、共济失调、耳鸣、耳聋）。出现副作用时必须停药，并服用泛酸钙10mg，每日3次，中药骨碎补煎剂也有

助于副作用消失。

③利福平：属强烈杀菌药物，杀菌作用迅速，对细胞内、外和干酪灶内的结核菌，不论是繁殖旺盛，抑或静止状态均有杀菌作用。口服后吸收良好，分布到各组织及体液内，但通过脑血管屏障的作用不如异烟肼，只是部分通过，在脑膜炎有炎症时其通透性稍有提高。用法：成人每日 450 ~ 600mg，早饭前一小时空腹顿服（用白开水服，不能用牛奶或豆浆等含蛋白质饮料）。因为利福平与蛋白质在胃内结合效力大减。主要副作用：①约10%的患者出现肝脏损害，与异烟肼合用时更易出现，血清谷丙转氨酶增高、血胆红素增加；②可有轻度胃肠刺激症状，偶有白细胞减少、血小板减少或蛋白尿等；③间歇服用时，因血清中产生利福平抗体，可出现变态反应，症状与感冒相类似，称为"流感样症候群"。

④吡嗪酰胺：对细胞内酸性环境的结核菌有杀灭作用，近年来国内外对其使用又重新受到重视。本药口服后易被吸收，分布全身，由肾脏排出。与其他药无交叉耐药，但单独使用时易发生耐药性。用法：成人口服量每日 1.5 ~ 2.0g。主要副作用：①肝脏损害，可引起谷丙转氨酶增高或出现黄疸。原有肝病者不宜应用；②本药在体内大部分分解为吡嗪酸，抑制尿酸排泄，可引起血尿酸增高，出现痛风症状；③偶有发热、皮疹等过敏反应。

⑤对氨水杨酸：本药为抑菌剂，与链霉素、异烟肼或其他抗结核药物联合应用，可延迟耐药性的发生。常用钠盐制剂，口服后吸收快。用法：成人每日总量 8 ~ 12g，分 2 ~ 4次饭后服。也可用 8 ~ 12g 溶于 5% ~ 10% 葡萄糖液 500ml，避光静脉滴注。主要副作用：①胃肠道反应，胃纳减退，恶心、呕吐、腹胀、腹泻等；②肝脏损害；③偶有过敏过反应。目前，本药应用日渐减少，已渐被乙胺丁醇所取代。

⑥乙胺丁醇：本药具有明显的抑菌作用，与其他抗结核药物之间无交叉耐药。副作用较少。用法：成人每日 0.75 ~ 1g，1 次服用或分 3 次服用均可。主要副作用：①视神经炎，早期症状是视力减退，视觉模糊，辨色力差，及时停药可逐渐恢复。但严重球后视神经炎可引起失明，应予注意。每日用量不超过 1g 者一般不易发生视神经炎；②轻度胃肠道反应。

⑦氨硫脲：对结核菌有抑菌作用，常与异烟肼合用，具有较好效力并能延缓细菌对异烟肼的耐药性，价格便宜，口服方便，曾广泛应用于农村。用法：每日 100 ~ 150mg，分2 次或 3 次饭后服。主要副作用：①胃肠道反应，恶心、食欲减退等；②肝脏损害；③白细胞减少或过敏反应。

⑧卡那霉素：其抗结核作用和毒副作用均与链霉素相似。值得注意的是卡那霉素对链霉素具有单向耐药性，即结核菌对链霉素产生耐药性后，换用卡那霉素仍然有效。但如果结核菌对卡那霉素已产生耐药性，对链霉素亦已耐药。据此，抗结核治疗应先选用链霉素，而不宜首先选用卡那霉素，以保留卡那霉素，在结核菌对链霉素产生耐药后，换用卡那霉素仍然有效。

（2）化疗原则：活动性肺结核的治疗必须坚持早期、联合、适量、规律和全程这"五项"原则：①早期：新发现的患者确诊后，立即治疗。早期治疗比较有利，病灶细菌正处于生长繁殖、代谢旺盛时期，药物能发挥较大的杀菌或抑菌作用。②联合：采用两种或两种以上药物联合应用，以增强疗效，延缓耐药性的产生，并防止遗留下少数耐药菌。目前除异烟肼可以单独应用为期 3 个月的预防性治疗外，都不单独用药。③适量：药物剂量要适宜，以达到治疗目的为限度。用量不足达不到杀菌、抑菌目的，用量过大则毒性及副作用大。④规律：坚持完成规定的治疗方案，按时用药，不允许随意停用。⑤全程：应按照治疗计划，完成疗程。长程标准化疗全疗程1年半左右；短期化疗为6个月或9个月。疗程不足将使治疗不彻底，增加复发率。

（3）初治与复治：初治病例是指未经过抗结核药物治疗的病例，或就诊时抗结核药物治疗未超过3个月者。

复治病例是指初治失败或治愈后复发者。具体包括以下几种情况：①不规则化疗已超过3个月；②规则化疗6个月痰菌仍阳性或病情恶化者；③旧病复发，非活动性肺结核重新恶化，取消登记后又复发者。

初治病例只要遵循化疗原则，绝大多数疗效满意。复治病例多为耐药菌存在，必须在了解原有用药基础上，选用细菌敏感的药物进行治疗，有条件者可做结核菌培养及细菌药物敏感试验。

（4）化疗方法：目前我国治疗肺结核制定方案时有以下三种方法。

①长程标准化疗：多用于初治病例。一般采用异烟肼、链霉素和对氨基水杨酸钠（近年来大多以乙胺丁醇取代对氨水杨酸），前2~3个月为强化阶段，3种药同时用。以后继续治疗为巩固阶段，用两种药，即异烟肼和对氨水杨酸（或乙胺丁醇），全疗程用至1年半左右。但此疗法为期过长，患者不易坚持。

②短程化疗：目前国内外多使用此法，以其疗效高，病人容易坚持，药物副作用较小等优点而被推广。短程化疗方案必须具备两个杀菌效价，异烟肼和利福平是此疗法的两大支柱。治疗初期的2~3个月为强化阶段，在应用异烟肼和利福平基础上加用另外一种或两种药，以后为巩固阶段，一般仍应用异烟肼和利福平。全疗程为6个月或9个月。举例：2SHRZ/4HR；2HRE/7HR。例1是强化阶段链霉素、异烟肼、利福平和吡嗪酰胺四种药同时用2个月，然后在巩固阶段用异烟肼和利福平四个月，以6个月为一疗程。例2是强化阶段用异烟肼、利福平和乙胺丁醇2个月，巩固阶段用异烟肼和利福平7个月，以9个月为一疗程。

③间歇疗法：间歇疗法的理论基础是结核菌接触药物后产生2~7d不等的延缓生长期，此时菌体呈近似静止状态，利用此期间暂停投药。本法主要适用于病情轻、痰菌阴性的活动性肺结核。开始化疗的2~3个月为强化阶段。以后在巩固阶段改为每周两次间歇用药，但间歇用药对每次剂量要适当加大。疗程多为9个月或1年左右。例如：2SHR/7S2R2；2HRZ/7H2R2；SHE/10S2H；等。间歇疗法的优点是：①如选择病例适当，可获得与每日用药相近的疗效；②减轻病人的经济负担；③减少药物的毒副作用；④便于督导，完成疗程。但利福平间歇用药可能发生过敏反应，应予注意。

（5）全程督导化疗：全程督导化疗是控制肺结核病的重要措施。抗结核用药短者半年，长者达1年半之久，病人往往不能坚持。医护人员按时督促用药，加强访视和宣传教育，取得病人合作，是做好全疗程管理的重要环节。1976年世界卫生组织（WHO）宣布"现在结核病的管理主要重点应放在不住院治疗的设置上。"在门诊治疗既省人力物力，又可减轻病人的经济和精神负担，生活与工作亦更易于安排，也符合我国的国情。门诊全程督导化疗或家庭督导化疗已成为今后治疗肺结核的发展方向。

2.一般治疗及对症处理 肺结核化疗时代开始以后，传统的休息和营养疗法仍起着辅助作用。有中毒症状的活动性肺结核的患者需要卧床休息，已被破坏的肺组织的修复也需要营养。对于干酪性肺炎、急性粟粒型肺结核、结核性脑膜炎等伴有严重结核毒性症状或伴有大量胸腔积液者在应用抗结粒药物治疗的同时，应强调卧床休息。毒性症状过重，或胸腔积液不能很快吸收时，可在使用有效抗结核药物基础上，加用糖皮质激素，一般用泼尼松 10mg，每日 3 次服用。症状控制后逐渐减量，至 6 ～ 8 周完全停药。盗汗明显者可酌情应用颠茄片口服。

3. 大咯血的处理 肺结核病灶损伤血管或空洞内小动脉瘤破裂可引起大咯血。大咯血一般指一次咯血量超过 200ml，或 24 咯血量超过 500ml。大咯血的最大危险是窒息。此外，尚可引起贫血、失血性休克、肺不张、继发感染或结核播散。大咯血是内科急症，应立即进行抢救。

（1）消除病人紧张情绪，安静休息。取患侧朝下的侧卧位，以保持健侧呼吸道通畅。精神紧张及频咳者可酌情使用适量的镇静剂和止咳药。但年老体弱、呼吸衰竭者不宜应用，以免造成呼吸抑制。禁用吗啡。

（2）应用止血药物

①垂体后叶素：5 ～ 10μ 加入 25% 葡萄糖液 40ml 中，静脉缓慢注射（10 ～ 15min）。必要时 4 ～ 6h 后可重复使用。也可将 10 ～ 20U 加入 5% 葡萄糖液 500ml 中静脉滴注。下列情况应列为禁忌：①高血压病，②冠心病，③妊娠。

②其他止血药：①安络血 10mg，肌注，每日 2 次；② VitKt10mg，肌注，每日 2 次；⑧止血敏 1 ～ 3g 加入 5% 葡萄糖液 500ml 中，静脉滴注，酌情应用；④止血芳酸 100 ～ 200mg，溶于 25% 葡萄糖液 20 ～ 40ml 中，静脉缓注，或溶于 5% 葡萄糖液 250 ～ 500ml，静脉滴注。本药与 6- 氨基已酸、止血环酸同属抗纤维蛋白溶解药，三者中只选用一种即可；⑤鱼精蛋白硫酸盐注射液 50mg 溶于 25% 葡萄糖液 40ml，静脉缓注，每日 1 ～ 2 次，连续使用不得超过 3 日。上述五种止血药。根据病人具体情况选择应用。

（3）普鲁卡因的应用：对应用上述药物效果不佳，或忌用垂体后叶素者，可试用普鲁卡因 150 ～ 300mg 加入 5% 葡萄糖液 500ml 内静脉滴注，有一定效果。

（4）人工气腹术：顽固咯血者，尤其是出血病灶位于肺野下部者，应用人工气腹使肺组织受压萎陷，有较好效果。一般注气量为 1000 ～ 1500ml，必要时隔 1 ～ 2d 重复注气。

（5）手术治疗：上述内科治法无效，反复大咯血威胁生命，出血部位明确，且无其他手术禁忌者，可请胸外科会诊，考虑手术治疗。

（6）窒息的抢救：①立即取头低脚高位，进行体位引流，排出气道内积血。牙关紧闭者应用开口器，清除口腔内血块。②必要时紧急作气管插管或气管切开，吸出，血块，解除呼吸道阻塞。③吸入高浓度氧气。④应用尼可刹米等呼吸兴奋剂，但必须在解除气道阻塞条件下才能有效。⑤应用呼吸机进行辅助通气或控制性通气。⑥已发生心跳停止者应同时进行心脑复苏。

（7）输血及补充血容量：大咯血如已出现休克者应同时补充血容量。输新鲜血对止血有利。但补充血容量不宜过大，以免反复咯血。

4. 肺结核的外科治疗 由于内科药物治疗效果提高，需要手术的患者已明显减少。目前外科手术治疗的指征包括：①纤维厚壁空洞，长期痰菌阳性、化疗失败，而病变又局限于一叶或一侧者。②结核性支气管扩张反复大咯血或反复感染，病变较局限者。③结核性脓胸、支气管胸膜瘘。④结核球与周围型肺癌难的区别，或肺结核并发肺癌者。

【预防】

肺结核的预防措施主要包括以下几点：

1. 加强宣传、管理、登记工作，控制传染源。早期发现患者，及时治疗。

2. 切断传染途径，讲究卫生，禁止随地吐痰。开放性肺结核的痰液及使用物品，要进行消毒处理。肺结核诊室及病房应每日定期作紫外线照射。

3. 建立特异性免疫力—接种卡介苗，新生儿、婴幼儿及结素试验反应阴性者（例如从农村入伍的新战士结素试验阴性者，或从边远地区进入城市的结素试验阴性者），均列为卡介苗接种对象。接种方法可用划痕法或皮内注射法，每毫升含菌苗 0.5mg 或 0.75mg，每次注射 0.1ml，不可注入皮下。接种卡介苗产生的免疫力，可维持 3 ~ 4 年，必要时定期复查结素试验，阴性者可进行复种。

4. 药物预防，应用药物进行预防的指征是：①与开放性肺结核密切接触，尽管未发现肺结核病灶，但结素试验强阳性者；②虽无明确结核病接触史，但结素试验强阳性的儿童和青少年；③原有非活动性肺结核，因其他疾病需要应用皮质激素或免疫抑制剂者。药物预防主要用异烟肼，每日 5mg/kg，连服 3 ~ 6 个月。

第五章 呼吸系统疾病的营养支持

呼吸系统是由呼吸道和肺两大部分所组成。呼吸道包括鼻、咽、喉、气管、各级支气管、肺泡管和肺泡，肺包括肺实质（支气管树和肺泡）及肺间质（结缔组织、血管、淋巴管、淋巴结和神经）。骨骼和肌肉（如肋间肌、腹肌和膈肌）为呼吸系统提供不可缺少的支持作用。

营养是呼吸器官生命活动与功能的物质基础，也是机体维持其正常生理活动和提供能量的源泉。组织为有效地利用营养物质获得能量，必须进行细胞呼吸，而氧气是此新陈代谢过程中必不可少的物质。因此，当负责吸入氧气和排出二氧化碳进行气体交换的呼吸器官发生病变时，就可能影响机体的营养状态。同样，如机体发生营养不良亦会引起呼吸功能和结构异常。营养状态的改善虽然不能治愈呼吸系统疾病，但是营养可以提供热量、蛋白质和其他各种机体必需的物质，因而有助于肺组织的修复和正常呼吸功能的恢复。故针对各种不同的疾病，合理地提出营养治疗的方案，可以积极地影响病情的转机，改善机体代谢功能，增强机体抵抗力，达到促使疾病好转或治愈的目的。合适的营养能够促进呼吸系统各器官结构和功能的完善。一些抗氧化营养素能够保护肺遭受氧化损伤，全身营养状态和一些特殊营养物质在呼吸系统和其他全身组织的发育和成熟中以及保护肺的功能方面都具有重要的作用。

呼吸系统作为机体生命活动必不可少的部分，与机体营养代谢活动十分密切，因此，营养治疗在呼吸系统疾病综合治疗，特别是慢性呼吸系统疾病的康复治疗和急性呼吸衰竭的治疗过程中有着重要的作用，与其他疗法既是相辅相成的，又是不能相互替代的。

第一节 营养不良与呼吸系统

一、营养不良与肺的结构和代谢

早在 19 世纪初已经认识到营养对维持正常呼吸功能的重要性。营养不良对肺的结构、弹性和功能，呼吸肌的重量、收缩能力和耐受性，呼吸运动的调节，呼吸系统的免疫防御功能，都具有不良影响。例如，蛋白质和铁的缺乏可以导致贫血，血液氧含量下降。矿物质的缺乏，如钙、镁、磷、钾等，可以在细胞水平影响呼吸肌的功能。低蛋白血症降低胶体渗透压，使血管内液体向肺间质移动，引起肺水肿。表面活性物质包括多种蛋白质和磷脂，其合成减少会导致肺泡塌陷，增加呼吸功；肺部的结缔组织包含胶原，这些物质合成需要维生素 C；正常起到黏液由水、糖蛋白、电解质等多种物质组成。有研究发现，正常人禁食 10 天后，对低氧和二氧化碳潴留的同期反应明显下降，还出现氧耗量和膈肌功能的明显降低。死于营养不良的患者尸检发现肺气肿的发生率较高。

实际上机体从胚胎时起，营养的摄入就可影响肺脏的生长和发育。胚胎发育研究结果表明，营养不良可引起肺容积、肺泡和肺表面积减少。动物研究亦证实，早期营养缺乏可导致肺细胞数目较少，肺容积减少。营养不良还可影响肺表面活性物质的产生，易导致新生儿呼吸窘迫综合征。营养不良对成年人肺结构和功能的影响，至今尚无系统的研究资料。目前，有关该方面的资料大多来源于动物试验。

（一）肺重量

营养不良或禁食后可导致肺重量的降低，进一步研究发现肺重量下降较湿肺重量下降更为明显，可能与营养不良导致肺水增加有关。有研究用肺组织中的 DNA 浓度作为指标，判断肺重量降低与肺细胞数目之间的关系，发现肺组织中的 DNA 无改变，故认为营养不良所致肺重量下降与结缔组织中蛋白和脂肪消耗有关。

（二）形态学

营养不良可导致肺泡腔增大，肺泡大小形态不一，肺泡间隔变薄，不规则。肺泡孔数目增多，孔的直径增大。肺弹性纤维变短，数量减少，而网状纤维无上述明显改变，形态学上类似于肺气肿表现。

（三）肺机械力学

短期禁食和长期营养不良对机械力学的影响有所不同。有报道，禁食对肺容积和肺顺应性无明显影响，对肺泡表面活性物质的影响也很小。但是，如果给小鼠 1/5 能量 3 周后，肺表面张力增加。

（四）肺生化代谢

营养不良可以改变表面活性物质的代谢，机制目前尚未完全弄清，可能与下列因素有关：①磷脂合成酶的活性降低；②肺氧化代谢活性降低；③合成或释放表面活性物质所必需的能量缺乏；④用于表面活性物质合成的原料消耗。另外，长期营养不良的动物可观察到肺组织和结缔组织分解增加。

此外，营养不良可削弱肺脏的抗氧化防御系统的功能，各种蛋白酶的活性下降，并伴有胶原蛋白的减少。从而使肺组织对损伤后的修复功能降低，肺泡和气管上皮的复制减弱，气管切开处易出血、溃疡并发症增加。

二、营养不良与呼吸肌群结构和功能

呼吸肌群具有足够的收缩力和耐力是保证正常通气所不可缺少的条件。人的呼吸肌群主要由膈肌、肋间肌和腹肌三大部分组成，与其他骨骼肌一样，这些肌肉均含有红肌纤维即慢收缩抗疲劳纤维（Ⅰ类纤维）和白肌纤维即快收缩纤维（Ⅱ类纤维）。营养不良主要导致Ⅱ类纤维的萎缩，而肌纤维的数目不变。另外，营养不良可导致膈肌蛋白分解增加。

三、营养不良与肺通气功能

营养不良对呼吸系统最显著的影响，是减少维持正常通气的动力（包括呼吸肌和呼吸中枢驱动力）。COPD 伴营养不良者其最大吸气压（MIP）、最大呼气压（MEP）、每分钟最大通气量（MVV）和肺活量（VC）较无 COPD 的营养不良患者降低更加明显。肺一氧化碳弥散功能也明显受损，且与体重下降程度明显相关。关于营养不良对呼吸中枢的作用机制，目前尚未完全清楚，多数学者推测可能与营养不良导致呼吸中枢对缺氧的反应能力下降有关。COPD 患者呼吸肌肌力和耐力减低，加之呼吸中枢对通气的驱动能力下降，造成通气功能严重受损。

四、营养不良对肺防御和免疫功能的影响

营养不良可严重损害肺的防御和免疫功能，表现在以下几个方面：①体内抗氧化机制受损。呼吸系统在自身代谢和气体交换过程中会产生多种氧化剂，如氧自由基、超氧化物等，不及时清除这些氧化剂，则会损害呼吸道上皮、肺泡上皮及基膜。正常情况下，体内存在着完整的抗氧化剂系统即超氧化物歧化酶和过氧化氢酶系统，两个系统均需铜、铁、硒、含硫氨基酸等参与，此外，维生素 C、E 对自由基也有高度抑制作用。当营养不良造成机体缺乏上述物质时，体内抗氧化系统功能就会受损。②肺泡表面活性物质分泌减少。肺泡表面活性物质不仅在降低肺表面张力方面具有重要作用，而且在清除进入肺泡的有害物质以及增强肺泡巨噬细胞吞噬功能方面也有一定作用，因此，肺表面活性物质的减少势必造成肺泡非特异性防御功能的减退。③由于营养不良，蛋白质合成能力降低影响肺泡和支气管上皮细胞的再生和修复。④支气管纤毛运动功能减弱，细菌对支气管上皮细胞的附着性增强。⑤细胞免疫功能低下，表现为对李斯特菌的清除能力下降以及外周血中 T 淋巴细胞总数降低和机体对结核菌纯蛋白衍生物（PPD）反应性下降。⑥体液免疫功能下降，表现在血清和呼吸道黏膜各种免疫球蛋白水平减低，在呼吸道具有重要免疫功能的分泌型 IgA 水平也明显减低。⑦营养不良可导致补体系统活性和吞噬细胞功能降低。

五、营养不良与电解质

营养不良对体内电解质浓度可产生一定影响，而一些电解质的浓度异常也可影响呼吸肌群的功能。低磷血症对红细胞代谢呈负性作用，减少红细胞对氧的运输功能，还可以影响骨骼肌功能而直接加重呼吸衰竭。机械通气的患者在纠正低磷血症后，可以增加跨膈压和提高膈肌的收缩力。因此，维持正常的血磷浓度相当重要，特别是准备脱离机械通气机的患者。低镁血症可以引起呼吸肌群无力，所以在危重症患者中，如使用利尿剂，应警惕利尿剂所致的低镁血症。此外，低血钾和低血钙也能使膈肌收缩力进行性下降。一些微量元素和维生素的缺乏使肺对氧化损伤的发生和呼吸道感染的易感性增加，从而影响肺部感染的恢复和抗生素治疗的效应。血清锌和铜的比例及维生素 C 的减少，将加重支气管炎的症状。

六、呼吸系统疾病对营养状况的影响

呼吸系统疾病对营养状况也有不良影响，使患者营养不良的发生率增加。肺部疾病时能量的需要量增加，但并发症或其治疗使营养物质的摄入和在体内的贮存变得困难。而药物治疗也可影响营养物质的摄入、吸收、利用和贮存。在呼吸系统疾病中常使用一些影响营养素代谢的药物，如类固醇、利尿剂、支气管扩张剂等。

有慢性肺部疾病的婴儿、儿童和成人，其能量的消耗较无疾病时增加 25% ~ 50%。能量消耗增大主要是因为呼吸做功的增加。但是，感染、发热、支气管扩张剂及胸部物理治疗的使用也可导致能量消耗增加。据报道，使用支气管扩张剂 albuterol，可使静息状态下的能量消耗增加 10%。在机械性通气患者，胸部物理治疗使氧耗量增加 35%。

第二节　慢性阻塞性肺部疾病（COPD）

一、概论

慢性阻塞性肺部疾病（COPD）是由慢性支气管炎、肺气肿以及两者导致的气道阻塞组成的临床综合征。COPD 的患病率、发病率和死亡率随着年龄增加而增长，男性患者高

于女性患者，吸烟是最重要的危险因素。严重的慢性阻塞性肺疾病患者常常伴有体重进行性下降，临床上称为"肺恶病质综合征"，这类患者往往有相对较高的死亡率。研究表明，大多数患者中的营养状态情况与其COPD的基本病情密切相关。目前认为，对有肺恶病质综合征的COPD患者进行必要的营养支持，是综合治疗中的重要组成部分。对稳定或重症COPD患者。也是必不可少的治疗措施，成功的营养支持可以显著地改善患者的预后。

严重的COPD患者可出现肺心病。它的主要表现是右心室的扩大以及肺动脉压力的增高引起的右心功能衰竭。由于慢性缺氧导致的血管收缩是肺心病发展的主要原因。肺气肿所致的肺血管病减少、胸腔内压增高和血容量增加均是促进因素。心力衰竭的治疗包括充足的氧疗，改善心肌功能，适当的利尿等。对有些COPD患者还由外科可施行肺移植术。

COPD患者的营养状态和体内肌肉组织的形态、功能和构成受多种因素的影响，包括年龄、活动、缺氧、代谢、炎症和药物应用等。

二、营养不良对COPD患者的影响

（一）营养不良对肺气肿发病的影响

肺气肿的发生是肺组织损伤和修复之间的失衡所致。机体在高度应激和营养不良的共同作用下，可能会影响α-抗胰蛋白酶的产生。氧化剂可直接损伤肺结缔组织，加剧弹性蛋白酶引起的组织损伤。体内主要的抗氧化剂是超氧化歧化酶和过氧化氢酶系统，铜是超氧化歧化酶的辅助因子，铜严重缺乏可能会影响该酶的功能。铁的缺乏则会伴有过氧化氢酶的功能障碍。另外一个重要的抗氧化剂是谷胱甘肽过氧化物酶。当硒缺乏时组织中谷胱甘肽过氧化物酶活性降低。对氧化剂损伤的敏感性增加。各种自由基的清除剂在体内也起到抗氧化剂的作用。维生素C和维生素E对自由基有高度抑制作用，从而增强肺内抗氧化剂防御系统。

（二）营养不良对呼吸肌结构和功能的影响

呼吸肌群具有足够的收缩力和耐力是保证正常通气所不可缺少的条件，营养不良时通过减少对能量底物的利用率来改变肌纤维的结构，从而损害了肌肉的功能。呼吸肌的收缩不断消耗营养底物，因此，呼吸肌肌力明显受营养状态的影响。营养呼吸肌耐力的主要因素食呼吸肌纤维类型的分布和呼吸肌能量的供需平衡。当呼吸肌的能量消耗超过能量供应时，其耐力将随之下降。

（三）营养不良对通气功能的影响

营养不良对呼吸系统最显著的影响是减少维持正常通气的动力，主要影响呼吸中枢和呼吸肌。营养不良使呼吸肌群的贮备能力下降。COPD伴营养不良者其最大吸气压（MIP）、最大呼气压（MEP）、最大通气量（MVV）和肺活量（VC）更加明显降低。肺—氧化碳弥散功能（DLCO）也明显受损，与体重下降程度明显相关。

（四）营养不良对肺防御和免疫功能的影响

营养不良可严重损害肺的防御和免疫功能，营养不良的COPD患者在发生呼吸衰竭时，进行机械通气治疗后，发生于通气机相关的肺炎的几率大大增加。其原因有：①COPD合并营养不良者，体内抗氧化保护机制受到损害，尤其在缺乏含硫氨基酸、铜、硒和维生素者更加明显；②肺泡表面活性物质分泌减少，与具有保护功能的抗氧化酶水平的减低相平行；③影响肺泡和支气管上皮细胞的再生和修复，从而增加感染的机会：④支气管纤毛运动功能减弱，细菌对支气管上皮细胞的附着性增强；⑤损害细胞免平减低，同时还使免疫球蛋白的更新能力受损。影响呼吸道上皮细胞再生，致使分泌型 IgA 减少；⑦补体系统活性降低和吞噬功能减低。

（五）营养不良对 COPD 患者预后的影响

COPD 患者中，如果营养不良状况加重，可伴有气道阻塞症状的恶化。而 COPD 患者营养不良也是死亡的重要原因之一，而且这种营养不良所致的高死亡率，与 COPD 患者的气道阻塞程度无关。

三、营养状况及评估

流行病学调查显示，营养良好的 COPD 患者与营养不良者相比，预后较好。目前尚无 COPD 患者营养不良发生率的报道。但是临床观察发现，COPD 患者常有体重减轻。营养缺乏以体重减轻及肱三头肌皮褶厚度变薄为特征，研究显示它与下列因素有关，如气道阻塞程度，弥散能力，二氧化碳潴留，呼吸肌和机体肌肉力量及肌肉功能的改变。COPD 患者出现营养不良的原因大多认为一系列因素的综合作用，如能量消耗增加，摄入减少，氧化功能障碍等。

营养状况评估指标：主要通过对人体的测量和有关实验室指标来反映身体组成的变化和功能。目前评价 COPD 患者的营养状态主要有两项特异的指标：①理想体重的百分数。体重是营养状态的综合性指标。可从身高与理想体重表中查出"理想值"，理想体重百分数（%）=（实测体重 / 理想体重）× 100%。②无脂肪组织指数（fat-free-mass index，FFMI）。流行病学调查证明，COPD 患者的体重营养参数指标，可以预测疾病的严重程度及病死率。体重小于 90% 理想体重的患者与正常人或体重大致正常的 COPD 患者相比较，其五年病死率较高，而且与肺功能损伤的严重程度无关。另外可以利用生物电阻抗分析（bioelectric impedance analysis，BIA）来测定 COPD 患者 FFMI。由于 BIA 技术简便、安全、价格低廉并且具有重复性，故能应用营养不良的人群，作为评价营养状态的一项可靠的营养指标。

其他人体测量技术也可以用于评价 COPD 患者的营养状态，包括三头肌皮褶厚度、骨骼宽度、身体各部位周径等指标，

四、COPD 患者营养支持的方法

（一）营养支持实施原则

1. 能量供应 能量是生命的基础，其需要量的计算可根据患者的性别、年龄、身高和体重先估算其基础能量消耗（BEE），再从患者的疾病状态和活动计算其附加值。一般从临床营养学考虑，可用 Harris-Benedict 公式计算：

男性所需 BEE：每日所需能量（kJ/d）=[66.47+5.0×身高（cm）+13.75×体重（kg）-6.76×年龄（岁）]×4.184

女性所需 BEE：每日所需能量（kJ/d）=[655.1+1.85×身高（cm）+9.56×体重（kg）-4.68×年龄（岁）]×4.184

然后根据 BEE 计算患者的每日能量供应：

每日能量供应（kJ/d）=BEEXC×1.1×1.3

式中 C 为校正系数，男性为 1.16，女性为 1.19。1.1 为使患者的体重下降得以纠正，

应增加的 10% BEE。1.3 为轻度活动系数，如果卧床则为 1.2；中度活动系数为 1.5；剧烈活动为 1.75。

对 COPD 患者加强营养支持必然伴有基础代谢的增加，这与能量摄入后的产热效应有关，而热量摄入的组成形式可影响 CO_2 生成 VCO_2，并进而影响通气的需求。研究表明，在呼吸衰竭的患者中，糖类的摄入能量为 $1 \times REE$ 时，VCO_2 平均增加 15%；如达到 $1.5 \times REE$ 时，VCO_2 平均增加 33%；当达到 $2 \times REE$ 时，VCO_2 可增加 54%。如果将摄入能量控制在 $1.3 \times REE$，此时改变脂肪与糖类的比例（40%、60%、75%的糖类），VCO_2 则改变不大。

2.营养补充的途径 对缓解期的 COPD 患者可采用经胃肠道营养治疗，以口服营养物质为主的方案。口服补充营养符合正常的生理机制：①口腔服用可促进胃肠道的消化腺的分泌，有助于营养物质的吸收；②可直接提供肠黏膜所需的营养物质，维护其功能；③在重症 COPD 患者中可减少应激性溃疡的发生和胃肠道出血的可能。对某些口服困难的呼吸衰竭患者可采用胃管进行营养补充治疗。少数患者需应用短期静脉营养支持疗法，通过静脉滴注脂肪乳和氨基酸获得营养。

3.营养支持的理论和临床应用 COPD 患者因慢性或急性呼吸衰竭可导致高碳酸血症，其治疗目标之一为降低 $PaCO_2$ 水平。理论上，通过增加 CO_2 的排出或减少 CO_2 的生成即可达到这一目的。但对已有肺功能受损的 COPD 患者则难以用增加通气的方式来实现。因而可以应用降低 CO_2 生成的方式来实现。营养物质的结构成分能影响 CO_2 生成和呼吸驱动力。所以对 COPD 患者的营养支持时需考虑到营养物质的组成和对气体交换的影响。

（1）呼吸商（respiratory quotient，RQ）的气体交换：大量营养物质如蛋白质、脂肪和糖类转化为能量的过程中，氧被消耗，并生成二氧化碳（CO_2）。CO_2 生成量和氧耗量之比称为呼吸商（RQ）。糖类、脂肪和蛋白质产生的 RQ 分别为 1.0、0.7 和 0.8。在氧耗量一定的情况下，糖类代谢产生的 CO_2 多脂肪或蛋白质所产生的 CO_2。脂肪代谢产生的 RQ 最低。通常混合食物的 RQ 为 0.85。

（2）糖类与脂肪：COPD 患者因呼吸衰竭可发生 CO_2 潴留和血氧分压降低，治疗的目的之一是降低血液中 CO_2 水平。进食时如适当增加脂肪并降低糖类的含量，则能减少 CO_2 生成和 RQ，从而降低通气的需求。这一机制对 COPD 患者，尤其对因高碳酸血症而发生呼吸衰竭患者，以及对需要脱离通气机的患者特别实用。

气道疾病的患者中，如给予大量糖类食物可增加 CO_2 生成和气体量。正常人如果消耗大量的糖类，也能使潮气量、肺部通气、肺泡通气、CO_2 生成、氧耗量和呼吸交换率发生显著的增加。此外，稳定期的肺部疾病患者，给予负荷量的糖类，观察到每分通气量、RQ、CO_2 生成量和氧耗量有显著的增加。如果 COPD 患者已有 CO_2 潴留，那么给予糖类食物后则可以使 $PaCO_2$ 明显上升。

（3）蛋白质：给予足量的蛋白质对于合成代谢相当重要，但应避免过度摄入蛋白质。虽然进食蛋白质对 CO_2 生成无明显影响，但是摄入蛋白质可以使通气驱动机制负荷增加。正常人中高质量的蛋白质饮食能刺激呼吸驱动力和增加每分通气量。呼吸驱动力的增加，表明患者能对刺激起反应，这种反应可能是有益的。然而，如果患者不能对刺激起反应，而使每分通气量增加，那这种刺激只能增加呼吸功并使患者产生呼吸困难。

（二）COPD 患者营养支持疗法的局限性

对伴有肺恶病质综合征的 COPD 患者，进行营养支持疗法，受到多种因素的限制。COPD 患者常伴有胃肠道症状，因而可限制能量吸收。常有腹胀、饱满和餐后呼吸困难。这些症状的病因为多种因素，包括消化性溃疡、药物的不良反应或因肺气肿而导致膈肌和胃的位置异常。饮食相关的氧合血红蛋白去饱和，也能限制能量的摄入。饮食后血红蛋白去饱和，主要与某些在安静状态也有低氧血症的 COPD 患者有关。

加强营养治疗，增加能量摄入，有时也不能保证患者的肌肉组织复原。这与能量失衡只是患者的肌肉组织消耗的一个因素有关。动物实验表明：体重下降 25％的动物，虽经营养支持治疗，然而膈肌的肌组织萎缩并无明显改善，只有在加用一种合成代谢激素，如生长激素，膈肌肌肉组织可以得到恢复。但生长激素的应用仍仅局限于临床研究。

第三节　急性呼吸窘迫综合征（ARDS）患者的营养支持

ARDS 是由肺部原发疾病或肺外疾病导致的一种急性呼吸衰竭，患者的营养支持是抢救 ARDS 一项重要措施。ARDS 不同于其他类型的急性呼吸衰竭（如急性肺栓塞，支气管哮喘急性发作），ARDS 存在着明显的全身炎症反应，并伴随着体内各种应急激素及多种细胞因子和炎性介质的释放。营养不良对呼吸可产生明显的影响，从而增加 ARDS 患者的病死率。改善 ARDS 患者的营养状态，可以改善呼吸功能状态，对预后起了相当重要的作用。对 ARDS 患者的营养处理也相当复杂，因为临床上许多疾病都可导致这一综合征。为了便于描述和处理 ARDS 患者的营养状况，可以根据患者的营养状态和有无高代谢状态来进行分类。每一种分类都按其特异的、特征性的代谢改变来划分，其营养支持的方法和目的也有所差别。营养状态是根据有无营养不良的存在来确定；而高代谢状态是按在疾病时的代谢超过程度来判断。

通常急性呼吸衰竭患者的营养分类可以根据上述标准来进行临床分类：COPD 患者伴急性呼吸衰竭时，常有营养不良但高代谢状态不明显，然而 ARDS 伴有严重脓毒血症时，虽然患者营养状态良好，但因处于极度高代谢状态，患者可有明显的营养缺乏。本节将着重讨论 ARDS 患者的营养病理生理学、处理目的和营养支持的方法和特点。同时还要讨论 ARDS 患者的营养评估、营养补充的措施和营养支持的监测。

一、ARDS 的营养不良

ARDS 的营养不良是需要探讨的一个重要领域，通常可分为两个方面：ARDS 特征性的高分解代谢状态对中间代谢的效应，以及 ARDS 高代谢状态的作用。

（一）高代谢状态对中间代谢的效应

危重患者面临着多种代谢应激状态。例如：脓毒血症、全身炎症反应综合征（SIRS）或创伤等，这些均显著地增加了能量的需要。烧伤、创伤或脓毒血症的患者有全身代谢的加速。因而，危重疾病和损伤等均参与了代谢改变、导致了严重的营养供需失衡和营养不良。这一过程集中表现为对损伤或应激状态所产生的代谢改变。

损伤或严重感染之后，常伴随有特征性的代谢改变，通常所测得的患者能量消耗大于预计的能量消耗。糖类、脂肪和蛋白质代谢的改变不同于饥饿状态下所产生的代谢应激反应。此种情况下，糖皮质激素和胰高血糖素水平的增加，刺激了糖原异生，但消耗了体内的肌肉组织，主要是骨骼肌组织。尽管体内分解代谢加速，但蛋白质合成也增加了。然而其最终结果是蛋白质的丢失，其表现为尿氮排泄增加和人血白蛋白水平降低。周围组织因不能有效地利用糖原，造成血糖水平的升高，但此时的胰岛素水平是正常的或增加，脂肪酸被用来作为能量消耗。这些代谢异常的程度直接与损伤的程度和范围成比例。

损伤后的代谢状态可分为两期：衰退期和加速期。衰退期为一种代谢的初期休眠状态，其特征为氧耗量的降低，循环障碍，体内液体失衡和细胞内休克。持续时间约 24 ~ 36h。随后出现代谢的高峰或加速期一种高动力状态，动用体内物质以产生能量。加速期的特征是细胞活性和激素活性的增加，代谢率增加，体温上升和氮丢失加速。高代谢的临床特征包括心排出量的增加、心动过速、脉搏洪大和脉压增加。高代谢状态的患者，心排出量和氧消耗量两者均与疾病的严重程度成比例。高代谢状态的患者常有发热，体温的增加常伴有代谢率的增加。当体温超过 37℃时，每增加 1℃，则代谢率增加约 10%。很显然，高代谢的患者增加了代谢的消耗，因而也增加了能量的需要。

损伤应激反应的显著特征之一是蛋白质的分解代谢，伴随有尿氮的丢失和肌肉的萎缩（一种高分解状态）。饥饿的患者每天约丧失 75g 肌肉蛋白，或 200 ~ 300g 的肌肉组织。而这种应激反应的患者每日损失肌肉蛋白更多，每天丢失约高达 250g 的肌肉蛋白，或大约 750 ~ 1000g 的肌肉组织。随着蛋白质分解代谢的增加，机体通过氨基酸的脱氨基作用来满足能量的需要，这一过程是在糖原异生的部位（如肝脏），提供了碳的结构，从而生成糖。骨骼肌是移到肝脏氨基酸的主要贮存部位。肌肉内氨基酸的丢失是由于肌肉蛋白分解率增加和合成率的下降。蛋白的分解与损伤之后所产生的其他反应相似，氮的丢失程度与损伤的严重程度成正比。

高代谢的应激反应导致了能量需要的增加。代谢在受损伤患者中的上调反应，至少部分与激素和炎性介质相关。不适当的胰岛素水平和胰高血糖素的增加，以及糖皮质激素和儿茶酚胺水平的增加等，这些均使糖生成增加，但是以消耗氮储备为代价（也就是蛋白分解代谢的结果）。随后产生高血糖征和胰岛素耐药。下丘脑 – 垂体轴被刺激，生长激素加强了胰岛素对糖原异生的反应，动用脂肪储备并改善了氮平衡。除了激素调节过程受影响外，多种炎性介质—包括细胞因子，如肿瘤坏死因子（TNF）和多种白细胞介素（IL），如 IL–1、IL–2、IL–6 和 IL–8 等均参与了高代谢反应。

（二）ARDS 的高代谢状态

ARDS 患者在疾病的各个时期均可有高代谢状态。但是，ARDS 时的高代谢状态最多见于感染，特别是脓毒血症的患者。当 ARDS 是多脏器功能障碍综合征（MODS）的一部分时，高代谢的临床症状和体征常见。ARDS 发病之后，患者的病情进展可有以下几种预后。

ARDS 患者如临床过程良好，其特殊表现为高代谢状态的消失和呼吸衰竭的好转，通常在起病后 7 ~ 10d，患者也不再有发生进一步损伤的先兆因素。几周后 ARDS 的临床表现可消失，患者存活、肺功能异常得到减轻。

ARDS 患者如临床过程恶化，则可在长期呼吸功能不全之后出现进一步衰竭，直至死亡。死亡的常见原因为 MODS，其中高代谢状态和感染常见。某些少见病例则在肺功能衰竭之后，出现肺顺应性的明显下降和低氧血症的迅速恶化，患者病情急转直下，很快发生死亡。当然此类患者通常不会出现高代谢状态。

一般而言，高代谢状态发生在 ARDS 发病之初或疾病进展过程中。高代谢的时期通常与其病因和治疗的效果相关。近来有人发现，ARDS 晚期出现的纤维浸润期常伴随有高代谢状态，与感染相似，但是并不能发现感染的原因。

ARDS 时的代谢特点：① ARDS 患者多存在严重的高分解代谢，短期内即可出现混合型营养不良。② ARDS 患者和其他重症患者类似，其 REE 可达到预计值的 1.5 ~ 2.0 倍。ARDS 的原发病如急性重症胰腺炎、脓毒症、创伤等疾病时，伴有 REE 不同幅度的明显增加。由于大多 ARDS 患者需要机械通气治疗，这也可使 REE 增加。③ ARDS 患者体内的肌糖原和肝糖原分解加速，脂肪大量氧化，随即瘦体组织大量分解，各种结构及功能蛋白被迅速消耗，并同时伴有血糖的升高，机体对糖的利用减少，人血白蛋白下降，Gln 明显减少，血中氨基酸比例失调。④ ARDS 治疗过程中常因限制液体的输入而影响早期的营养支持。大量含磷的能量物质（ATP）被消耗，各种离子消耗的增加，摄入不足，分布异常，可使患者出现低钾、低钙、低磷、低镁、低钠、低氯等表现和对某些微量元素的需求增加。⑤ ARDS 患者严重的氧化应激消耗了大量的抗氧化物质。

二、ARDS 营养支持原则

尽早实施营养支持可减少机械通气时间，缩短住 ICU 时间，如患者肠道功能允许，应早期给予 EN。并采取充分的措施避免反流和误吸，因为误吸本身就可导致 ARDS 的发生。慢性阻塞性肺疾病合并呼吸衰竭患者应尽早给予营养支持，并首选肠内营养。

应避免过度喂养，特别是碳水化合物补充过多将导致的二氧化碳的产生过多，增加呼吸商，加重患者的呼吸负荷。有研究表明 ARDS 患者的营养支持中应用 EN 并联合二十碳五烯酸（EPA），γ - 亚麻酸（GLA）以及一些抗氧化物质，可以提高体内的抗氧化水平，防止脂质过氧化损害，减少 BMLF（支气管肺泡灌洗液）中中性粒细胞数量，减低肺泡的通透性，改善气体交换，缩短机械通气时间和 ICU 停留时间，减轻器官功能的进一步损伤。有关急性肺损伤和 ARDS 患者的两项 I 级临床研究显示：营养支持中添加鱼油和抗氧化剂，有助于降低肺血管阻力与通透性，改善肺功能，降低死亡率，缩短机械通气时间与住 ICU 时间等。

三、ARDS 患者营养支持的检测

对 ARDS 患者进行营养支持治疗时，需根据治疗目标，即能量正平衡和氮平衡，来进行密切监测。评价能量正平衡的方法有数种。连续监测体重是一种重要的方法，但用以评价能量支持是否适当仍需证实。然而，危重症患者的体液变化，使评估组织增长或消耗变得困难。但是，在危重症患者中，如果没有使用利尿剂，体重下降仍提示能量支持不够。

对接受营养支持疗法的患者，均应评估其氮平衡。氮平衡以下列公式来表示。

氮平衡 = 氮摄入量（g）- 氮生成（g）或氮平衡 =[蛋白质摄入（g）/6.25]- 氮生成（g）

尿氮的测定以 24 小时尿液尿素氮派出（UUN）为标准。因为尿液尿素氮通常占总尿氮的 80%。故测定所得到的 UUN 乘以 1.25 约等于总的尿液中氮的排泄。然而，如果合并肾功能衰竭，在肌酐清除率小于 20ml/min 的情况下，UUN 则不够正确。通常应在营养支持稳定后，立即测定氮平衡，此后如果患者没有合并肾衰竭，则应每周评估一次。

四、营养支持的途径

营养支持的途径有胃肠道外营养（parenteral nutrition，PN）和胃肠道内补充营养两种方法。对于危重症患者 PN 仍然为一种重要的营养补充方法，因为这类患者不能接受胃肠道补充营养。但是对于胃肠道功能良好者仍提倡用胃肠道补充营养。胃肠道补充营养可以恢复肠道黏膜的完整，并维护胃肠道的屏障功能。实验动物研究表明，胃肠道补充营养可以减轻消化道的萎缩和保护消化道黏膜。胃肠道补充营养能纠正消化道的 pH，并能抑制细菌生长，而且可减少消化道出血的发生。早期胃肠道营养也能通过增加胃的排空而促进胃肠道蠕动。

但是，ARDS 患者由于胃肠道功能紊乱，应该使用 PN 方法来进行营养支持。有些专家在 PN 营养支持时，继续进行胃肠道补充营养，尽可能使一些营养物质与胃肠道接触。

五、ARDS 患者营养支持的能量需要

ARDS 患者营养支持时，需注意能量需要与氮平衡。当有足够的能量提供时，并等于能量消耗时可以达到能量平衡。正氮平衡的实现，只有当蛋白质的供给（摄入）速率与蛋白质的消耗（排泄）相平衡时才能达到。适当的维生素和矿物质也是必须的。液体摄入应该维持在适当的水平。

（一）能量需要

为避免营养的浪费，所提供的能量应该等于总的能量消耗。总的能量消耗（total energy expenditure，TEE）等于 24 小时内所消耗的能量，这可以应用直接测量（能量消耗）或间接测量（气体交换法，即测定氧消耗和 CO_2 生成量）来计算。ARDS 患者的 TEE 等于基础能量消耗（basic energy expenditure，BEE）加上进食、寒战所致的产热作用、活动和应激反应等情况下的能量消耗之总和。危重症患者中因进食和寒战所致的产热作用而引起的能量消耗较少，可忽略。

一种"应激因素"或者根据 ARDS 患者病情严重程度来计算能量消耗增加的百分比，可用于下列公式作计算。

TEE=BEE× 应激因素

应激因素根据患者的代谢需要和安静状态的代谢需要，以及与体温、身体活动和损伤程度相关的改变进行计算。大部分 ARDS 患者平均应激因素为 1.2。但是严重的高代谢患者，其应激因素可增加到 1.2 ~ 1.4。一般而言，ARDS 患者在接受机械通气治疗时，建议每日能量供应为 105kJ/kg。

（二）营养成分的组成

目前对 ARDS 患者营养支持时的营养成分组成，尚未取得一致意见，尤其是糖类和脂肪的比例，变化较大。但是一般推荐，糖类占能量的比例为 60% ~ 70%，脂肪的比例为 20% ~ 30%。蛋白质比例为 20%。因为 ARDS 患者，摄入过多的蛋白质可增加呼吸功能，导致呼吸肌群进一步衰竭；并且增加每分通气量，氧消耗和通气对低氧血症、高碳酸血症的反应。故蛋白质的摄入应该暂时减少。但是长期的蛋白质缺乏可加剧营养不良。

（三）营养的免疫增强功能

近来发现，改变营养物质的组成成分可以促进免疫系统的功能，尤其在高代谢状态的患者中特别明显。现在已对几种特殊的营养物质做了研究，如谷氨酰胺（glutamine）、精氨酸（arginine）和 ω–3 脂肪酸（omega–3 fatty acids）。

　　谷氨酰胺是一种条件性的必需氨基酸，在应激状态下，其利用增加。正常情况下，谷氨酰胺是在骨骼肌内合成和储藏。对肠道和涉及宿主防御功能的细胞复制时，谷氨酰胺是一种主要的能源。当谷氨酰胺的利用增加，而得不到适当补充时，谷氨酰胺会出现负平衡。适当补充谷氨酰胺可恢复其消耗。谷氨酰胺对维持肠道黏膜的完整性和防止肠道黏膜的萎缩，起着重要的临床作用。故谷氨酰胺可以减轻肠道的萎缩。临床上如出现肠道萎缩，可使细菌转移至肠系膜淋巴结，从而增加感染的危险性。近来研究表明，与接受肠外营养的患者相比较，谷氨酰胺有改善肠道上皮渗透的功能。

　　精氨酸是另一种引人注目的氨基酸。精氨酸可能有增强损伤、外科创伤和应激反应所引起的免疫反应低下。动物实验证明，补充精氨酸能改善免疫细胞反应。

　　ω-3脂肪酸可能具有抗炎性质。但是临床评价其营养构成的作用，尚待进一步证实。

第三篇 消化系统疾病

第一章 胃部疾病

第一节 胃、十二指肠疾病

一、溃疡病的外科治疗

胃、十二指肠溃疡（gastroduodenal ulcer）是胃、十二指肠局限性网形或椭网形的全层黏膜缺损。因溃疡形成与胃酸～胃蛋白酶的消化作用有关，也称消化性溃疡，包括胃溃疡（gastric ulcer，GU）和十二指肠溃疡（duodenal ulcer，DU）。

胃溃疡多发生在胃小弯，以胃角最多见，胃窦部与胃体也可见，大弯胃底少见。十二指肠溃疡好发于球部，前壁较多。多数消化性溃疡可在内科治愈，外科手术主要针对胃、十二指肠溃疡的严重并发症进行治疗。胃溃疡手术适应证主要有：①经严格内科治疗无效的顽固性溃疡，如溃疡不愈合或短期内复发者；②发生溃疡出血、瘢痕性幽门梗阻、溃疡穿孔及溃疡穿透至胃壁外者；③溃疡巨大（直径＞2.5cm）或高位溃疡；④胃、十二指肠复合性溃疡；⑤溃疡不能排除恶变或已经恶变者。十二指肠溃疡手术适应证主要是其严重并发症，如急性穿孔、大出血和瘢痕性幽门梗阻，以及顽固性溃疡。

（一）适宜手术治疗的主要类型

1. 胃、十二指肠溃疡急性穿孔 胃、十二指肠溃疡急性穿孔为常见的外科急腹症，起病急、病情重、变化快，诊治不当可危及生命。

90%十二指肠溃疡穿孔发生在球部前壁，胃溃疡穿孔60%发生在胃小弯。急性穿孔后，有强烈刺激的胃酸、胆汁、胰液等消化液和食物溢入腹腔，引起化学性腹膜炎，导致剧烈腹痛和大量腹腔渗出液，约6～8h后细菌开始繁殖并逐渐转变为细菌性腹膜炎。病原菌以大肠埃希菌、链球菌为多见。因强烈的化学刺激、细胞外液丢失及细菌毒素吸收等，患者可出现休克。胃、十二指肠后壁溃疡可穿透全层并被周围组织包裹，形成慢性穿透性溃疡。

（1）临床表现与诊断 多数患者有溃疡病史，穿孔前症状加重。情绪波动、劳累、刺激性饮食等常为诱发因素。穿孔多在夜间空腹或饱食后突然发生，表现为突然上腹部刀割样剧痛，迅速波及全腹，患者疼痛难忍，可有面色苍白、出冷汗、脉搏细速、血压下降等表现，常伴恶心、呕吐。当胃内容物沿右结肠旁沟向下流时，可出现右下腹痛。当腹腔有大量渗出液稀释漏出的消化液时，腹痛可减轻。继发细菌感染后，腹痛可再次加重。患者常取仰卧屈膝位，腹式呼吸减弱或消失，全腹压痛、反跳痛，腹肌紧张呈板样强直，尤以右上腹最明显。叩诊肝浊音界缩小或消失，可有移动性浊音，听诊肠鸣音明显减弱或消失。患者有发热，实验室检查白细胞及中性粒细胞增高，血清淀粉酶轻度升高。立位 X 线检查

80%患者可见膈下新月状游离气体影。诊断性腹腔穿刺可抽出含消化液或食物残渣的液体。

（2）鉴别诊断无典型溃疡病史，位于十二指肠及幽门后壁的溃疡小穿孔，胃后壁溃疡向网膜囊穿孔，年老体弱者的溃疡穿孔，空腹时发生的小穿孔，临床表现不典型，较难诊断。需与下列疾病鉴别：

①急性胆囊炎：表现为右上腹绞痛或持续性疼痛阵发性加剧，疼痛向右肩放射，伴畏寒发热。右上腹局部压痛、反跳痛，可触及肿大的胆囊，Murphy 征阳性。胆囊坏疽穿孔时有弥漫性腹膜炎表现，但 X 线检查膈下无游离气体。B 超提示胆囊炎或胆囊结石。

②急性胰腺炎：腹痛发作多不如溃疡急性穿孔急骤，腹痛位于上腹部偏左并向背部放射。腹痛由轻转重，肌紧张相对较轻。血清、尿液和腹腔穿刺液淀粉酶明显升高。X 线检查膈下无游离气体、CT、B 超提示胰腺肿胀。

③急性阑尾炎：溃疡急性穿孔后消化液可沿右结肠旁沟流到右下腹，引起右下腹痛和腹膜炎体征，易误诊为急性阑尾炎。但溃疡穿孔腹膜炎、腹痛尤以右上腹最明显，且阑尾炎症状多较轻，体征多局限于右下腹，无腹壁板样强直，X 线检查无膈下游离气体。

（3）治疗

①非手术治疗：适用于无其他并发症、一般情况好、症状较轻、体征局限的空腹穿孔：穿孔超过 24h，腹膜炎已局限者，或经胃十二指肠造影证实穿孔已封闭的患者。治疗包括：半坐卧位，禁饮食，持续胃肠减压，以减少胃肠内容物漏入腹腔；输液以维持水、电解质平衡；加强营养支持；全身应用抗生素控制感染；经静脉给予 H_2 受体阻断剂等制酸药物。严密观察病情变化，若治疗 6～8h 后不见好转应及早手术治疗。

②手术治疗：若患者一般情况良好，穿孔在 8h 左右，腹腔污染不严重，可施行胃大部切除术，否则仅行穿孔修补术。单纯穿孔修补术是目前治疗急性穿孔的主要手术方式，操作简便，安全性高。适用于穿孔超出 8h，腹腔感染及炎症水肿严重，有其他系统器质性疾病不能耐受彻底性溃疡手术者。通常采用经腹手术，穿孔以丝线间断横向缝合，再用大网膜覆盖，或以网膜补片修补；也可经腹腔镜行穿孔缝合大网膜覆盖修补。胃溃疡穿孔患者，需做活检或术中快速病理检查除外胃癌，若为恶性病变，应行根治性手术。

2.胃、十二指肠溃疡大出血 胃、十二指肠溃疡出血是上消化道大出血最常见原因之一，系病变侵蚀溃疡基底血管破裂所致，大多为动脉出血，溃疡通常位于十二指肠球部后壁或胃小弯。

（1）临床表现取决于出血量和出血速度。主要症状是呕血和排柏油样黑便，多数患者只有黑便而无呕血。呕血前常有恶心，便血前后可有心悸、头晕眼黑、全身疲软，甚至晕厥。短期内失血量超过 800ml，患者可出现四肢湿冷、脉搏细速、呼吸急促、血压下降等休克表现。大出血通常指每分钟出血量超过 1ml 且速度较快的出血。腹部体征不明显，上腹部可有轻度压痛，肠鸣音亢进。腹痛严重者应注意是否伴发溃疡穿孔。大出血早期，由于血液浓缩，血常规变化不大，以后红细胞计数、血红蛋白值、红细胞比容均呈进行性下降。

（2）诊断与鉴别诊断 有溃疡病史者，发生呕血与黑便，诊断较易。急诊纤维胃镜检查可迅速明确出血部位并指导治疗，大小血时不宜行上消化道钡餐检查。无溃疡病史者，应与应激性溃疡出血、胃癌出血和食管曲张静脉破裂出血等鉴别。

（3）治疗原则是补充血容量，防治失血性休克，尽快明确出血部位并有效止血。

①非手术治疗：①补充血容量：建立畅通的静脉通道.快速滴注平衡盐溶液，做输血配型试验。根据血压、脉搏、尿量和周围循环状况判断失血量并指导补液。失血量达全身血量的 20% 时，应输注羟乙基淀粉、右旋糖酐等血浆代用品。出血量较大时可输注浓缩红细胞或全血，维持血细胞比容在 30% 以上。输入液体中晶体与胶体之比以 3 : 1 为宜。②留置鼻胃管：用生理盐水冲洗胃腔至胃液变清，持续低负压吸引，动态观察出血情况。可经胃管注入 200ml 含 8mg 去甲'肾上腺素的生理盐水溶液，每 4～6h 一次。⑧应用纤维胃镜：可明确出血病灶，还可施行内镜下电凝、激光灼凝、注射或喷洒药物等局部止血措施。检查前必须纠正患者的低血容量状态。④应用止血、制酸、生长抑素等药物：静脉或肌注立止血；静脉给予西咪替丁等 H: 受体拮抗剂或奥美拉唑等质子泵抑制剂；静脉应用善宁、施他宁等生长抑素。

②手术治疗：约 90% 胃、十二指肠溃疡大出血可经非手术治疗止血：少数需急症手术止血的指征为：①出血速度快，短期内发生休克，或 6～8h 内输入 800ml 以上血液才能维持血压和血细胞比容者。②年龄在 60 岁以上伴动脉硬化症者，应及早手术。⑧近期发生过类似大出血、合并穿孔或幽门梗阻。④正在进行药物治疗的胃、十二指肠溃疡患者发生大出血。⑤胃镜检查发现动脉搏动性出血，或溃疡底部血管显露再出血危险很大。急诊手术应争取在出血 48h 内进行。胃溃疡较十二指肠溃疡再出血概率高 3 倍，应及早手术。

3. 胃、十二指肠溃疡瘢痕性幽门梗阻　胃、十二指肠溃疡反复发作形成瘢痕狭窄，合并幽门痉挛、水肿可造成幽门梗阻。痉挛、炎症水肿引起的幽门梗阻是暂时可逆的，在炎症消退、痉挛缓解后幽门恢复通畅；瘢痕造成的梗阻是永久的，需要手术解除。瘢痕性幽门梗阻在溃疡愈合过程中由瘢痕收缩所致，最初是部分性梗阻，由于同时存在痉挛或水肿使部分性梗阻渐趋完全性。十二指肠溃疡所致者较胃溃疡多见。

（1）临床表现与诊断　多有较长溃疡病史，主要表现为腹痛和反复发作呕吐。上腹饱胀不适并出现阵发性胃收缩痛，伴嗳气、恶心与呕吐。呕吐多发生在下午或晚间，呕吐大量不含胆汁的酸臭宿食。患者常自行诱发呕吐以缓解症状。体检可见患者营养不良、消瘦、贫血、皮肤干燥无弹性，上腹膨隆可见胃型，有时可见自左向右的胃蠕动波，振水音阳性。患者可因大量呕吐发生水电解质紊乱，导致脱水、低钾、低氯性碱中毒。清晨空腹置胃管，可抽出大量酸臭胃液和食物残渣.X 线钡餐检查，见胃腔扩大、胃潴留,24h 后仍有钡剂存留。纤维胃镜检查可确定梗阻及原因。

（2）鉴别诊断①痉挛水肿性幽门梗阻：有溃疡疼痛和间歇性梗阻表现，经胃肠减压和解痉制酸药治疗，症状可缓解。②十二指肠球部以下的梗阻：如十二指肠肿瘤、胰头癌、十二指肠淤滞症，可引起上消化道梗阻，根据其呕吐物含胆汁、X 线、胃镜、钡餐检查可鉴别。③胃窦部与幽门癌肿：有梗阻，但病程短，胃扩张较轻，钡餐与胃镜活检可明确诊断。

（3）治疗怀疑幽门梗阻患者可先行盐水负荷试验：空腹置胃管，注入生理盐水700ml，半小时后经胃管回吸，抽回液体超过 350m1 提示幽门梗阻。经胃肠减压、全肠外营养以及静脉给予制酸药治疗 1 周后，重复盐水负荷试验。如幽门痉挛水肿明显改善，应继续保守治疗，如无改善则手术治疗。瘢痕性幽门梗阻是手术治疗绝对适应证，术式以胃大部切除为主。术前准备要充分，包括：禁食：留置鼻胃管以温生理盐水洗胃：纠正贫血与低蛋白血症，改善营养状况，纠正水、电解质与酸碱平衡失调。

（二）外科治疗的手术方式及注意事项

胃大部切除术与迷走神经切断术是治疗胃、十二指肠溃疡最常用的两种手术方式。

1. 胃大部切除术包括胃切除及胃肠道重建两部分。胃切除可分为全胃切除、近端胃切除和远端胃切除。胃大部切除术即切除胃远端 2/3 ～ 3/4，包括胃体大部、胃窦部、幽门和十二指肠球部近胃部分，是我国治疗胃、十二指肠溃疡首选术式。吻合口一般要求 3cm左右。治疗原理：①切除了大部分胃，使得胃酸和胃蛋白酶分泌大为减少。②切除胃窦部，减少了 G 细胞分泌胃泌素所引起的胃酸分泌。③切除溃疡本身及溃疡好发部位。其手术方式可分为 3 类：

（1）毕 I 式胃大部切除术　胃大部切除后将残胃直接与十二指肠吻合，是胃溃疡的首选术式，还适用于瘢痕小的十二指肠溃疡。优点是吻合后的胃肠道接近于正常解剖生理状态，术后因胃肠功能紊乱而引起的并发症较少。缺点是有时为避免残胃与十二指肠吻合张力过大，易致胃切除范围不够，增加术后溃疡复发机会。

（2）毕 II 式胃大部切除术　胃大部切除后，缝合关闭十二指肠残端，将残胃和上端空肠端一侧吻合。适用于各种胃、十二指肠溃疡，尤其是十二指肠溃疡。优点是即使胃切除较多，胃空肠吻合口也不致张力过大，术后溃疡复发率低。缺点是这种吻合方式改变了正常解剖生理关系，胆汁、胰液流经胃空肠吻合口，术后胃肠功能紊乱等并发症和后遗症较毕 I 式多。

（3）胃空肠 Roux-en-Y 吻合术　胃大部切除后，缝合关闭十二指肠残端，在距十二指肠悬韧带 10 ～ 15cm 处切断空肠，残胃与远端空肠吻合，距此吻合 VI 以下 45 ～ 60cm空肠与空肠近侧断端吻合。此术式可防止术后胆汁、胰液进入残胃，减少反流性胃炎发生。

2. 胃迷走神经切断术　迷走神经切断术治疗十二指肠溃疡在国外应用较广，理论依据是切断了迷走神经，既消除神经性胃酸分泌，又消除迷走神经引起的胃泌素分泌，从而减少体液性胃酸分泌。胃迷走神经切断术按照阻断水平不同，分三种类型：

（1）迷走神经干切断术在食管裂孔水平切断左、右腹腔迷走神经干，又称全腹腔迷走神经切断术。

（2）选择性迷走神经切断术　在迷走神经左干分出肝支、右干分出腹腔支以后再将迷走神经予以切断，切断了到胃的所有迷走神经，减少了胃酸分泌。保留了肝、胆、胰、小肠迷走神经支配。又称全胃迷走神经切断术。上述两种迷走神经切断术，术后均可引起胃蠕动减退，需同时加做幽门成形等胃引流手术。

（3）高选择性迷走神经切断术　又称胃近端迷走神经切断术或壁细胞迷走神经切断术。手术切断支配胃近端、胃底、胃体壁细胞的迷走神经，消除了胃酸分泌，保留支配胃窦部与远端肠道的迷走神经。由于幽门括约肌的功能得以保留，不需附加引流术，减少了胆汁反流发生机会，而且保留了胃的正常容量，是治疗十二指肠溃疡较为理想的术式。

（三）术后并发症

胃十二指肠溃疡术后并发症有术后早期并发症和术后远期并发症，其中早期并发症有些与手术操作不当有关，术后远期并发症多与术后解剖、生理、代谢和消化功能改变有关。

1. 术后早期并发症

（1）术后胃出血 主要为吻合口出血。胃大部切除术后可有少许暗红色或咖啡色胃液自胃管抽出，一般24h内不超300ml，以后胃液颜色逐渐变浅变清，出血自行停止。术后24h内的胃出血，多系术中止血不确切；术后4～6d发生的出血，多因吻合口黏膜坏死；术后10～20d发生的出血，多由吻合口缝线处感染或脓肿腐蚀血管所致。绝大多数术后胃出血非手术疗法即可止血，当非手术疗法不能止血或出血量大时，应手术止血。

（2）胃排空障碍属动力性胃通过障碍，迷走神经干切断术和选择性迷走神经切断术后常见。拔除胃管后，出现上腹饱胀、钝痛，呕吐含胆汁的胃内容物，X线钡餐检查见残胃扩张、胃潴留而无蠕动。经禁食、胃肠减压、营养支持、给予胃动力促进剂等多能好转。

（3）胃壁缺血坏死、吻合口破裂或瘘 胃穿孔是发生在高选择性胃迷走神经切断术后的严重并发症。由于术中切断了胃小弯侧的血供，可引起小弯胃壁缺血坏死。术后若发现胃小弯有缺血坏死应禁食、严密观察，有穿孔腹膜炎时应再次手术，修补穿孔、引流腹腔。

吻合口破裂或瘘常在术后1周左右发生。原因为缝合技术不当、吻合口张力过大、组织血供不足、营养不良等。有高热、脉速、腹痛以及弥漫性腹膜炎表现，多需立即手术修补、腹腔引流。外瘘形成应引流、胃肠减压，必要时手术。

（4）十二指肠残端破裂是毕Ⅱ式胃切除术后早期的严重并发症，与十二指肠残端处理不当及胃空肠吻合口输入袢梗阻有关。临床表现为突发上腹部剧痛、发热、腹膜刺激征以及白细胞计数增加，腹腔穿刺可抽出胆汁样液体。一旦确诊，应立即手术。

（5）术后梗阻

①输入袢梗阻：有急、慢性两种类型。急性输入袢梗阻多发生于毕Ⅱ式结肠前输入段对胃小弯的吻合术式。表现为上腹部剧痛，呕吐频繁但量少，多不含胆汁，上腹部压痛有时可扪及包块，应手术解除梗阻。慢性不完全性输入袢梗阻，表现为餐后半小时左右上腹胀痛或绞痛，呕吐大量不含食物的胆汁样液. 呕吐后症状消失。应采用禁食、胃肠减压等治疗，若无缓解则手术解除梗阻。

②输出袢梗阻：毕Ⅱ式胃切除术后吻合15下方输出段肠管因术后粘连等形成梗阻。表现为上腹饱胀，呕吐含胆汁的胃内容物。钡餐检查可确定梗阻部位。非手术治疗无效则手术解除梗阻。

③吻合口梗阻：吻合时胃肠壁翻入过多、吻合口太小、吻合口炎症水肿引起梗阻。若经保守治疗无效应手术解除梗阻。

2. 远期并发症

（1）碱性反流性胃炎 毕Ⅱ式胃切除术后碱性肠液、胆汁、胰液流入胃中所致。主要表现为上腹及胸骨后烧灼痛、呕吐胆汁样液和体重减轻。可服用胃黏膜保护剂、胃动力药等治疗，严重者可行手术治疗。

（2）倾倒综合征 胃大部切除术后，原有控制胃排空的解剖结构缺失，若胃肠吻合口过大，则致胃排空过快而产生的一系列综合征。①早期倾倒综合征：为高渗性食物过快进入空肠，将大量细胞外液渗入肠腔，使循环血量骤减所致。表现为心悸、恶心、呕吐、乏力、出汗、腹泻等。②晚期倾倒综合征：又称低血糖综合征，是含糖食物过快进入空肠，血糖一时性增高，致胰岛素分泌增多，而发生反应性低血糖所致。

治疗2年后仍未改善症状，应手术治疗。

（3）溃疡复发　由于胃切除量不够，迷走神经切断不完全，输入祥空肠过长等因素引起溃疡复发。胃切除术后可形成吻合 LI 溃疡，常于术后 2 年内发病，临床表现为溃疡病症状再现，有腹痛及出血。可采用制酸剂、抗幽门螺杆菌（HP）感染保守治疗，无效者可再次手术。

（4）营养性并发症　①体重减轻：应针对营养摄入不足调整饮食。②贫血：铁与维生素吸收障碍引起贫血，应补充铁剂与维生素 B_{12}、叶酸，严重者输血。⑧腹泻与脂肪泻：宜进少渣易消化高蛋白饮食，可用消胆胺和抗生素治疗。④骨病：多发生于术后 5～10 年，应多食富含钙、维生素及蛋白质的食物预防，治疗主要是补钙和维生素 D。

（5）残胃癌指胃、十二指肠溃疡患者行胃大部切除术 5 年以后残余胃发生了癌变。可能与残胃常有萎缩性胃炎有关。表现为上腹疼痛不适、进食后饱胀、消瘦、贫血等症状，可经胃镜及活检确诊。应采用手术治疗。

二、胃癌

胃癌（gastric carcinoma）在我国各种恶性肿瘤中占首位，50 岁以上者好发，男女发病率之比为 2：1。

（一）病因

胃癌的发生与下列因素有关：

1. 地域环境及饮食生活因素①地域环境：如我国西北与东部沿海地区胃癌发病率明显高于南方地区。②饮食因素：长期食用熏烤、盐腌食品者胃癌发病率高，与食品中亚硝酸盐、真菌毒素、多环芳烃化合物等含量高有关，食物中缺乏新鲜蔬菜与水果也与胃癌发病有关。③生活习惯：吸烟者胃癌发病危险较不吸烟者高 50%。

2. 幽门螺杆菌（HP）感染是引发胃癌的主要因素之一。HP 感染后是否发生胃癌与年龄有关，儿童期 HP 感染发生胃癌的危险性增加，而成年后感染多不足以发展成胃癌。

3. 癌前疾病和癌前病变　胃的癌前疾病是指易发生胃癌的胃疾病，包括胃息肉、慢性萎缩性胃炎及胃大部切除后的残胃等，这些病变时间长久可能转变为胃癌。胃的癌前病变指的是易发生癌变的胃黏膜病理组织学变化，目前公认的是不典型增生。

4. 遗传和基因　遗传与分子生物学研究表明，与胃癌患者有血缘关系的亲属胃癌发病率较对照组高 4 倍。

（二）病理

胃癌好发于胃窦部，约占 1/2；其次为胃底贲门部，约占 1/3；胃体较少。

1. 组织学分型　世界卫生组织 1979 年提出的国际分类法，将胃癌组织学分为：

（1）普通型①乳头状腺癌；②管状腺癌；③低分化腺癌；④黏液腺癌；⑤印戒细胞癌。

（2）特殊型有腺鳞癌、鳞状细胞癌、类癌、未分化癌等。

2. 大体分型

（1）早期胃癌　指胃癌仅限于黏膜或黏膜下层，不论病灶大小或有无淋巴结转移。癌灶直径在 10mm 以下为小胃癌，5mm 以下为微小胃癌：胃镜黏膜活检组织中查见癌，但切除后的胃标本虽经全黏膜取材未见癌组织称为"一点癌"。早期胃癌根据病灶形态可分为三型：Ⅰ型为隆起型，癌灶突向胃腔。Ⅱ型为浅表型，癌灶较平坦无明显隆起与凹陷，有 3 个亚型：Ⅱa 浅表隆起型、Ⅱb 浅表平坦型、Ⅱc 浅表凹陷型。Ⅲ型为凹陷型，为较深的溃疡。

（2）进展期胃癌 癌组织超出黏膜下层侵入胃壁肌层为中期胃癌；病变达浆膜下层或超出浆膜向外浸润至邻近脏器，或有转移为晚期胃癌。中、晚期胃癌统称进展期胃癌。可分四型：Ⅰ型结节型；Ⅱ型溃疡局限型；Ⅲ型溃疡浸润型；Ⅳ型弥漫浸润型。若全胃受累，胃腔缩窄、胃壁僵硬如革囊状，称皮革胃，此型恶性度极高。

3. 转移方式

（1）直接浸润 癌细胞向深层和周边浸润，可累及食管下段、十二指肠、腹膜、结肠、肝、脾、胰等邻近器官。

（2）淋巴转移 是胃癌最主要的转移途径，早期胃癌的淋巴转移率近20%，进展期胃癌的淋巴转移率约达70%。一般按淋巴流向循序逐步转移，少数发生跳跃式转移。最早转移到胃周围淋巴结，最后汇集到腹腔淋巴结。终末期胃癌可经胸导管向左锁骨上淋巴结转移，或经肝网韧带转移至脐部。

（3）血行转移 发生在晚期，癌细胞进入门静脉或体循环向其他部位播散。常见转移器官有肝、肺、骨骼等处，以肝转移多见。

（4）种植转移癌细胞浸润至浆膜外脱落入腹腔，种植在腹膜和其他脏器表面。

4. 临床病理分期 国际抗癌联盟（UICC）1987年公布了胃癌TNM分期法，分期的病理依据主要是肿瘤浸润深度、淋巴结以及远处转移情况。T代表原发肿瘤浸润胃壁深度，T_1：肿瘤侵及黏膜或黏膜下层；T_2：肿瘤浸润至肌层或浆膜下；T3：肿瘤穿透浆膜层；T4：肿瘤直接侵及邻近结构或器官。N表示局部淋巴结转移情况，N_0：无淋巴结转移；N：距原发灶边缘3cm以内的淋巴结转移；N：距原发灶边缘3cm以外的淋巴结转移。M代表肿瘤远处转移情况，M：无远处转移；M：有远处转移。

（三）临床表现

①早期胃癌：多无明显症状，有时出现上腹部隐痛不适、恶心、呕吐或是类似溃疡病的上消化道症状，因无特异性，早期胃癌诊断率低。②进展期胃癌：腹痛与体重减轻是进展期胃癌最常见的临床症状。患者常有较明确的上消化道症状，如上腹不适、进食后饱胀，随着病情进展上腹疼痛加重，食欲下降、乏力、消瘦，部分患者有恶心、呕吐。③不同部位肿瘤的特殊表现：贲门胃底癌可有胸骨后疼痛和进行性吞咽困难，幽门附近胃癌有幽门梗阻表现。肿瘤破坏血管后可有呕血、黑便等消化道出血症状。腹部持续疼痛常提示肿瘤扩散超出胃壁。④胃癌转移表现：约10%的患者有胃癌扩散的症状和体征，如锁骨上淋巴结肿大、腹水、黄疸、腹部包块、直肠前凹扪及肿块等。⑤晚期表现：晚期胃癌患者常可出现贫血、消瘦、营养不良甚至恶病质等表现。

（四）诊断

通过X线钡餐检查和纤维胃镜加活组织检查，诊断胃癌已不再困难。为提高早期胃癌诊断率，应对有胃癌家族史或原有胃病史的人群定期检查。对40岁以上有上消化道症状而无胆道疾病者，原因不明的消化道慢性失血者，短期内体重明显减轻、食欲减退者，需对胃做下列检查，以防漏诊胃癌。

1. X线钡餐检查 为诊断胃癌的常用方法。常采用气钡双重造影，早期可见黏膜异常；进展期可见肿块（充盈缺损）、溃疡（龛影）、弥漫浸润（胃壁僵硬、胃腔狭窄）等。

2.纤维胃镜检查 可直接观察病变部位和范围，钳取病变组织（不应少于 4 处）做病理学检查，是诊断胃癌的最有效方法。

3.腹部超声 主要用于观察胃的邻近脏器（特别是肝、胰）受浸润及淋巴结转移情况。

4.螺旋 CT 与正电子发射成像检查 多排螺旋 CT 扫描结合三维立体重建和模拟内腔镜技术，是一种新型无创检查手段，有助于胃癌诊断和术前临床分期。采用正电子发射成像技术可以判断淋巴结与远处转移病灶情况，准确性较高。

5.胃液检查 胃酸降低或缺乏，可查到癌细胞。

（五）治疗

早发现、早诊断、早治疗是提高胃癌疗效的关键。手术治疗是首选方法。

1.手术治疗

（1）根治性手术 原则为整块切除包括癌灶和可能受浸润胃壁在内的胃的部分或全部，按临床分期标准整块清除胃周围的淋巴结，重建消化道。胃壁切线必须距肿瘤边缘 5cm 以上：十二指肠侧或食管侧切线应距幽门或贲门 3～4cm，然后根据病情清除胃周淋巴结。①早期胃癌：因病变局限较少淋巴结转移，施行胃切除术就可获得治愈性切除，可行腹腔镜或开腹胃部分切除术。对小于 lcm 的非溃疡凹陷型胃癌，小于 2cm 的隆起型黏膜癌.可在内镜下行胃黏膜切除术。②进展期胃癌：行根治性胃大部切除，切除胃的 3/4～4/5，清除局部淋巴结，切除大小网膜、横结肠系膜前叶与胰腺被膜；消化道重建可选胃空肠毕Ⅱ式吻合或毕Ⅰ式手术，或 Roux-en-Y 吻合术等。⑧扩大胃癌根治术：适用于胃癌侵及邻近组织或脏器，是指包括胰体、尾及脾的根治性胃大部切除或全胃切除；有肝、结肠等邻近脏器浸润可行联合脏器切除术。

（2）姑息性手术原发病灶无法切除，为了减轻由于梗阻、穿孔、出血等并发症引起的症状而做的手术，如胃空肠吻合术、空肠造口、穿孔修补术等。

2.化疗 用于根治术的术前、术中和术后，延长生存期。晚期胃癌患者采用适量化疗，能减缓肿瘤的发展速度，改善症状。

（1）适应证 早期胃癌根治术后原则上不必辅助化疗，下列情况应辅助化疗：病理类型恶性程度高；癌灶面积大于 $5cm^2$；多发癌灶；年龄低于 40 岁。进展期胃癌根治术后、姑息手术后、根治术后复发者需要化疗。化疗的胃癌患者需有明确的病理诊断，一般情况良好，心、肝、肾与造血功能正常，无严重并发症。

（2）化疗方法①给药途径：常用给药途径有口服给药、静脉给药、腹膜腔给药、动脉插管区域灌注给药等。②常用化疗药：常用的口服化疗药有替加氟（喃氟啶，FT207）、优福定（复方喃氟啶）、氟铁龙（去氧氟尿苷）等。常用的静脉化疗药有氟尿嘧啶（5-Fu）、丝裂霉素（MMC）、顺铂（CDDP）、阿霉素（ADM）、依托泊苷（VP-16）、甲酰四氢叶酸钙（CF）等。③化疗方案：为提高化疗效果、减轻化疗的毒副反应，常选用多种化疗药联合应用。如 FAM（5-Fu+ADM+MMC）方案、MF（MMC+5-Fu）方案、ELP（CF+5-Fu+VP-16）方案等。

3.免疫治疗 主要有卡介苗、香菇多糖、白细胞介素、干扰素、肿瘤坏死因子等。

4.其他治疗 包括放疗、基因治疗、中医中药治疗等。

第二节 急性肠梗阻

一、概述

肠内容物通过肠道发生障碍，称为肠梗阻（intestinal obstruction），是外科常见急腹症之一。

（一）病因及分类

按肠梗阻发生的基本原因可将其分为三类：

1. 机械性肠梗阻最常见。由各种原因引起肠腔狭窄，使肠内容物通过发生障碍。①肠腔堵塞，如粪块、异物等，一般梗阻不重。②肠管受压，如肠粘连、肠扭转、嵌顿疝、腹腔内肿瘤压迫等。③肠壁病变，如肿瘤、先天性肠道闭锁、炎症性狭窄等。

2. 动力性肠梗阻　由于神经反射或毒素刺激引起肠壁肌功能紊乱，使肠蠕动丧失或肠管痉挛，致肠内容物不能正常运行，但无器质性肠腔狭窄。如急性弥漫性腹膜炎、腹部大手术、低血钾、腹膜后血肿或感染引起的麻痹性肠梗阻。痉挛性肠梗阻少见，见于肠道功能紊乱、慢性铅中毒引起的肠痉挛。

3. 血运性肠梗阻　由于肠系膜血管栓塞或血栓形成，使肠管血运障碍，继而发生肠麻痹而使肠内容物不能运行。现有增多趋势。

肠梗阻可按肠壁有无血运障碍，分为：①单纯性肠梗阻：肠内容物通过受阻而无肠管血运障碍。②绞窄性肠梗阻：梗阻并伴肠壁血运障碍，可由肠系膜血管受压、血栓形成或栓塞等引起，肠管失去活力。

肠梗阻还可按梗阻部位分高位（如空肠上段）和低位（如回肠末段和结肠）两种。根据梗阻程度，分为完全性和不完全性肠梗阻。按发展过程快慢可分为急性和慢性肠梗阻。若一段肠袢两端完全阻塞，如肠扭转、结肠肿瘤等，称闭袢性肠梗阻。各种类型肠梗阻在一定条件下是可以互相转化的。如单纯性可转化为绞窄性，不完全性可转化为完全性梗阻。

（二）病理生理

1. 局部改变　单纯性机械性肠梗阻发生后，梗阻部位以上肠管因肠内容物、大量积气积液而扩张，为克服梗阻肠蠕动增强，产生阵发性腹痛和呕吐，梗阻部位愈低、时间愈长，症状越明显。梗阻以下肠管则瘪陷，扩张肠管和瘪陷肠管交界处即为梗阻部位。急性完全性肠梗阻因肠管高度膨胀而肠壁变薄，肠壁血管受压引起血运障碍，最初主要表现为静脉回流受阻，肠壁充血水肿呈暗红色；继而出现动脉血运受阻，肠壁失去活力，肠管变成紫黑色，单纯性肠梗阻转变为绞窄性肠梗阻。由于肠壁变薄、缺血和通透性增加，腹腔内出现带有粪臭的渗出物，肠管可缺血坏死而溃破穿孔。慢性不完全梗阻，梗阻以上肠管扩张，因长期肠蠕动增强，肠壁呈代偿性肥厚，故腹部视诊常可见扩大的肠型和肠蠕动波。

2. 全身变化　①体液丧失：由于不能进食、频繁呕吐和肠腔积液，肠管过度膨胀，血管通透性增强血浆外渗，使水分及电解质大量丢失，引起水、电解质紊乱与酸碱失衡。②感染和中毒：梗阻以上肠腔内细菌大量繁殖产生多种毒素，肠壁血运障碍致通透性增加，细菌进入腹腔引起严重的腹膜炎和中毒，甚至休克。③呼吸和循环障碍：肠腔膨胀使腹压升高，膈肌上升，影响肺内气体交换，阻碍下腔静脉血液回流，而致呼吸循环功能障碍。严重的缺水、血液浓缩、血容量减少、电解质紊乱、酸碱平衡失调、细菌感染、中毒等均可导致休克，甚至多器官功能障碍。

（三）临床表现

1.症状各类肠梗阻的共同表现是腹痛、腹胀、呕吐及肛门停止排气排便。

（1）腹痛机械性肠梗阻由于梗阻部位以上肠蠕动强烈，表现为阵发性绞痛，可伴有肠鸣音亢进。如腹痛间歇期缩短，演变为剧烈持续性腹痛，应警惕肠绞窄，麻痹性肠梗阻常为持续性满腹胀痛。

（2）呕吐早期为反射性，吐出物为食物或胃液，后期为反流性。呕吐频率与吐出物随梗阻部位高低而有所不同。梗阻部位愈高，呕吐出现愈早、愈频繁，多为胃十二指肠内容物；低位梗阻呕吐出现迟、次数少、可为粪性。结肠梗阻晚期才出现呕吐。麻痹性肠梗阻呕吐呈溢出性。呕吐物如呈棕褐色或血性，是肠管血运障碍表现。

（3）腹胀其程度与梗阻部位有关，梗阻部位越低，腹胀越显著。高位梗阻因频繁呕吐腹胀不明显，低位及麻痹性肠梗阻全腹腹胀显著。腹部隆起不对称，是肠扭转等闭袢性肠梗阻特点。

（4）排便排气停止 完全性肠梗阻发生后多不再排便排气。但梗阻早期、高位梗阻，梗阻以下肠内残存气体和粪便仍可自行或在灌肠后排出，不可因此否定肠梗阻。某些绞窄性肠梗阻，如肠套叠、肠系膜血管栓塞或血栓形成，可排出血性黏液样粪便。

2.体征

（1）全身表现单纯性肠梗阻早期，全身表现不明显。梗阻晚期或绞窄性肠梗阻患者可有唇干舌燥、眼窝内陷、皮肤弹性消失，尿少或无尿等明显缺水征。或脉搏细速、血压下降、面色苍白、四肢发凉等中毒和休克征象。

（2）腹部表现①机械性肠梗阻可见肠型和肠蠕动波，轻压痛，肠鸣音亢进、有气过水声或金属音。②绞窄性肠梗阻可有固定压痛和腹膜刺激征，压痛包块常为绞窄的肠袢。因腹腔渗液，移动性浊音可呈阳性。③麻痹性肠梗阻腹胀均匀，肠鸣音减弱或消失。④肿瘤或蛔虫性肠梗阻，有时可在腹部触及包块或条索状团块。⑤直肠指检如触及肿块，可能为直肠肿瘤、极度发展的肠套叠的套头或低位肠腔外肿瘤。

3.辅助检查①血红蛋白、红细胞比容可因缺水、血液浓缩而升高。②尿比重增高。③绞窄性肠梗阻白细胞计数和中性粒细胞比例增高。④血气分析和血生化检查可了解酸碱失衡、电解质紊乱和肾功能状况。⑤呕吐物和粪便检查，有大量红细胞或隐血阳性，提示肠管有血运障碍。⑥X线检查：肠梗阻发生4～6h后，可见多数液平面及气胀肠袢；空肠梗阻，其黏膜环状皱襞可显示"鱼肋骨刺"状；结肠梗阻时，腹部周边可见结肠胀气及结肠袋形。

（四）诊断

在肠梗阻诊断过程中，必须辨明下列问题：

1.是否肠梗阻根据肠梗阻痛、胀、吐、闭四大症状和腹部体征等，一般可做出诊断。

2.是机械性还是动力性梗阻机械性肠梗阻具有上述典型临床表现，胀气限于梗阻以上部分肠管。麻痹性肠梗阻肠蠕动减弱或消失，腹胀显著，X线检查可显示大、小肠全部胀气扩张。

3.有无肠绞窄 绞窄性肠梗阻已发生肠壁血运障碍，必须及早手术。有下列表现者，应考虑绞窄性肠梗阻的可能：①起病急骤，为持续性剧烈疼痛（可阵发加剧），有时伴腰背痛，呕吐早、剧烈而频繁。②病情发展迅速，休克出现早且难纠正。③腹膜刺激征明显，发热、脉快、白细胞计数增高。④腹胀不对称，腹部有局部隆起或触及有压痛的肿块（胀大的肠袢）。移动性浊音或气腹征（+）。⑤呕吐物、胃肠减压抽出液、肛门排出物或腹腔穿刺液为血性。⑥经积极非手术治疗症状体征无明显改善。⑦腹部 X 线检查见孤立、突出胀大的肠袢，或有假肿瘤状阴影；或肠间隙增宽，提示有腹腔积液。

4.梗阻部位　高位小肠梗阻的特点是呕吐发生早而频繁，腹胀不明显。低位小肠梗阻的特点是腹胀明显，呕吐出现晚而次数少，并可吐粪样物。结肠梗阻与低位小肠梗阻临床表现相似，X 线检查有助鉴别。低位小肠梗阻，扩张的肠袢在腹中部，呈"阶梯状"排列。结肠梗阻胀大的肠袢分布在腹部周围，可见结肠袋，结肠影在梗阻部位突然中断。

5.梗阻程度完全性梗阻病情发展快，肛门停止排便排气。腹部 X 线检查见梗阻以上肠袢明显充气和扩张，梗阻以下结肠内无气体。不完全梗阻呕吐与腹胀都较轻或无呕吐，肛门有少量排气排便，X 线见肠袢充气扩张不明显。

6.梗阻原因　应根据年龄、病史、临床表现、X 线、CT 等影像学检查全面分析。粘连性肠梗阻多发生在既往有腹部手术、损伤或炎症史的患者；机械性肠梗阻应仔细检查有无腹外疝；结肠梗阻多系肿瘤所致；新生儿肠梗阻多由先天性肠畸形引起；2 岁以内患儿，以肠套叠多见；蛔虫团所致肠梗阻常发生于儿童；老年人常见于肿瘤及粪块堵塞。

（五）治疗

原则应尽快解除梗阻，纠正全身生理紊乱。具体治疗方法要根据肠梗阻的类型、部位和患者全身情况而定。

1.基础疗法　无论非手术或手术治疗，均需应用。①胃肠减压：吸出胃肠道内的气体和液体，降低肠腔内压力，改善肠壁血液循环，减轻腹胀和毒素吸收。②纠正水、电解质紊乱和酸碱失衡：早期补液为主，后期尚需输血浆或全血、补钾及碱性溶液。③防治感染：针对大肠埃希菌和厌氧菌应用抗生素。④对症处理：给氧、镇静、解痉、营养支持（TPN）等。

2.解除梗阻可分手术治疗和非手术治疗两大类。

（1）非手术治疗　主要适用于单纯性粘连性肠梗阻、麻痹性或痉挛性肠梗阻、蛔虫或粪块所致肠梗阻、肠结核等炎症引起的不完全性肠梗阻、肠套叠早期等，方法同基本处理。针对肠梗阻病因另加口服或胃肠灌注生植物油、低压空气或钡剂灌肠使肠套叠复位，或经乙状结肠镜插管、腹部按摩等方法复位以及中医中药、针刺疗法等。在治疗期间，必须严密观察，如症状、体征不见好转或反有加重，即应手术治疗。

（2）手术治疗适用于各种绞窄性肠梗阻、肿瘤和先天性肠道畸形引起的肠梗阻、非手术治疗无效者。手术原则和目的：在最短手术时间内，以最简单的方法解除梗阻或恢复肠腔通畅。手术主要种类有：①去除梗阻病因：有粘连松解术、肠套叠或肠扭转复位术、肠切开取异物等。②肠切除肠吻合术：用于肠肿瘤、炎性肠狭窄、肠壁坏死等。肠绞窄的判断：肠壁呈黑色并塌陷；肠壁失去张力、无蠕动，肠管扩大，对刺激无收缩反应；相应的肠系膜小动脉无搏动。③短路手术：做梗阻近端与远端肠袢侧一侧吻合术。适用于梗阻原因不能简单解除或不能切除者，如肿瘤广泛浸润、肠粘连成团与周围组织愈合者。④肠造口或肠外置术：适用于全身情况差不允许做复杂手术，又伴急性结、直肠梗阻者，可待二期手术治疗原发病。另可根据情况做腹腔引流，有腹腔内严重感染时（如绞窄性肠梗阻）均应引流。

二、粘连性肠梗阻

粘连性肠梗阻（intestinal obstruction due to adhesions）是肠粘连或腹腔内粘连带所致的肠梗阻，较常见，多为单纯性不完全性肠梗阻，约占肠梗阻的 20% ~ 40%。

（一）病因和病理

肠粘连和腹腔内粘连带形成，可分先天性和后天性两种。后天性多见，常因腹腔内手术、炎症、创伤、出血、异物等引起；先天性少见，因发育异常或胎粪性腹膜炎所致。手术后粘连性肠梗阻在临床最多见。

肠粘连在一定条件下引起肠梗阻。肠袢间紧密粘连成团或固定于腹壁，使肠腔变窄或影响了肠管的蠕动和扩张.多发展为慢性不完全性梗阻，肠管因粘连牵扯扭折成锐角：粘连带压迫肠管；肠袢套入粘连带构成的环孔：肠袢以粘连处为支点发生肠扭转等。在此基础上，以肠道功能紊乱、暴饮暴食、突然改变体位为诱因，导致肠梗阻发生。

（二）诊断

主要是小肠机械性肠梗阻表现。既往多有腹腔手术、创伤或感染病史，有慢性肠梗阻症状和多次急性发作者多为广泛粘连引起的梗阻。如突然出现急性梗阻症状，腹痛较重，且有腹部局部压痛，甚至腹肌紧张者，应考虑粘连带等引起的肠绞窄。

（三）预防

①及时正确地治疗腹腔炎症。②术中止血彻底，避免血肿形成。③减少肠管暴露在腹腔外或敷料覆盖肠管的时间。④术前洗净手套上的滑石粉，防止异物带入腹腔。⑤手术操作要精细，避免腹膜损伤或大块结扎组织。⑥严格掌握放置腹腔引流的指证。⑦术后防治腹腔或腹壁切口感染。⑧术后早期活动，促进肠蠕动及早恢复。

（四）治疗

手术治疗不能消除肠粘连，却能形成新粘连。对单纯性肠梗阻，不完全性肠梗阻，特别是广泛粘连者，一般选用非手术治疗。因而区别肠梗阻属单纯性还是绞窄性.完全性还是不完全性很重要。如经非手术治疗病情不见好转甚至加重，或疑似绞窄性肠梗阻，手术须及早进行，以免发生肠坏死。对反复频繁发作的粘连性肠梗阻也考虑手术治疗。

手术方法应根据粘连具体情况而定。①粘连带和小片粘连施行简单的切断和分离术。②广泛粘连不易分离，且易损伤肠壁再度引起粘连者，不应强行分离，可采用小肠插管内固定排列术。⑧肠袢紧密粘连成团引起梗阻，又不能分离，可切除行一期肠吻合；无法切除者，行梗阻部分近、远端肠侧一侧吻合或端一侧吻合等短路手术。

三、蛔虫性肠梗阻

蛔虫结聚成团并引起局部肠管痉挛而致肠腔堵塞，称蛔虫性肠梗阻，为单纯性机械性肠梗阻。农村发病率较高，多见于卫生条件差的儿童，驱虫治疗不当常为诱因。

（一）临床表现与诊断

脐周阵发性腹痛、呕吐，可有便蛔虫或吐蛔虫史。腹胀常不显著，梗阻多为不完全性，也无腹肌紧张，腹部常可打及可变形、变位的条索状团块，并可随肠管收缩而变硬，肠鸣音亢进或正常。体温、白细胞计数多正常.大便常检出蛔虫卵。腹部 X 线平片及 B 超有时可看到肠腔内成团虫体阴影。大蛔虫团可引起肠壁坏死穿孔，蛔虫进入腹腔引起腹膜炎。

（二）治疗

单纯性蛔虫堵塞采用非手术疗法效果较好。除禁食、输液外，可口服生植物油，也可口服枸橼酸哌嗪等驱虫。腹痛剧烈，可解痉止痛，或腹部轻柔按摩，症状缓解后驱虫治疗。如非手术治疗无效，并发肠扭转，或出现腹膜刺激征时，应手术切开肠壁取虫，应尽量取净，以免发生残留蛔虫从肠壁缝合处钻出，引起肠穿孔和腹膜炎。术后继续驱虫治疗。

四、肠扭转

肠扭转是一段肠袢沿其系膜长轴旋转造成的闭袢性肠梗阻，肠系膜血管受压，属绞窄性肠梗阻。多因肠袢及其系膜过长，系膜根部附着处过窄或粘连收缩靠拢等解剖因素，加上肠内容重量骤增、肠管动力异常以及突然改变体位等引起。肠扭转部分在其系膜根部，以顺时针方向旋转多见，轻者扭转程度在 360° 以下，重者可达 2 ~ 3 圈。常见的是小肠部分或全部扭转及乙状结肠扭转。

（一）临床表现与诊断

肠扭转表现为急性机械性肠梗阻，因部位不同，临床特点各异。

1. 小肠扭转 多见于青壮年，常有饱食后剧烈活动等诱发因素；儿童则多与先天性肠旋转不良等有关。表现为突发剧烈腹部绞痛，脐周多见，常为持续性疼痛阵发性加重。腹痛常牵涉至腰背部，患者往往不敢平卧，喜取膝胸位或蜷曲侧卧位。呕吐频繁，腹部不对称膨隆，有时可扪及压痛的扩张肠袢，易发生休克。腹部X线检查除有绞窄性肠梗阻影像外，还可见空、回肠换位，或排列成多种形态的小跨度蜷曲肠袢等特有征象。

2. 乙状结肠扭转 多见于老年男性，常有便秘习惯，或以往有多次腹痛发作，经排便、排气后缓解病史。腹部绞痛，腹胀明显，常在左下腹，呕吐轻，可触及压痛紧张肠袢。低压灌肠不足 500ml 就不能再灌入。腹部 X 线平片显示马蹄状巨大的双腔充气肠袢，网顶向上，两肢向下。X 线钡剂灌肠见扭转部位钡剂受阻，钡影尖端呈"鸟嘴"形。

（二）治疗

肠扭转可在短期内发生绞窄、坏死，死亡率为 15% ~ 40%，主要死因为就诊过晚或治疗延误。早期除禁食、胃肠减压、输液、控制感染外，可在严密观察下行手法复位。乙状结肠扭转，可在乙状结肠镜直视下，将肛管通过扭转部减压，标志是粪水和气体排出、腹胀缓解，留置肛管 2 ~ 3d。如怀疑有肠绞窄，必须及时手术治疗。①扭转复位术：将扭转的肠袢按其扭转的相反方向回转复位。复位后需解决预防复发问题。②肠切除术：适用于已有肠坏死病例，小肠做一期切除吻合；乙状结肠一般切除坏死肠段后将断端做肠造口术，以后再二期手术做肠吻合术，较为安全。

五、肠套叠

一段肠管套入与其相连的肠管腔内称肠套叠（intussusception），其发生常与盲肠活动度过大等解剖特点，肠息肉、肿瘤等病理因素及肠功能失调、蠕动异常等有关。按发生部位可分为回盲部套叠（回肠套入结肠）、小肠套叠（小肠套入小肠）、结肠套叠（结肠套入结肠）等型。

（一）临床表现与诊断

肠套叠是小儿肠梗阻的常见病因，80% 发生于 2 岁以下儿童。回肠末端套入结肠最为多见。其三大典型症状是腹痛、血便和腹部肿块。表现为突然发作剧烈阵发性腹痛．病儿阵发性哭闹不安、面色苍白，伴有呕吐和果酱样血便。逐步出现腹胀等肠梗阻症状。常在腹部扪及腊肠形、表面光滑、稍可活动的压痛肿块，多位于脐右上方，而有下腹触诊有空虚感。空气或钡灌肠 X 线检查，可见空气或钡剂在结肠受阻，阻端钡影呈"杯口"状，甚至呈"弹簧状"阴影。

除急性肠套叠外，慢性复发性肠套叠多见于成人，发病与肠息肉、肿瘤等病变有关。多为不完全梗阻，症状较轻，可表现为阵发性腹痛，少有便血。由于套叠常可自行复位，发作过后检查常为阴性。

（二）治疗

1. 非手术治疗　禁食，输液，控制感染。48h 内用空气（或氧气、钡剂）灌肠复位，疗效可达 90% 以上。若套叠不能复位，或病程已超过 48h，或疑有肠坏死，或空气灌肠复位后出现腹膜刺激征及全身情况恶化，都应行手术治疗。

2. 手术治疗　行手术复位或肠切除吻合术。对手术复位失败、肠壁损伤严重或已有肠坏死者，可行一期肠切除吻合术。若病儿全身情况差，则可先切除坏死肠管，将断端暂置切口外，关闭腹壁，以后再行二期肠吻合术。成人肠套叠多有引起套叠的病理因素，多主张手术治疗。

第三节　急性阑尾炎

急性阑尾炎（acute appendicitis）是外科常见病和最多见的急腹症。

一、解剖基础

阑尾位于右髂窝内，是一条 5 ~ 10cm 长的蚓状盲管，直径 0.5 ~ 0.7cm。阑尾起自盲肠的后内侧壁，附于三条结肠带的汇合点沿结肠带向顶端追踪可寻到阑尾基底部。其体表投影约在脐与右髂前上棘连线的中外 1/3 处，称麦氏（McBurney）点，是阑尾手术切口的标志点。阑尾属腹膜内位器官，其位置随盲肠的位置而变异，一般在右下腹部，但也可高达肝下，低至盆腔，甚至左侧。阑尾尖端指向有：①回肠前位，尖端指向左上。②盆位，尖端指向盆腔。③盲肠后位，位于盲肠后方、腹膜后（此种阑尾炎的临床体征轻，易误诊，手术显露及切除较难）。④盲肠下位，尖端向右下。⑤盲肠外侧位，位于腹腔内、盲肠外侧。⑥回肠后位，在回肠后方。阑尾系膜呈三角形，内有血管、神经和淋巴管。阑尾动脉为回结肠动脉的终末分支，血运障碍时易发生阑尾坏死。阑尾静脉与动脉伴行，最终汇入门静脉，阑尾炎可引起门静脉炎和肝脓肿。阑尾神经由交感神经传入，与脊髓第 10、11 胸节相接，当急性阑尾炎发作时，表现的脐周疼痛（迟钝、模糊、定位不明确）属内脏性疼痛，而当炎症累及腹膜时则表现为躯体感觉性痛（敏感、定位准确），临床表现为转移性右下腹痛。

二、病因

1. 阑尾管腔阻塞　是急性阑尾炎最常见的病因。其最常见原因是淋巴滤泡增生，约占 60%，多见于年轻人。其次为粪石，约占 35%。异物、炎性狭窄、食物残渣、肿瘤等是较少见的病因。因阑尾管腔细、开口狭小、系膜短致阑尾蜷曲，造成阑尾管腔易于阻塞。阑尾管腔阻塞后，阑尾黏膜仍继续分泌黏液，使腔内压力上升，血运发生障碍，使阑尾炎症加剧。

2. 细菌入侵 阑尾管腔阻塞，细菌繁殖并分泌内、外毒素，损伤黏膜上皮并形成溃疡，细菌穿过溃疡的黏膜进入阑尾肌层。阑尾壁间质压力升高，妨碍动脉血流，造成阑尾缺血，最终致梗死和坏疽。致病菌多为肠道内各种革兰阴性杆菌和厌氧菌。

3. 胃肠功能紊乱 如肠炎等引起阑尾肌肉、血管反射性痉挛，导致阑尾腔狭窄、梗阻和管壁血运障碍，促使炎症发生。

三、病理分型

根据急性阑尾炎的临床过程和病理改变，可分为四种病理类型。

1. 急性单纯性阑尾炎病变早期。感染局限于黏膜及黏膜下层。阑尾呈轻度肿胀，浆膜充血失去正常光泽，表面有少量纤维素性渗出物。临床症状和体征均较轻。

2. 急性化脓性阑尾炎 又称急性蜂窝织炎性阑尾炎，常由单纯性阑尾炎发展而来。阑尾肿胀明显，浆膜高度充血，表面覆盖脓性渗出物。感染扩散至肌层和浆膜层，管壁各层有小脓肿形成，腔内有积脓。阑尾周围的腹腔内有稀薄脓液，形成局限性腹膜炎，临床症状和体征较重。

3. 坏疽性及穿孔性阑尾炎 阑尾管壁坏死或部分坏死.呈暗紫色或黑色。阑尾腔内积脓，压力升高，阑尾壁血液循环障碍。穿孔部位多在阑尾根部和尖端。穿孔如未被包裹，感染继续扩散，可引起急性弥漫性腹膜炎。

4. 阑尾周围脓肿急性阑尾炎化脓坏疽或穿孔，大网膜可移至右下腹，将阑尾包裹并形成粘连，形成炎性肿块或阑尾周围脓肿。

急性阑尾炎的转归有：①炎症消退：一部分单纯性阑尾炎经及时药物治疗后炎症消退。大部分转变为慢性阑尾炎，易复发。②炎症局限：化脓、坏疽或穿孔性阑尾炎被大网膜包裹粘连，炎症局限，形成阑尾周围脓肿。需大剂量应用抗生素或中药治疗，治愈缓慢。③炎症扩散：阑尾炎症重，发展快，未及时切除，又未被大网膜包裹局限，炎症扩散，发展为弥漫性腹膜炎、化脓性门静脉炎、感染性休克等。

四、临床表现

以转移性腹痛和右下腹固定性压痛点最具有特征性，但因阑尾位置可有变异，腹痛转移和固定性压痛，并非均在有下腹。

（一）症状

1. 腹痛 典型的腹痛发作始于上腹，逐渐移向脐部，数小时（6～8h）后转移并局限在右下腹。70%～80%的患者具有典型的转移性右下腹痛的特点，部分病例发病即出现右下腹痛。不同类型阑尾炎的腹痛特点：单纯性阑尾炎为轻度隐痛；化脓性阑尾炎呈阵发性胀痛和剧痛；坏疽性阑尾炎呈持续性剧烈腹痛：穿孔性阑尾炎因阑尾腔压力骤减，腹痛可暂时减轻，但出现腹膜炎后，腹痛又会持续加剧。不同位置的阑尾炎，其腹痛部位也有区别，如盲肠后位阑尾炎疼痛在右侧腰部，盆位阑尾炎腹痛在耻骨上区，肝下区阑尾炎可引起右上腹痛。

2. 胃肠道症状 恶心、呕吐、腹泻（青年人多见）或便秘（老年人多见）等，盆位阑尾炎，炎症刺激直肠和膀胱，可有里急后重感，继发腹膜炎时可出现腹胀。

3. 全身症状单纯性阑尾炎体温轻度升高，一般不超过38℃；明显发热达39℃以上、中毒症状较重，多提示阑尾化脓、坏死；发生寒战、高热、黄疸应考虑化脓性门静脉炎。

（二）体征

1. 右下腹压痛 是急性阑尾炎最常见的重要体征。压痛点通常位于麦氏点，可随阑尾位置的变异而改变，但压痛点始终在一个固定的位置上。发病早期腹痛尚未转移至右下腹时，右下腹便可出现固定压痛。压痛程度与病变程度相关。炎症加重，压痛范围随之扩大。当阑尾穿孔时，疼痛和压痛范围可波及全腹。但仍以阑尾所在位置压痛最明显。

2. 腹膜刺激征 反跳痛、腹肌紧张、肠鸣音减弱或消失等，是壁腹膜受炎症刺激出现的防卫性反应，提示阑尾炎症加重，出现化脓、坏疽或穿孔等病理改变。腹膜炎范围扩大，说明局部腹腔内有渗出或阑尾穿孔。小儿、老人、孕妇、肥胖或盲肠后位阑尾炎时，腹膜刺激征可不明显。

3. 右下腹包块体检发现右下腹饱满，虑阑尾周围脓肿。

4. 其他体征 ①结肠充气试验：患者仰卧，一手压住左下腹，另一手反复压迫近侧结肠，结肠内气体可传至盲肠和阑尾，引起有下腹疼痛者为阳性。②腰大肌试验：患者左侧卧，使右大腿后伸，引起右下腹疼痛者为阳性。提示阑尾位于腰大肌前方，盲肠后位或腹膜后位。③闭孔内肌试验：患者仰卧，右髋、膝关节屈曲 90° 被动内旋，引起右下腹疼痛者为阳性。提示阑尾靠近闭孔内肌。④直肠指检：盆位阑尾炎时直肠右前壁有触痛。阑尾穿孔时直肠前壁压痛广泛。形成阑尾周围脓肿时，有时可触及痛性肿块。

（三）辅助检查

①血常规：大多数急性阑尾炎患者的白细胞计数及中性粒细胞比例增高，单纯性阑尾炎或老年患者，白细胞可无明显升高。②尿常规：炎性阑尾与输尿管或膀胱靠近，尿中可出现少量红细胞，若明显血尿则应考虑泌尿系结石等病变。③ B 超检查：有时可发现肿大的阑尾或脓肿。④腹部平片：可见盲肠扩张和液气平面，偶尔可见钙化的粪石和异物影。⑤腹腔镜检查：可用于诊断急性阑尾炎并同时做阑尾切除术。

五、诊断与鉴别诊断

根据转移性腹痛、右下腹固定性压痛点、体温及白细胞计数增高，结合 B 超检查等可明确急性阑尾炎的诊断。但部分病例表现不典型，常需与下列急腹症鉴别：

1. 胃、十二指肠溃疡穿孔 穿孔溢出的胃内容物可沿升结肠旁沟流至有下腹，出现右下腹痛和压痛，易误认为是急性阑尾炎的转移性腹痛。但溃疡穿孔患者多有溃疡病史，有突然发作的剧烈腹痛，除右下腹压痛外，上腹疼痛和压痛为最重。腹壁板状强直等腹膜刺激症状明显。胸腹部 X 线检查发现膈下有游离气体，有助于鉴别诊断。

2. 右侧输尿管结石 突发有下腹阵发性剧烈绞痛，疼痛向会阴部、外生殖器放射。右下腹或沿右输尿管径路仅有轻度深压痛。尿常规可见大量红细胞。B 超检查或 X 线摄片在输尿管走行部位可呈现结石阴影。

3. 右侧卵巢囊肿蒂扭转 有明显而剧烈的腹痛，腹部或盆腔检查可扪及有压痛的肿块。B 超检查有助于鉴别诊断。

4. 右侧输卵管妊娠破裂 突然下腹痛，多有急性失血的症状和腹腔内出血的体征，有停经或阴道不规则出血史。检查有宫颈举痛、附件肿块，阴道后穹隆穿刺有不凝血等。

5. 右侧卵巢卵泡或黄体破裂 临床表现与异位妊娠相似，但病情较轻，多发病于排卵期或月经中期以后。腹腔或阴道后穹隆穿刺可明确诊断。

6. 急性输卵管炎和急性盆腔炎　常有脓性白带和盆腔的双侧对称性压痛。经阴道后穹隆穿刺可抽到脓液，涂片检查细菌阳性。盆腔 B 超有助于鉴别诊断。

7. 急性肠系膜淋巴结炎　多见于儿童。多有上呼吸道感染史，先发热后腹痛，腹部压痛部位偏内侧，范围不太固定且较广，腹痛位置可随体位变更。

8. 急性胃肠炎　有不洁饮食史，腹痛前常有呕吐或腹泻，腹部压痛不固定，无腹肌紧张。

9. 胆道系统感染性疾病　易与高位阑尾炎相混淆，但有明显绞痛、高热，甚至出现黄疸，多有反复右上腹痛，B 超有助于鉴别诊断。

10. 右侧肺炎、胸膜炎　可出现反射性右下腹痛，但呼吸系统症状和体征明显，X 线胸部检查可做出诊断。

此外，同盲部肿瘤、Crohn 病、麦克耳憩室炎或穿孔、小儿肠套叠等亦需进行鉴别。

六、治疗

（一）手术治疗

绝大多数急性阑尾炎一旦确诊，应早期施行阑尾切除术。早期手术系指阑尾炎症还处于管腔阻塞或仅有充血水肿时就手术切除，此时手术操作较简易，术后并发症少。如化脓坏疽或穿孔后再手术，不但操作困难且术后并发症较多。术前应用抗生素，可防止术后感染。

1. 各临床类型急性阑尾炎手术方法的选择

（1）急性单纯性阑尾炎行阑尾切除术，切口一期缝合。或采用经腹腔镜阑尾切除术。

（2）急性化脓性或坏疽性阑尾炎行阑尾切除术。腹腔如有脓液，应仔细清除，用湿纱布蘸净脓液后关腹。注意保护切口，一期缝合。

（3）穿孔性阑尾炎宜采用右下腹经腹直肌切口，便于术中探查和切除阑尾，清除腹腔脓液或冲洗腹腔，酌情放置引流。术中注意保护切口，冲洗切口后一期缝合。

（4）阑尾周围脓肿阑尾脓肿尚未破溃穿孔时应按急性化脓性阑尾炎处理。如阑尾周围脓肿已形成，宜应用抗生素治疗或联合中药治疗促进脓肿吸收消退，也可在 B 超引导下穿刺抽脓或置管引流。如脓肿扩大难以局限，宜先经 B 超确定切口部位，再行切开引流。如阑尾显露方便，可切除阑尾。术后加强营养支持，合理使用抗生素。

2. 阑尾切除术要点

（1）麻醉一般采用硬脊膜外麻醉，也可采用局部麻醉。

（2）切口选择　常采用右下腹麦氏切口或横切口。如诊断不明或腹膜炎较广泛应采用右下腹经腹直肌探查切口，以便术中探查和清除脓液。应保护切口防止污染。

（3）寻找阑尾部分患者开腹即见阑尾。沿结肠带向盲肠顶端追踪，便可找到阑尾。如仍未找到，则可能为盲肠后位阑尾，应用手指探查盲肠后方，或剪开盲肠外侧腹膜，将盲肠向内翻即可显露盲肠后方的阑尾。

（4）处理阑尾系膜　用阑尾钳钳夹阑尾系膜，将阑尾提起显露系膜。如系膜菲薄，可用血管钳贴阑尾根部戳孔带线一次集束结扎阑尾系膜，包括阑尾血管在内，再剪断系膜；如阑尾系膜肥厚或较宽，一般应分次钳夹、切断结扎或缝扎系膜。阑尾系膜结扎要确实。

（5）处理阑尾根部　在距盲肠 0.5cm 处用钳轻轻钳夹阑尾后，用丝线或肠线结扎阑尾，再于结扎线远侧 0.5cm 处切断阑尾，残端用碘酊、乙醇涂擦处理。于盲肠壁上缝荷包线将阑尾残端埋入。荷包线缝合要点：距阑尾根部结扎线 1cm 左右，勿将阑尾系膜缝入在内，钉＋距约 2 ～ 3mm，缝在结肠带上。荷包缝合不宜过大，防止肠壁内翻过多形成无效腔。也可做"8"字缝合，将阑尾残端埋入同时结扎。在无张力下再将系膜绑扎在盲肠端缝线下覆盖加固。

（二）非手术治疗

适用于单纯性阑尾炎及急性阑尾炎早期患者不接受手术治疗，或客观条件不允许，或伴有其他严重器质性疾病有手术禁忌证者。主要措施包括选择有效抗生素和补液治疗。

七、并发症及处理

（一）急性阑尾炎的并发症

1. 腹腔脓肿是阑尾炎治疗不及时的后果。在阑尾周围形成的阑尾周围脓肿最常见，也可在腹腔其他部位形成脓肿．常见部位有盆腔、膈下或肠间隙等处。临床表现有腹胀、压痛性包块和全身感染中毒症状等。B超和CT扫描可协助定位。应尽早在超声引导下穿刺抽脓冲洗或置管引流，必要时手术切开引流。

2. 内、外瘘形成 阑尾周围脓肿如未及时引流，少数病例脓肿可向小肠、大肠、膀胱、阴道或腹壁穿破，形成各种内瘘或外瘘，脓液可经瘘管排出。X线钡剂检查或经外瘘置管造影，可了解瘘管走行，协助选择相应治疗方法。

3. 化脓性门静脉炎 急性阑尾炎时阑尾静脉中的感染性血栓，可回流至门静脉，导致化脓性门静脉炎。表现为寒战、高热、肝大、剑突下压痛、轻度黄疸等。病情加重会引起感染性休克和脓毒症，治疗延误可发展为细菌性肝脓肿。行阑尾切除并大剂量应用抗生素治疗有效。

（二）阑尾切除术后并发症

1. 出血 阑尾系膜的结扎线松脱引起系膜血管出血。表现为腹痛、腹胀和失血性休克等症状。关键在于预防，阑尾系膜结扎确切，系膜肥厚者应分束结扎，结扎线距切断的系膜缘要有一定距离，系膜结扎线及时剪除不要再次牵拉以免松脱，出血后应立即输血补液，紧急再次手术止血。

2. 切口感染 是最常见的术后并发症。多见于化脓或穿孔性急性阑尾炎。术中加强切口保护，切口冲洗、彻底止血、消灭无效腔等措施可预防切口感染。切口感染表现为术后 2 ～ 3 日体温升高，切 15 胀痛或跳痛，局部红肿、压痛等。处理原则为先行试穿抽出脓液，或于波动处拆除缝线，排出脓液，放置引流，定期换药。短期可治愈。

3. 粘连性肠梗阻 比较常见，与阑尾炎症重、手术损伤、术后卧床等多种原因有关。急性阑尾炎一经诊断即应手术，术后早期离床活动可适当预防粘连性肠梗阻。

4. 阑尾残株炎 阑尾残端保留过长超过 1cm，或粪石残留，术后残株可复发炎症，仍表现为阑尾炎症状。应行钡剂灌肠透视以明确诊断。症状较重时应再次手术切除阑尾残株。

5. 粪瘘很少见 产生术后粪瘘的原因有阑尾残端结扎线脱落等多种。粪瘘发生时如已局限化，不至于发生弥漫性腹膜炎，表现类似阑尾周围脓肿。一般经非手术治疗粪瘘可闭合。

八、特殊类型阑尾炎

1. 婴幼儿急性阑尾炎 婴幼儿阑尾呈漏斗状，阑尾不易因管腔阻塞而发炎，故少见。小儿大网膜发育不全，不能起到足够保护作用。患儿不能清楚地提供病史。其临床特点是：①病情发展较快且较重，早期即出现高热、呕吐等症状。②右下腹体征不明显、不典型，局部压痛和肌紧张是小儿阑尾炎的重要体征。③穿孔率较高，并发症和死亡率也较高。诊断须取得患儿的信赖与配合，左、右下腹对比轻柔检查，仔细观察患儿对检查的反应并做出判断。治疗原则是早期手术，并配合输液纠正脱水，应用广谱抗生素等。

2. 妊娠期急性阑尾炎　较常见。尤其妊娠中期子宫增大较快，盲肠和阑尾被增大的子宫推挤向右上腹移位，压痛部位也随之上移。腹壁被抬高，炎症阑尾刺激不到壁腹膜，致使压痛、肌紧张和反跳痛均不明显：大网膜难以包裹炎症阑尾，腹膜炎不易被局限而易在腹腔内扩散。这些因素致使妊娠中期急性阑尾炎难于诊断，炎症发展易致流产或早产。治疗应尽早手术切除阑尾，围手术期应加用黄体酮。手术切口须偏高，操作要轻柔，尽量不用引流管，以减少对子宫的刺激。术后使用广谱抗生素。临产期的急性阑尾炎如并发穿孔，或全身感染症状严重时，可考虑经腹剖宫产术，同时切除病变阑尾。

3. 老年人急性阑尾炎　发病率有上升趋势。老年人对疼痛感觉迟钝，腹肌薄弱，防御机能减退，主诉不强烈，体征不典型，临床表现轻而病理改变却很重，体温和白细胞升高均不明显，容易延误诊治。又由于老年人动脉硬化，易导致阑尾缺血坏死、穿孔。加之老年人常伴发心血管病、糖尿病、肾功能不全等，使病情更趋复杂严重。一旦诊断应及时手术，同时注意处理伴发的内科疾病。

第二章 肠道疾病

第一节 直肠、肛管良性疾病

一、痔

痔（hemorrhoids）是直肠下端黏膜下和肛管皮肤下静脉丛迂曲、扩张形成的静脉团。内痔是肛垫的支持结构、静脉丛及动静脉吻合支发生病理改变或移位。外痔是齿状线远侧皮下静脉丛的病理性扩张或血栓形成。内痔通过丰富的静脉丛吻合支和相应部位的外痔相互融合为混合痔。痔是最常见的肛肠疾病。

（一）病因

病因不完全清楚，可能与多种因素有关，主要有以下学说。

1.肛垫下移学说肛管黏膜下有一层由静脉（或静脉窦）、平滑肌、弹性组织和结缔组织构成的肛垫，起闭合肛管、节制排便作用。排便时肛垫受到向下的压力被推向下，排便后借自身的收缩作用缩肛到肛管内。弹性同缩作用减弱后，肛垫则充血、下移形成痔。

2.静脉曲张学说认为痔的形成与静脉扩张淤血相关。直肠静脉无静脉瓣，直肠上、下静脉丛管壁薄、位置浅，末端直肠黏膜下组织松弛，且直肠肛管位于腹腔最低部，静脉回流困难，以上因素都容易引起血液淤积和静脉扩张。

此外，长期饮酒和进食大量刺激性食物使局部充血；肛周感染引起静脉周围炎，使静脉失去弹性而扩张；长期便秘、妊娠、前列腺肥大、盆腔巨大肿瘤等致腹内压增高，静脉同流障碍而迂曲扩张，均可诱发痔。

（二）分类和临床表现

根据所在部位，痔可分为三类。

1.内痔　主要表现为出血和脱肛。内痔常见症状是无痛性间歇性便后出鲜血，后有痔块脱出。未发生血栓、嵌顿、感染时内痔无疼痛，部分患者可有排便困难，好发于截石位3、7、11点。内痔可分为4度。

2.外痔　由直肠下静脉丛迂曲、扩张所形成的静脉团块，在齿状线下方，表面覆盖肛管皮肤。主要表现为肛门不适、潮湿，有时伴瘙痒、湿疹。肛周可见暗紫色肿块，触痛明显。血栓性外痔最常见，多因肛管皮下静脉丛血栓形成所致，局部剧烈疼痛。

3.混合痔　直肠上、下静脉丛互相吻合迂曲、扩张所形成的静脉团块，从齿状线上方延伸到下方，具有内、外痔的表现。混合痔逐渐加重后可呈环状脱出肛门外，存肛周呈梅花状，称为环状痔。脱出痔块若被痉挛的括约肌嵌顿，水肿、淤血甚至坏死，称为嵌顿性痔或绞窄性痔。

（三）诊断与鉴别诊断

诊断主要依靠肛门直肠检查。

1.肛门视诊　除Ⅰ度内痔外，其他三度都可经肛门视诊见到。对有脱垂者，最好在蹲位排便后立即观察，可清晰见到痔块大小、数目及部位。

2. 肛门指诊可触诊痔并与直肠癌、直肠息肉等鉴别。

3. 肛门镜检查可见痔块情况，并观察直肠黏膜有无充血、水肿、溃疡、肿块等。血栓性外痔表现为肛周暗紫色长条圆形肿物，表面皮肤水肿、质硬、压痛明显。

4. 鉴别 ①直肠癌：易被误诊为痔而延误治疗。直肠癌在直肠指检时可扪及高低不平的硬块，而痔为暗红色圆形柔软的血管团。②直肠息肉：低位带蒂息肉脱出肛门外易误诊为痔脱出。但息肉为网形、实质性、有蒂、可活动，多见于儿童。⑧直肠脱垂：易误诊为环状痔，但直肠脱垂其黏膜呈环形，表面平滑，括约肌松弛；而环状痔黏膜呈梅花瓣状，括约肌不松弛。

（四）治疗

治疗原则：①无症状痔无需治疗；②有症状痔重在减轻或消除症状而非根治；③以保守治疗为主。

1. 一般治疗 无症状静止期痔需增加纤维性食物，多饮水，忌酒及刺激性食物，改变不良大便习惯，保持大便通畅，防治便秘和腹泻，保持肛门清洁。热水坐浴可改善局部血液循环。肛管内注入油剂或栓剂，其润滑、收敛作用可减轻局部瘙痒不适。血栓性外痔局部热敷，外敷消炎止痛药，无效再手术。嵌顿痔应及早手法复位。

2. 注射疗法 治疗Ⅰ、Ⅱ度出血性内痔效果较好。注射硬化剂使痔和痔块周围产生无菌性炎症反应，黏膜下组织纤维化，致使痔块萎缩。常用硬化剂有5%石炭酸植物油、5%鱼肝油酸钠、5%盐酸奎宁尿素水溶液、4%明矾水溶液等，忌用腐蚀性药物。如果一次注射效果不够理想，可在1个月后重复一次。如果痔块较多，也可分2～3次注射。

3. 红外线凝固疗法 适用于治疗Ⅰ、Ⅱ度内痔。用红外线照射，使痔块发生纤维增生、硬化萎缩。因复发率高而应用不多。

4. 胶圈套扎疗法 适用于治疗Ⅰ、Ⅱ、Ⅲ度内痔。橡胶圈套入内痔根部，利用其弹性阻断痔的血运，使痔缺血、坏死、脱落而愈合。胶圈套扎器分牵拉套扎器和吸引套扎器两大类。

5. 多普勒超声引导下痔动脉结扎术适用于治疗Ⅱ～Ⅳ度内痔，用特制带多普勒超声探头的直肠镜，于齿状线上方2～3cm探测到痔上方的动脉直接进行结扎，通过阻断痔的血液供应达到缓解症状的目的。

6. 手术疗法

（1）痔单纯切除术适用于Ⅱ、Ⅲ度内痔和混合痔的治疗。

（2）吻合器痔固定术适用于Ⅲ、Ⅳ度内痔、非手术疗法治疗失败的Ⅱ度内痔和环状痔，直肠黏膜脱垂也可采用。

（3）血栓外痔剥离术用于治疗血栓性外痔。

二、肛裂

肛裂（anal fissure）是肛管皮肤全层裂开继发感染后形成的小溃疡。方向与肛管纵轴平行，长0.5～1.0cm，呈梭形或椭圆形，常引起肛周剧痛。多见于青中年人，绝大多数肛裂位于肛管的后正中线上，少数在前正中线上。

（一）病因及病理

长期便秘、粪便干结引起排便时肛管撕裂的机械性创伤是大多数肛裂形成的直接原因。肛门外括约肌浅部在肛管后方形成的肛尾韧带伸缩性差、较坚硬，此区域血供亦差；肛管与直肠成角续接，排便时肛管后壁承受压力最大，故后正中线处易受损伤。

急性肛裂裂口边缘整齐，底浅、红色、有弹性，元瘢痕。慢性肛裂因反复发作底深不整齐，质硬，边缘增厚、肉芽灰白。裂口上端的肛门瓣和肛乳头水肿，形成肥大乳头；下端皮肤因炎症、水肿及静脉、淋巴回流受阻，形成袋状皮垂突出于肛门 肛裂外，称为前哨痔。肛裂、前哨痔、乳头肥大常同时存在，称为肛裂"三联征"。

（二）临床表现与诊断

典型临床表现为疼痛、便秘和出血。疼痛多剧烈，有典型的周期性。排便时肛管呈烧灼样或刀割样疼痛，称为排便时疼痛；便后数分钟可缓解，称为间歇期；随后因肛门括约肌收缩痉挛 .再次剧痛，可持续半到数小时，临床称为括约肌挛缩痛；直至括约肌疲劳、松弛后疼痛缓解，再次排便又发生疼痛。以上过程称为肛裂疼痛周期。患者因惧怕疼痛不愿排便，加重便秘，便秘又加重肛裂，形成恶性循环。常在粪便表面或便纸上见到少量血迹，或滴鲜血，大量出血少见。

依据典型临床病史、肛门检查见肛裂"三联征"，诊断不难。

（三）治疗

急性或初发肛裂用坐浴和润肠通便方法治疗，慢性肛裂可用坐浴、润便加扩肛疗法。保守治疗经久不愈且症状较重者可采用手术治疗。

1.非手术治疗 原则是解除括约肌痉挛、止痛，润肠通便，中止恶性循环，促进溃疡愈合。①便后用 1：5000 高锰酸钾温水坐浴，保持局部清洁。②口服缓泻剂或液状石蜡，多饮水，纠正便秘。③多吃蔬菜水果，保持大便通畅。④肛裂局部麻醉后，患者侧卧位，先用两示指、再伸入两中指，维持扩肛 5min，疗效较好。

2.手术疗法 ①肛裂切除术：取梭形切口，切除全部增殖的裂缘、前哨痔、肥大肛乳头及附近不健康组织，直至显露肛管括约肌，可同时切断部分外括约肌皮下部或内括约肌，创面敞开引流。缺点为愈合较慢。②肛管内括约肌切断术：肛管内括约肌为环形不随意肌，它痉挛收缩是引起肛裂疼痛的主要原因。在肛管一侧距肛缘 1 ~ 1.5cm 做小切口达内括约肌下缘，确定括约肌间沟后分离内括约肌至齿状线，剪断内括约肌，然后扩张至 4 指，电灼或压迫止血后缝合切口，可一并切除肥大乳头、前哨痔，肛裂在数周后自行愈合。此法治愈率高，但手术不当可致肛门失禁。

三、直肠肛管周围脓肿

直肠肛管周围脓肿（perianorectal abscess）是直肠肛管周围软组织及其周围间隙发生感染形成的脓肿。脓肿破溃或切开引流后常形成肛瘘。脓肿是肛管直肠周围炎症的急性期表现，而肛瘘则为其慢性期表现。

（一）病因病理

直肠肛管周围脓肿主要由肛腺感染引起。腹泻、便秘易引发肛窦炎，感染延及肛腺可发生括约肌间感染。括约肌间感染向上可达直肠周围形成高位肌间脓肿或骨盆直肠间隙脓肿；向下达肛周皮下，形成肛周脓肿；向外穿过外括约肌，形成坐骨肛管间隙脓肿。临床以肛提肌为界，将直肠肛管周围脓肿分为肛提肌下部脓肿和肛提肌上部脓肿，前者包括肛门周围脓肿、坐骨肛管间隙脓肿，后者包括骨盆直肠间隙脓肿、直肠后间隙脓肿、高位肌间脓肿。

直肠肛管周围脓肿也可继发于肛周皮肤感染、损伤、肛裂、内痔、药物注射、骶尾骨骨髓炎和溃疡性结肠炎等。

（二）临床表现与诊断

1.肛门周围脓肿最常见。多位于肛门后方或侧方皮下部，一般不大。

主要症状为肛周持续性跳动性疼痛.坐卧不安，全身感染症状不明显。病变处明显红肿，有硬结和压痛，脓肿形成可有波动感，穿刺可抽出脓液。

2.坐骨肛管间隙脓肿 较常见。全身感染症状明显，如头痛、乏力、发热、食欲不振、寒战、恶心等。由于坐骨直肠间隙大，形成的脓肿亦大而深。局部由持续性胀痛加重为跳痛、剧痛，可有排尿困难和里急后重。早期局部体征不明显，逐渐出现肛门患侧红肿，双臀不对称；触诊或直肠指诊患侧有深压痛，甚至波动感，如不及时切开，可形成肛瘘。

3.骨盆直肠间隙脓肿 少见但重要。位置深，空间大，引起的全身感染症状较重且早，局部症状不明显。局部表现为直肠坠胀，便意不尽，便时不适，排尿困难。直肠指诊可在直肠壁上触及肿块隆起，有压痛和波动感。诊断主要靠穿刺抽脓，必要时做肛管超声检查或 CT 检查证实。

4.其他脓肿 如肛门括约肌间隙脓肿、直肠后间隙脓肿、高位肌间脓肿、直肠壁内脓肿等由于位置深，局部症状不明显，主要表现为会阴、直肠坠胀感，排便时疼痛加重.可有不同程度的全身感染症状。直肠指诊可触及痛性包块。

（三）治疗

1.非手术治疗 联合应用有效抗生素、温水坐浴、局部理疗、口服缓泻剂以减轻患者排便时疼痛。

2.手术治疗 脓肿切开引流是治疗直肠肛管周围脓肿的主要方法，需尽早手术。引流要充分、通畅，手术方式因脓肿部位不同而异。位置较低，如肛门周围脓肿，在波动最明显处做与肛门呈放射状的切口，无须填塞以保证引流通畅。若位置较高，在压痛明显处用粗针头先做穿刺，抽出脓液后直视手术引流，或在肛镜下切开直肠壁引流。大多数肛周脓肿切开引流后形成肛瘘，可按肛瘘诊治。

四、肛瘘

肛瘘（anal fistula）是指肛门周围的肉芽肿性管道，由内口、瘘管、外口三部分组成。内口常位于直肠下部或肛管，多为一个；外口在加肛周皮肤上，可为一个或多个。经久不愈或间歇性反复发作，多见于青壮年男性。

（一）病因病理

大部分肛瘘由直肠肛管周围脓肿引起，内口多在齿状线上肛窦处，脓肿自行破溃或切开引流处形成外口，位于肛周皮肤。因外口生长较快，脓肿常假性愈合，导致脓肿反复发作，形成多个瘘管和外口，使单纯性肛瘘发展成复杂性肛瘘。结核、溃疡性结肠炎、Crohn 病、恶性肿瘤、肛管外伤感染也可引起肛瘘，但较为少见。

（二）分类

1.按瘘管数目分类 ①单纯性肛瘘:只有一个内口、一根瘘管、一个外口。②复杂性肛瘘:

多是一个内口，但有多根瘘管、多个外口，呈树枝状。

2.按瘘管位置高低分类 以肛门外括约肌深部为界，在其下方者为低位肛瘘，在其上方者为高位肛瘘。低位肛瘘和高位肛瘘均含有单纯性肛瘘和复杂性肛瘘。

3.按瘘管与括约肌关系分类 ①肛管括约肌间型：约占70%，多因肛管周围脓肿引起。瘘管位于肛门内、外括约肌之间，内口在齿状线附近，外口大多在肛缘附近，为低位肛瘘。②经肛管括约肌型：约占25%，多由坐骨肛管间隙脓肿引起，可为低位或高位肛瘘。瘘管穿过外括约肌、坐骨直肠间隙，开口于肛周皮肤上。③肛管括约肌上型：为高位肛瘘，约占4%，瘘管在括约肌间向上延伸，越过耻骨直肠肌，向下经坐骨直肠间隙穿透肛周皮肤。④肛管括约肌外形：仅占1%，多因外伤、肠道恶性肿瘤、Crohn病等引起，治疗较困难。

（三）临床表现与诊断

1.症状主要表现为瘘外口流出少量脓性、血性、黏液性分泌物。较大的高位肛瘘，常有粪便及气体排出。由于分泌物的刺激，使肛门部潮湿、瘙痒可形成湿疹。当外口愈合、瘘管中有脓肿形成时，局部疼痛明显，可伴发热、寒战、乏力等全身感染症状，脓肿穿破或切开引流后．症状缓解。反复发作为肛瘘特点。

2.检查 ①局部体征：可在肛周皮肤见到单个或多个外口，呈红色乳头状突起，挤压时有脓液或脓血性分泌物排出。外口数目越多，距离肛缘越远，肛瘘越复杂。根据Goodsa规律，在肛门中间划一横线，若外口在线后方，瘘管常是弯型，且内口常在肛管后正中处；若外口在线前方，瘘管常是直型，内口常在附近的肛窦上：外口在肛缘附近，一般为括约肌间瘘：距离肛缘较远，则为经括约肌瘘。若瘘管位置较低，自外口向肛门方向可触及条索样瘘管。确定内口是诊断肛瘘的重点。肛门指诊时在内口处有轻度压痛，有时可扪及硬结样内口及索样瘘管。②肛镜检查：可发现瘘管内口。③探针探查：宜用软质探针自外口向内口轻柔探查，避免造成假性通道。④注入美蓝：经外口注入美蓝溶液1～2ml，通过观察填入肛管及直肠下端白湿纱布条的染色部位，可判断内口位置。⑤碘油瘘管造影是临床常规检查方法。⑥MRI扫描：多能显示瘘管位置及与括约肌之间的关系，也可显示瘘管内口。

（四）治疗

肛瘘不能自愈，不治疗会反复发作直肠肛管周围脓肿，治疗方法主要有：

1.堵塞法适用于单纯性肛瘘，无创伤及痛苦。用1%甲硝唑、生理盐水冲洗瘘管后，将生物蛋白胶自外口注入即可，但治愈率仅为25%。

2.手术治疗 原则是将瘘管切开，形成敞开创面，促使愈合。手术方式根据内15位置高低、瘘管与肛门括约肌关系来选择。手术的关键是尽量减少肛门括约肌损伤，避免肛门失禁和瘘复发。

（1）瘘管切开术适用于低位肛瘘，不会出现术后肛门失禁。将瘘管全部切开开放，靠肉芽组织生长使伤口愈合。手术在骶管麻醉或局麻下进行，患者俯卧位或截石位，先从外口注入美蓝溶液，确定内口位置，再将有槽探针从外口插入瘘管，了解瘘管走行情况及与括约肌关系。在探针引导下，切开探针上的表层组织，直到内口。刮去瘘管内的肉芽组织及坏死组织，修剪皮缘，使伤口呈内小外大的V形创面，创口内填入油纱布，以保证创面由底向外生长。

（2）挂线疗法 是利用橡皮筋或有腐蚀作用的药线的机械性压迫作用，缓慢切开肛瘘的方法。适用于距肛缘 3 ~ 5cm 内，有内、外口的低位或高位单纯性肛瘘，或作为复杂性肛瘘切开、切除的辅助治疗，其最大优点是不会造成肛门失禁。被结扎的肌组织发生血运障碍，逐渐坏死、断开，但因炎症反应引起的纤维化使切断的肌与周围组织粘连，肌不会收缩过多且逐渐愈合，从而可防止被切断的肛管直肠环同缩引起肛门失禁。挂线同时亦能引流瘘管，排除瘘管内渗液。此法还具有操作简单、出血少、不换药，在橡皮筋脱落前不会发生皮肤切口愈合等优点。手术在骶管麻醉或局麻下进行，将探针自外口插入，循瘘管走向由内口穿出，在内口处探针上缚一消毒的橡皮筋或粗丝线，引导其穿过整个瘘管，将内、外口之间的皮肤切开后扎紧挂线。术后需每日坐浴及便后坐浴使局部清洁。若结扎组织较多，在 3 ~ 5d 后再次扎紧挂线。一般术后 10 ~ 14d 被扎组织自行断裂。

（3）肛瘘切除术适用于低位单纯性肛瘘。切开瘘管并将瘘管壁全部切除至健康 组织，创面不予缝合；若创面较大，可部分缝合，部分敞开，填入油纱布，使创面由底向外生长至愈合。

五、直肠息肉

直肠息肉泛指自直肠黏膜突向肠腔的隆起性病变。年龄越大，发生率越高。常合并结肠息肉。

（一）临床表现与诊断

小息肉少有症状，息肉长大后便血。便血常发生在排便后，血液鲜红，不与粪便相混。多为间歇性出血，量较少，很少引起贫血。息肉位置低、蒂较长者，排便时可脱出肛门外，呈鲜红色、樱桃状，便后自行缩回。合并感染时，可排黏液脓血便，并有便频、里急后重和排便不尽感。

诊断主要靠直肠指检和直肠、乙状结肠镜或纤维结肠镜检查。指检时可在直肠内触到质软、有蒂或无蒂、活动、外表光滑的球形肿物。直肠、乙状结肠镜可直接观察到息肉形态。有直肠息肉应进一步行纤维结肠镜检查，同时钳取组织做病理学检查，以确定息肉性质，决定治疗方式。

（二）治疗

直肠息肉多系癌前期病变，应及早手术。摘除标本送病理检查，对已有恶变者，行根治性手术。手术方式有镜下电灼切除、经肛门切除、肛门镜下显微手术切除和开腹手术切除等。

第二节 结肠癌

结肠癌（colon cancer）是常见的消化道恶性肿瘤，41 ~ 65 岁发病率高，在我国发病率呈明显上升趋势。

发病原因仍未明确，可能与过多摄入动物脂肪和动物蛋白，缺乏新鲜蔬菜及纤维素食品，缺乏适度体力活动等有关。遗传易感性在结肠癌发病中也具有重要地位。家族性肠息肉病，已被公认为癌前期疾病。结肠腺瘤、溃疡性结肠炎、结肠血吸虫病肉芽肿等与结肠癌发生有较密切关系。

一、病理

（一）病理分型

1. 大体分型　可分为三型：①肿块型：肿瘤向肠腔内突出，转移晚，预后好，好发于右侧结肠，尤其是盲肠。②溃疡型：肿瘤向肠壁深层生长并向周围浸润，表面有深溃疡、周边不规则，易出血、感染，转移早，是结肠癌的常见类型，多见于左侧结肠。③浸润型：肿瘤沿肠壁浸润生长，易引起肠腔狭窄和梗阻，多发生于左侧结肠。

2. 组织学类型　①腺癌：占结肠癌的大多数。②黏液癌：预后较腺癌差。③未分化癌：易侵入小血管和淋巴管，预后最差。

（二）临床病理分期

1. Dukes 中国分期　A 期：癌仅限于肠壁内，其中局限于黏膜下层者为 A_1 期，浸润至浅肌层者为 A_2 期，浸润至深肌层者为 A_3 期。B 期：穿透肠壁侵入浆膜或 / 及浆膜外，但无淋巴结转移。C 期：有淋巴结转移。D 期：已有远处转移或腹腔转移，或广泛侵及邻近脏器无法切除者。

2. TNM 分期法　T 代表原发肿瘤，T_x 为无法估计原发肿瘤。无原发肿瘤证据为 T_0，原位癌为 Tis，肿瘤侵及黏膜肌层与黏膜下层为 T_1，侵及固有肌层为 T_2，穿透肌层至浆膜下为 T_3，穿透脏腹膜或侵及其他脏器或组织为 T_4。N 为区域淋巴结，N_x 为无法估计淋巴结，无淋巴结转移为 N_0，转移区域淋巴结 1～3 个为 N_1，4 个及 4 个以上区域淋巴结为 N_2。M为远处转移，M_x 为无法估计远处转移，无远处转移为 M_0，凡有远处转移为 M_1。

（三）转移

结肠癌主要经淋巴转移，先转移到结肠壁和结肠旁淋巴结，再到肠系膜血管周围和肠系膜血管根部淋巴结。血行转移多见于肝，其次为肺、骨等。结肠癌也可直接浸润邻近器官或种植转移。

二、临床表现

结肠癌早期症状不明显，发展后主要表现为：

1. 排便习惯与粪便性状改变　最早出现的症状。多表现为排便次数增加、腹泻、便秘、粪便中带血、脓或黏液。

2. 腹痛　早期症状之一，常为定位不确切的持续性隐痛，或仅为腹部不适或腹胀感，出现肠梗阻时则腹痛加重或为阵发性绞痛。

3. 腹部肿块多为肿瘤本身，少见于梗阻近侧肠腔内积粪。肿块呈结节状，多坚硬。如为横结肠和乙状结肠癌可有一定活动度。如癌肿穿透肠壁并发感染时，肿块则固定且有明显压痛。

4. 肠梗阻表现　属中晚期症状，多表现为慢性低位不完全肠梗阻，主要症状是腹胀和便秘，腹部胀痛或阵发性绞痛。左侧结肠癌可首先出现急性完全性结肠梗阻表现。

5. 全身表现　慢性失血、癌肿感染、毒素吸收等，使患者出现贫血、消瘦、乏力、低热等表现。晚期可出现肝大、黄疸、水肿、腹水、直肠前凹肿块、锁骨上淋巴结肿大及恶病质等。

一般右侧结肠癌以全身症状、贫血、腹部肿块为主要表现；左侧结肠癌则肠梗阻、便秘、腹泻、便血等症状显著。

三、诊断

结肠癌早期表现既不明显又不典型，及时发现在于提高警惕。凡有肠息肉或腺瘤病史，尤其是家族性结肠息肉病史；40岁以上，近期出现排便习惯改变，持续性腹痛不适（隐痛或胀痛），伴有黏液血便、慢性腹泻或便秘、进行性贫血、体重减轻、乏力、出现腹部肿块等.应尽早行纤维结肠镜、X线钡剂灌肠或气钡双重对比造影检查。B超、CT检查有助于发现转移灶和肿瘤周围浸润情况。约60%的结肠癌患者血清癌胚抗原(CEA)值升高.但特异性不高，可在术后判断预后和复发。

四、治疗

治疗原则是以手术切除为主，化疗为辅的个体化综合治疗。术前加强支持疗法，做好肠道准备，使肠道空虚清洁，尽量减少肠腔内细菌数量，防止术后感染。

1.根治性手术切除范围包括癌肿所在肠袢及其系膜和区域淋巴结。①右半结肠切除术，适用于盲肠、升结肠、结肠肝曲的癌肿。②横结肠切除术，适用于横结肠癌。③左半结肠切除术，适用于结肠脾曲和降结肠癌。④乙状结肠切除术，适用于乙状结肠癌。

2.姑息性手术 主要是结肠造口术。适用于伴有完全性肠梗阻、全身情况差不允许做根治性切除术者。手术可以是暂时性的，待病情好转再行根治术，如左侧结肠癌急性肠梗阻多在梗阻部位的近侧做横结肠造 KI，再二期手术行根治性切除：对肿瘤不能切除者，则是永久性的姑息治疗。结肠癌并发急性肠梗阻的患者，应在胃肠减压、纠正水和电解质紊乱以及酸碱失衡后.早期施行以姑息性手术为主的手术。

3.化学药物治疗 常用以奥沙利铂（或伊立替丁）、氟尿嘧啶、四氢叶酸钙为主的联合方案。

结肠癌的预后较好，经根治手术治疗后，Dukes A、B及C期的5年生存率约分别可达80%、65%及30%。

4.预防 由于大肠癌存在息肉——腺瘤——腺癌的演进序列，历时长.因而为预防提供了可能。目前常用阻断演进的药物有阿司匹林、舒林酸、维生素E、C、A。钙剂、大豆、蔬菜等均为有益饮食、健康食品，有防护作用。

第三节 直肠癌

直肠癌（carcinoma of rectum）是乙状结肠直肠交界处至齿状线之间的癌，为消化道常见恶性肿瘤。直肠癌与结肠癌均属大肠癌，发病也与高脂、高蛋白、低纤维素饮食、局部癌前疾病（如直肠息肉）等有关。我国直肠癌的发病特点：①直肠癌比结肠癌发病率高，约1.5：1。②低位直肠癌约占直肠癌的60%～75%，绝大多数癌肿可在直肠指诊时触及。③青年人（＜30岁）直肠癌比例高，约10%～15%。早期直肠癌术后的5年生存率为80%～90%。

一、病理

1.大体分型 可分为三型。①溃疡型：最多见，占50%以上。形状为网形或卵网形，中心凹陷，边缘凸起，向肠壁深层生长并向周围浸润。早期可有溃疡，易出血。中度恶性，转移较早。②肿块型：亦称髓样癌、菜花形癌。向肠腔内生长，肿块增大时表面可产生溃疡，向周围浸润少，预后较好。③浸润型：亦称硬癌、狭窄型癌。癌肿沿肠壁浸润，使肠腔狭窄，分化程度低，转移早预后差。

2.组织学分类 ①腺癌：主要为管状腺癌和乳头状腺癌，其次为黏液腺癌、印戒细胞癌。②腺鳞癌：由腺癌细胞和鳞癌细胞构成，多为中分化至低分化，主要见于直肠下段和肛管。⑧未分化癌：预后差。结、直肠癌的组织学特征是可以在一个肿瘤中出现两种或两种以上的组织类型，且分化程度并非完全一致。

3.临床病理分期 参照结肠癌分期。

4.扩散与转移 ①直接浸润：癌肿直接向肠管周围及肠壁深层浸润性生长，估计浸润肠壁一圈约需 1.5～2 年。下段直肠癌由于缺乏浆膜层的屏障作用，易向四周浸润，如前列腺、精囊腺、阴道、输尿管等。②淋巴转移：为主要扩散途径。上段直肠癌向上沿直肠上动脉、肠系膜下动脉及腹主动脉周围淋巴结转移。下段直肠癌（以腹膜返折为界）以向上方及侧方转移为主。齿状线周围的癌肿可向上方、侧方及下方转移。淋巴转移途径是决定直肠癌手术方式的依据。③血行转移：易转移至肝、肺、骨、脑。④种植转移：发生机会较少。

二、临床表现

起病隐匿，当癌肿较大、表面破溃继发出血或感染时才出现症状。

1.直肠刺激症状排便习惯改变，便意频繁；便前肛门有下坠感、里急后重，便后不适、排便不尽感晚期有下腹痛。

2.癌肿破溃感染症状 大便表面带血及黏液，感染时排脓血便，大便次数增多。血便是直肠癌患者常见的早期症状。

3.肠腔狭窄症状 癌肿侵犯致肠管狭窄，初时大便变形、变细，严重时有腹痛、腹胀、肠鸣音亢进等低位不完全性肠梗阻表现。

4.晚期症状癌肿侵犯前列腺、膀胱，可出现尿频、尿痛、血尿；侵犯骶前神经可出现骶尾部持续性剧痛；发生肝等远处转移时，可有腹水、肝大、黄疸、贫血、消瘦、恶病质等相应脏器受累表现。

三、诊断

根据病史、体检、影像学和内镜检查不难做出直肠癌的临床诊断，准确率可达 95% 以上。但因患者对便血、大便习惯改变等症状不够重视，亦有医生不重视直肠指诊等原因，多数病例常有不同程度的延误诊断。因而需进行以下几项检查：

1.直肠指诊 是诊断直肠癌最重要而简单的方法，凡遇患者有便血、大便习惯改变、大便变形等症状均应行直肠指诊。指诊可发现 70% 左右的直肠癌，能查出癌肿的部位、距肛缘的距离，癌肿大小、范同、固定程度、与周围脏器的关系等。

2.大便潜血实验 为大规模普查或对高危人群作为结、直肠癌的初筛手段。阳性者需做进一步检查。无症状阳性者的癌肿发现率在 1% 以上。

3.内镜检查包括直肠镜、乙状结肠镜和纤维结肠镜检查，可经肉眼直视做出诊断，还可钳取组织做病理检查。适用于指检可疑或指检触不到的高位癌。直肠指诊与全结肠纤维结肠镜检查是结、直肠癌最基本的检查手段。

4. 影像学检查 X 线钡剂灌肠是结肠癌的重要检查方法，对诊断直肠癌意义不大，用以排除大肠多发癌和息肉病；腔内 B 超、腹部 B 超，MRI 或 CT 检查有助于诊断，并对病变局部浸润、扩散和远处转移情况做出判断。

5. 血清癌胚抗原（CEA）测定 主要用于估计直肠癌的预后和监测复发。

四、治疗

手术切除是直肠癌的主要治疗方法，术前进行放疗和化疗可提高手术疗效。临床上将直肠癌分为低位直肠癌（距齿状线 5cm 以内）、中位直肠癌（距齿状线 5 ~ 10cm）、高位直肠癌（距齿状线 10cm 以上）。解剖学仍以腹膜返折为界，将直肠癌分为上段直肠癌和下段直肠癌。凡能切除的直肠癌如无手术禁忌证，都应尽早施行直肠癌根治术；如不能进行根治性切除，亦应做姑息性切除，使症状得到缓解。手术方法及适应证如下：

1. 根治性手术

（1）局部切除术适用于瘤体小、局限于黏膜或黏膜下层、分化程度高的直肠癌。手术方式主要有：①经肛局部切除术；②骶后径路局部切除术。

（2）腹会阴联合直肠癌根治术（Miles 手术） 原则上适用于腹膜反折以下的直肠癌。

（3）经腹直肠癌切除术（Dixon 手术） 又称直肠低位前切除术，是目前应用最多的直肠癌根治术，适用于距齿状线 5cm 以上的直肠癌，要求远端切除距癌肿下缘 2cm 以上。

2. 姑息性手术 适用于全身情况较差，不能耐受 Miles 手术或急性梗阻不宜行 Dixon 手术的患者，如经腹直肠癌切除、近端造口、远端封闭手术（Hartmann 手术）。

3. 放射治疗 术前的放疗可提高手术切除率、保肛率，降低局部复发率；术后放疗仅适用于晚期或手术未达到根治或术后局部复发的患者。

4. 化学药物治疗 术前化疗可使肿瘤降期，提高手术切除率、降低局部复发率；辅助化疗能明显提高 Ⅱ ~ Ⅲ 期结、直肠癌 5 年生存率。辅助化疗或肿瘤治疗均以 5-Fu 为基础用药。给药途径以静脉化疗为主，还包括直肠腔内化疗、门静脉化疗、腹腔内灌注化疗等。

推荐在 Ⅲ、Ⅳ 期结、直肠癌患者中应用辅助化疗、新辅助化疗；而对中低位、中晚期直肠癌建议新辅助放化疗，Ⅱ 期患者也可从中获益。I 期结、直肠癌患者不建议使用辅助化疗。

5. 其他治疗 靶向治疗、基因治疗、免疫治疗临床应用前景良好；低位直肠癌肠腔狭窄无法手术切除者，可用电灼、液氮冷冻、烧灼等局部治疗改善症状。

肛管癌多为鳞癌，是 Miles 手术的绝对适应证。施行根治术时，若腹股沟淋巴结已证实有转移，须同时清扫已转移的两侧腹股沟淋巴结。如无转移，术后亦应在双侧腹股沟区施行预防性放疗。

第四篇 泌尿系统疾病

第一章 泌尿系结石

尿石症是肾、输尿管、膀胱及尿道等部位结石的统称，是泌尿系统的常见疾病之一。泌尿系结石多数原发于肾脏和膀胱，输尿管结石往往继发于肾结石，尿道结石往往是膀胱内结石随尿流冲出时梗阻所致。肾、输尿管结石与膀胱、尿道结石比约为 5.5 ~ 6.1。尿石症的发生率男性高于女性，肾与输尿管结石多见于 20 ~ 40 岁的青壮年，约占 70% 左右，膀胱和尿道结石多发生在 10 岁以下的儿童和 50 岁以上的老年患者。尿石症引起尿路梗阻和感染后，对肾功能损害较大，尤以下尿路长期梗阻及孤立肾梗阻时，对全身影响更为严重，处理上也较复杂，严重者可危及生命。

尿石症在我国分布有一定地区性，以广东、广西、云南、贵州、山东、湖南、江西及安徽省等地区发生率较高。近年来有资料表明，膀胱结石的发生率已有明显下降，但上尿路结石的发生率却有上升趋势。

第一节 概述

一、流行病学

尿石症人群患病率约 1% ~ 5%；治疗后复发率也很高，10 年约为 50%。尿石症的好发年龄在 20 ~ 50 岁之间，男女之比大约 3 : 1；家族患病率比普通人群高 3 倍。尿石症发病具有明显的地理分布特征，热带和亚热带地区高发，如我国南方比北方更为多见。一般认为尿石症的发病与水质的硬度并无明显关系。社会经济发展水平对尿石症的发病也有深刻影响。上尿路（肾和输尿管）结石在富裕地区比较常见，而下尿路（膀胱和尿道）结石在贫穷地区居多，其中主要是小儿的膀胱结石。这与饮食结构营养状况和卫生条件有关。半个世纪以来，这两者的构成比在我国已经发生了很大的逆转，目前上尿路结石的比率远高于下尿路结石。

尿石成分尿路结石由晶体和基质组成。晶体成分约占 97%，主要有草酸钙、磷酸钙、尿酸、磷酸铵镁和胱氨酸。多数结石含两种以上的晶体成分，以其中的一种为结石的主体。大约 90% 的结石含有钙质。基质是一种类似尿黏蛋白的物质，约占结石干重的 3%，其化学成分主要是氨基己糖，其次是结合水。基质与尿石的因果关系尚未确定，有人认为，基质源于近曲小管，可能是结石形成的基础物质。在上尿路结石中，以草酸钙结石以及草酸钙与磷酸钙混合性结石最为多见。在下尿路结石中，磷酸铵镁和尿酸结石的比率高于上尿路结石。

上、下尿路结石在成分构成上有明显差别。肾和输尿管结石以磷酸钙为主，而下尿路结石以尿酸盐结石及磷酸盐结石为多。

二、病因

尿石症是一种人体病理矿化的疾病，它的病因和尿石的形成过程极为复杂，涉及遗传、环境、结石性质、形成部位、生活习惯、代谢异常以及其他疾病等多种因素，并常合并肾以及其他部位的矿化。

（一）尿石形成机理

尿石形成的机理比较复杂，至今尚未完全明了，目前认为尿石形成有二项基本要素：

1. 尿内晶体饱和度：尿内含有形成结石的晶体，主要成分有磷酸盐、草酸盐、尿酸盐等，如这些晶体在尿液中饱和度过高，则易引起析出、沉淀、结聚，以致尿石形成。

2. 晶体聚合抑制因子：尿内存在有晶体聚合抑制物质，如焦磷酸盐、枸橼酸、镁、多肽、尿素、黏多糖、透明质酸、甘氨聚糖等，这些抑制因子和晶体表面的某些特殊部位结合即可抑制晶体的再形成和聚合。

（二）环境因素

尿石症的多发区位于热带和亚热带，气温湿热、干旱使体液丢失增加，尿液浓缩。后者导致尿中结石盐饱和度增高，并引起尿中促进聚合向基质转变，形成大的晶体颗粒以至微结石。日照时间长使人体维生素 D 的形成增加，最终转变为 1，25-（OH）$_2$D$_3$，促进肠钙的吸收。水质与尿石症的关系尚不清楚。某些特殊职业，如热作业、司机、地质工作者、手术医生等，由于饮水不便和体液消耗多，也易发生尿石症。

（三）个体因素

正常尿内晶体饱和度和晶体聚合抑制因子的活性两者处于平衡状态，一旦由于某种因素破坏了这种平衡，不论是前者饱和度过高，抑或是后者活性降低，均可引起尿内晶体聚合，导致尿石形成。下列因素对尿石的成因起有明显的诱发作用。

1. 全身性因素

①新陈代谢紊乱：体内或肾内存在有某种代谢紊乱，可引起高血钙症、高尿钙症，如甲状旁腺功能亢进的病人，血钙增高，血磷降低，尿钙增高；痛风病人嘌呤代谢紊乱，血中尿酸增高，尿中尿酸排泄增多；特发性高尿钙症病人尿钙增高等等均可容易形成结石。

②饮食与营养：尿石的形成与饮食营养有一定关系，膀胱结石与营养的关系更为明显，主要是营养缺乏问题。据流行病学调查的结果，在发达的国家，肾结石发生率上升而膀胱结石的发病率降低，新中国成立后，也出现了这样明显的趋势。

③长期卧床：骨折或截瘫的病人，长期卧床常可引起骨质脱钙，尿钙增加，同时由于尿液滞留、并发感染，尿中很容易形成尿石。

④生活环境：尿石在某些地区的多发，可能与地理、气候、水源及饮食习惯等因素有关。天气炎热、出汗多、尿液浓缩，水和饮食中含有过多的矿物质成分如草酸盐、尿酸盐等，易引起结石的发生。

⑤精神、性别、遗传因素：现代工业化社会中，高度职业紧张状态的人群结石发生率较高，可能与下丘脑垂体对尿浓缩及成分的调节失常有关。女性尿石发生率远较男性为低，可能与女性尿内枸橼酸浓度较高，有助于防止尿内结晶的聚合有关。尿石形成与遗传的关系比较明显的只有胱氨酸和尿酸结石，在大多数结石患者找不到遗传因素。

2. 泌尿系统的局部因素

①尿路感染：菌落、脓块、坏死组织等均可构成结石核心，细菌中特别是变形杆菌、葡萄球菌等，有将尿素分解成氨的作用，从而使尿液碱化，有利于磷酸盐、碳酸盐的沉淀而形成结石。

②尿路慢性梗阻：尿道狭窄、前列腺增生症、动力性排尿功能障碍均可引起尿流不畅，尿液郁积可使晶体沉淀、聚合形成结石。

③异物：尿路内存留的异物，如长期留置的尿管，不吸收的手术缝线，戏谑患者自尿道外口放入的异物等等，使成为尿液中晶体附着的核心而形成结石。

三、结石的理化性质

尿结石的化学组成：尿结石由晶体和基质组成，其中晶体成分占绝大部分，最常见的是草酸盐结石，其次是尿酸盐结石，感染时所形成的结石多为磷酸盐结石。基质是所有尿结石共有的成分，是一种黏蛋白复合物，约占结石干重的 2.5% ~ 9%。草酸盐结石在生理尿 pH 中形成，尿酸盐、胱氨酸结石在酸性尿中形成；磷酸盐、碳酸盐结石在碱性尿中形成。

多种多样，如鹿角形、星形、索条形、圆形、椭圆形或哑铃形等。只有在肾盂内才能形成鹿角形结石；在输尿管内则呈长条形；在有梗阻的膀胱内，由于尿潴留，已形成的结石又可在腔内不断滚动，故可形成较大的椭圆形结石；当结石嵌于膀胱颈及后尿道之间时，由于膀胱内部分的结石继续增大，日久可形成哑铃状结石。

四、尿结石的分类

1. 按结石所在位置：可分为肾结石、输尿管结石、膀胱结石和尿道结石。肾和输尿管结石又称为上尿路结石，膀胱和尿道结石称为下尿路结石。

2. 按结石的起始原因：可分为原发性结石和继发性结石。原发性结石包括原发性肾结石和原发性膀胱结石。肾结石可下行而引起输尿管结石、膀胱结石和尿道结石。继发性结石主要是由尿路异物、梗阻和泌尿道慢性感染所产生的结石。

3. 按结石的病因分类：吸收性高尿钙Ⅰ型、Ⅱ型；肾性高尿钙；原发性甲状旁腺功能亢进；未分类的高尿钙；肾磷漏、禁食性高尿钙；高尿酸尿性钙结石；高草酸尿性钙结石；肠源性、原发性高草酸尿；低枸橼酸尿性钙结石；远端型肾小管酸中毒、慢性腹泻、特发性低；枸橼酸尿；低镁尿钙结石；痛风素质；感染石；胱氨酸尿；低尿量；其他原因。

4. 按结石的活动性：

（1）代谢活动性结石：具备下列条件者为代谢活动性结石，在过去的一年中有新结石形成，证实原有结石生长，和（或）排出尿砂或小结石者。

（2）代谢非活动性结石：在过去的一年内未出现上述情况或无结石形成的变化。

（3）外科活动性结石：由于尿路结石引起尿路梗阻、感染以及血尿、疼痛时称为外科活动性结石，这种情况必须针对结石采取一定的措施使结石排出或取出。

5. 按结石的化学成分：可分为含钙结石、感染结石、尿酸结石和胱氨酸结石四类。含钙结石成分可为单纯的草酸钙、草酸钙和磷酸钙以及草酸钙混有少量尿酸；感染结石的主要成分是磷酸镁铵和羟磷灰石；尿酸结石成分可为尿酸、尿酸铵或除上述成分外还含有少量的草酸钙；胱氨酸结石可为纯胱氨酸或也可含少量草酸钙成分。

五、病理

泌尿系统结石引起的病理损害及病理生理改变主要有以下三种。

1. 直接损害

尿石可引起尿路黏膜充血、水肿、破溃、出血，结石长期的慢性刺激有时尚可引起尿路上皮癌变的可能。

2. 梗阻

上尿路结石常造成尿流梗阻导致肾积水及输尿管扩张，损害肾组织及其功能。膀胱和尿道结石可引起排尿困难或尿潴留，久之也可引起双侧输尿管扩张、肾脏积水，损害肾功能。

3. 感染

尿石对尿路上皮的直接损害多伴有感染，特别是引起尿路梗阻时，感染则更易发生，感染严重者可导致肾盂肾炎、肾积脓及肾周围炎。

结石、梗阻和感染三者互为因果，促使病变发展。结石引起梗阻，梗阻诱发感染，感染又促成结石，加重梗阻，最终破坏肾组织，损害肾功能。

六、尿石症的诊断原则

尿石症的诊断除确定患者结石的存在外，还应了解结石的部位、大小、数目及结石对肾脏所造成的影响；结石形成的原因及化学成分、代谢活动性等。

1. 尿石存在的诊断：大部分尿石症病人可以根据典型的肾绞痛、肉眼或镜下血尿，结合 X 线平片而确诊。有少数病例由于症状不典型或为透 X 线结石，需要依靠有经验医生的警惕和 B 超等辅助检查发现此类病人。

2. 尿石并发症的诊断：结石的存在可以引起梗阻、感染，造成肾功能损伤，因而结石诊断最重要的一点是判断肾功能并加以保护。有无感染存在对尿石症的治疗和防治有重要意义。对于长期存在的尿石要警惕并发鳞状细胞癌。

3. 尿石病因的诊断：详细询问病史，了解病人的既往史和家族史，注意病人的饮食习惯和特殊爱好。尿液检查包括尿常规、尿细菌学培养和尿液晶体检查。血清检查包括钙、氯、肌酐、镁、无机磷、钾、钠和尿酸，必要时查血清甲状旁腺素、维生素 D 及其产物、降钙素、离子钙及乙醇酸。

七、尿石症的防治原则

1. 取出结石：除个别无症状、无梗阻的小结石外，取出较大结石，可以防止结石对肾脏的损害。

2. 病因治疗：如摘除甲状旁腺瘤，解除梗阻，停服致石药物等。

3. 饮食治疗和药物：根据结石的成分适当的调节饮食，如草酸盐结石病人，宜少吃富含草酸的食物，如土豆、菠菜等，口服维生素 B_6，可减少尿中草酸盐的排出，口服氧化镁，可增加尿中草酸盐的溶解度。磷酸盐结石病人宜低磷低钙饮食，口服氯化铵酸化尿液，有利于磷酸盐的溶解。尿酸盐结石的病人，宜少进含嘌呤丰富的食物，如肝、肾及豆类，口服枸橼酸合剂或碳酸氢钠，碱化尿液，使尿液 pH 保持在 6.5 以上。

药物防治：

（1）降低结石盐或酸饱和度的药物：噻嗪类药物降低尿钙和草酸，有肾小管酸中毒时用枸橼酸钾亦可降低尿钙，别嘌醇降尿酸，硫醇类药物降胱氨酸，菌石通可降低感染时的尿氨。

（2）增加抑制作用的药物：如镁、枸橼酸钾、正磷酸盐，还有外源性酸性黏多糖，中药尿石通、加味八正散等。

（3）干扰促进物的药物：如乙酰半胱氨酸、甘氨酸等。

八、随诊

尿路结石复发率高，因此所有明确诊断的病人应积极随访，寻找结石形成的原因，并制定预防结石生长或复发的措施。结石形成患者必须评价危险因素，包括代谢性和非代谢性。每天活动量、职业和环境因素可能起一定的作用。药物能通过增加尿 pH 值或增加钙或磷的排泄促进结石形成。另外，饮食要特别重视钙、钠、动物蛋白、嘌呤和草酸的含量，先天性异常和其他全身性疾病也通常成为结石的原因。

对于非手术治疗的患者，要随时观察尿中有无结石排出。发现排出的结石后，应做结石成分分析，指导饮食和药物调整。无论采用何种方式治疗，应定期行 X 线平片和 B 超检查，了解有无结石复发或残留结石大小、数目和形状的变化。排泄性尿路造影以及血清电解质、尿素氮和肌酐等检查有助于动态观察肾功能变化。

根据结石成分、代谢状态及流行病学因素决定预防方法。大量饮水及根据结石成分调节饮食，控制泌尿系感染是有效的预防方法。对病因明确的结石患者，如梗阻、异物及原发性甲状旁腺功能亢进等，需手术治疗才能防止结石复发。对尿酸和胱氨酸结石，可药物控制。药物及长期卧床引起的结石，可针对病因进行防治。但对先天性畸形，多囊肾和马蹄肾等尚无良好对策。

第二节　肾及输尿管结石

肾脏是大多数泌尿系统结石的原发部位，结石位于肾盏或肾盂中，输尿管结石多由肾脏移行而来，肾和输尿管结石单侧为多，双侧同时发生者约占 10%。

一、临床表现

主要症状是疼痛和血尿，极少数病人可长期无自觉症状，待出现肾积水或感染时才被发现。

1. 疼痛

大部分患者出现腰痛或腹部疼痛。较大的结石，在肾盂或肾盏内压迫、摩擦或引起积水，多为患侧腰部钝痛或隐痛，常在活动后加重；较小的结石，在肾盂或输尿管内移动和刺激，引起平滑肌痉挛而出现绞痛，这种绞痛常突然发生，疼痛剧烈，如刀割样，沿患侧输尿管向下腹部、外阴部和大腿内侧放射。有时患者伴有面色苍白、出冷汗、恶心、呕吐，严重者出现脉弱而快、血压下降等症状。疼痛常阵发性发作，或可因某个动作疼痛突然终止或缓解，遗有腰、腹部隐痛。如输尿管末端结石，尚可引起尿路刺激症状。疼痛以后，有的患者可从尿内排出小的结石，对诊断有重要意义。

2. 血尿

由于结石直接损伤肾和输尿管的黏膜，常在剧痛后出现镜下血尿或肉眼血尿，血尿的严重程度与损伤程度有关。

3. 脓尿

肾和输尿管结石并发感染时尿中出现脓细胞，临床可出现高热、腰痛，有的病人被诊断为肾盂肾炎，做尿路 X 线检查时才发现结石。

4. 其他

结石梗阻可引起肾积水，检查时能触到肿大的肾脏。肾区轻微外伤后可因体检时发现肿大的肾脏而误诊为肾脏严重创伤。结石同时堵塞两侧上尿路或孤立肾时，常发生肾功能不全，甚至无尿，有的病人尚可出现胃肠道症状、贫血等等。

二、诊断

肾结石的诊断涉及三个方面：①结石本身的诊断，包括其部位、体积、数目和形状；②结石并发症的诊断，包括尿路感染、梗阻程度和肾功损害等；③结石病因的评估。

1. 病史 病史在诊断上极有帮助。腰痛与血尿相继出现时应当首先考虑肾结石。如有尿砂排出史基本可确诊。为查明结石病因，应详细询问患者的饮食习惯、服药史、家族史、感染史等。

2. 实验室检查 不仅可以用来辅助诊断结石，了解总肾功能而且也是分析结石病因和评估复发风险的主要手段。

（1）尿液检查：尿中红细胞常见是提示结石的重要证据；白细胞出现说明存在尿路感染；结晶尿多见于肾绞痛发作期，通过观察结晶形态可以推测结石成分；尿 pH 常因结石成分不同而异；细菌培养可以指明病菌种类，为选用抗生素提供参考。

（2）血液检查：检查项目包括：钙、磷、钠、钾、氯、尿酸、二氧化碳结合力、尿素氮、肌酐、甲状旁腺激素（PTH）等。甲状旁腺功能亢进者存在血钙升高、血磷降低，PTH 升高；肾小管酸中毒者通常血氯升高、血钾和二氧化碳结合力降低；痛风并发尿酸结石者血尿酸往往升高；尿素氮和肌酐是临床上评估总肾功能的惯用指标。

（3）结石分析：结石成分分析是确诊结石性质的方法，也是制定结石预防措施和选择溶石药物的重要依据，此外，它还有助于缩小结石代谢评估的范围。结石标本可经手术、碎石和自排取得。在常用的分析方法中，偏光显微镜法可以用来直接鉴定结石的晶体成分和结构；红外光谱法可直接测定结石的化合物成分；化学定性法只是测定结石成分的原子团和离子，可供参考，结石分析时一般需将两种方法结合使用，取长补短，方能使鉴定结果更加准确和完整。

（4）24h 尿定量分析：检测项目为：尿量、钙、草酸盐、尿酸、枸橼酸盐、磷酸盐、镁、胱氨酸等。临床上许多结石病因的诊断标准就是根据 24h 尿定量分析这一指标制定的。例如，高钙尿的诊断标准或定义就是指 24h 尿钙排泄量 > 200mg；低镁尿则是 24h 尿镁排泄量 < 50mg，其他高草酸尿、高尿酸尿、胱氨酸尿和低枸橼酸尿等均是如此。24h 尿定量分析应分别在随机饮食和限制饮食（限用肉类、草酸、钠盐、钙）的条件下进行测定。前者的分析结果是对结石形成的代谢因素和环境因素的总体评估，将随机饮食和限制饮食之后的分析结果进行比较，可以明确环境因素（饮食）对成石的影响。

3. 影像学检查 影像学检查是确诊肾结石的主要手段。

（1）B 超：B 超是肾结石的筛选性和随诊性检查手段。结石的 B 超特征是高回声、强光团伴声影。此外还能检出尿酸类的 X 线透光结石，了解肾积水的程度，发现某些与结石相关的泌尿系疾病，如多囊肾、输尿管膨出症等。应指出，虽然 B 超对结石的敏感性较高，甚至可分辨出直径 2 ～ 3mm 的小结石，但其客观性却不如 X 线检查，容易出现假阳性结果，应予以注意及鉴别。

（2）泌尿系平片（KUB）：至少 90% 的肾结石属于 X 线不透光结石，关于结石体积数目和形状的记述也是以 KUB 为准。结石在 KUB 中大多表现为高密度影。然而，如果结石厚度＜ 2mm，X 线则无法分辨。有时由于肠道内容物的掩盖和肾周骨骼的遮挡，也可造成结石漏诊。

因此，不可仅凭 KUB 平片检查就轻易否定结石的存在。通过 KUB 检查，也可对结石成分做出经验性诊断。草酸钙和磷酸钙结石均系含钙结石，在 KUB 中呈现为高密度钙化影；磷酸铵镁结石生长迅速，易被肾盂和肾盏塑形，往往表现为 X 线半透光的鹿角形结石影；胱氨酸分子中因含硫原子，所以这种结石在 KUB 中呈均匀的磨砂玻璃状半透光影像，有时胱氨酸结石亦可呈鹿角形，但其"鹿角"呈圆形；尿酸结石具有 X 线透光性，在 KUB 中不显影，对此应结合 B 超检查进行判断。

（3）静脉性尿路造影（IVU）：IVU 不但是肾结石的确诊方法，而且也是制定治疗方案的重要依据。凡是上尿路结石，均应例行 IVU 检查。IVU 能够确认结石是否位于尿路之中，同时还能全面地了解分肾功能状态、肾积水的程度以及其他各种潜在的泌尿系异常。尿酸结石虽然在 KUB 中不能显示，但可在 IVU 造影剂的衬托下呈现"负"性充盈缺损的影像，俗称"阴性"结石。

（4）逆行性尿路造影（RP）：RP 是对 IVU 的一种补充性形态学检查方法。当 IUV 影像模糊而影响诊断或是疑有结石远端尿路梗阻时，可采用 RP 进行进一步检查。对于 X 线透光结石，可经导管向肾盂内注入气体，通过加大反差对比来显示出结石影。然而，RP 是一种侵入性器械操作，不作为结石的常规性检查手段。

（5）CT：能分辨出 0.5mm 的微小结石，并且能够显示任何成分的结石，包括 X 线透光结石。由于 CT 检查费用昂贵，只是当以上各种影像学方法对可疑性结石均不能确诊时，才考虑采用 CT 检查。

三、鉴别诊断

右侧肾及输尿管上段结石须与胆石症、胆囊炎、胃及十二指肠溃疡病等鉴别；右侧输尿管结石易与阑尾炎相混淆，都应根据临床表现的特点加以区别。

X 线平片上显示的阳性结石影需鉴别是右肾结石抑或是胆囊结石，可摄侧位片，阴影位于脊椎前缘之后者为肾结石。肾结石有时易与肾结核钙化灶相混淆，肾盂造影可资鉴别。输尿管结石需与腹腔淋巴结钙化阴影、肠内容物、盆腔静脉石、骨岛等进行鉴别，逆行输尿管插管及造影可分辨结石是否位于输尿管内。

四、治疗

主要有两个目的：一是清除结石，保护肾功能；二是去除病因，防止结石复发。

结石的体积是制定治疗方案的一项重要参数。直径＜ 4mm 的结石约有 94% 可以自行排出，对其应当采取保守疗法；对较大结石则应采取外科治疗方法。当今，随着各种新技术的应用，肾结石的外科治疗概念已经发生了根本的改变。这突出体现在体外冲击波碎石技术已成为肾结石治疗的第一线选择，而以往的开放式取石手术比率已大幅度降低，仅占外科治疗总数的 5% 左右。外科治疗的指征是：①顽固性肾绞痛②复发性尿路感染③持续性尿路梗阻④代谢活跃性结石，即在一年之内有新结石形成、结石体积增大或有尿砂排出者。在此应当特别指出，临床上往往只重视去除结石，但这只是治疗了疾病的结果，必须同样重视结石病因的诊断和治疗才能有效地防止结石复发。

（一）肾绞痛的处理

1. 解痉止痛：常用药物为杜冷丁及阿托品，用阿托品 0.5mg 及杜冷丁 50～100mg 肌肉注射，口服颠茄片 16mg，一天三次。

2. 指压止痛：用拇指压向患侧骶棘肌外缘、第三腰椎横突处，可收到止痛或缓解疼痛的效果。

3. 皮肤过敏区局部封闭：先用大头针在患侧腰部试出皮肤过敏区，然后用 0.5% 奴夫卡因 20ml 作过敏区皮内及皮下浸润封闭，有时可收到明显的止痛效果。

4. 针刺疗法：取穴肾俞、志室、三阴交等，采用强刺激手法，或 0.5% 奴夫卡因 2ml 作穴位内封闭。

（二）非手术疗法

1. 水化疗法　大量饮水是防治各种成分肾结石简单而有效的方法。它的治疗作用是缩短游离晶体颗粒在尿路中的平均滞留时间，以及促进较小结石自行排出；降低成石物质的尿饱和度以阻止结石继续生长；减少并发尿路感染的机会。目前公认，日摄水量的标准是将每日尿量应保持在 2000ml 以上，至尿液清亮无色或微黄为宜。这样每日约需饮水 2500～4000ml。同理，大量饮水也有助于预防结石复发，如能持之以恒，可使结石复发率大约降低 60%。

2. 疼痛　肾绞痛一经确诊，应立即采取行之有效的止痛措施。

①肾绞痛的标准治疗是应用镇痛剂，常用哌替啶 50mg，肌肉或静脉注射，必要时 6 小时后重复注射 1 次；②非类固醇性抗炎药（如消炎痛栓剂）也是控制肾绞痛的有效药物，其镇痛机制是，通过抑制前列腺素合成来阻断前列腺素介导的疼痛传导路径，减弱输尿管的收缩性，以及降低肾盂内压和肾小球毛细血管压；③阿托品之类的胆碱受体阻滞剂镇痛效果并不理想，而且副作用较大，一般不采用；④肾绞痛发作时，针刺三阴交穴、肾俞穴和（或）手背的腰腿痛穴常能收到迅速有效的镇痛效果，值得采用。

3. 不同成分结石的防治　主要是针对结石病因进行治疗，目的在于控制结石复发，少部分尚有直接溶石的治疗效果。

（1）含钙结石：草酸钙和磷酸钙均系含钙化合物，两者经常共同构成混合性结石。①限制富含草酸的食物和饮料如菠菜、甜萝卜、茶等；②控制高钙尿；③应用枸橼酸钾，枸橼酸既是钙离子络合剂，又是结晶抑制因子，因而具有双重作用。枸橼酸镁钾适用于低枸橼酸尿和低镁尿的结石病人。④含钙肾结石约有 3% 是由原发性甲状旁腺功能亢进引起的。对只有高血钙症状而无肾结石症状者，原则上应首先处理甲状旁腺病变，当甲状旁腺切除后，部分病人的结石有时可以自行溶解；对有肾结石症状和尿路梗阻但无高血钙危象者，则应先治疗肾结石而后行甲状旁腺切除术。

（2）尿酸结石：在各种成分的结石中，尿酸结石溶石治疗效果最好。尿酸结石的成因是低尿量、高尿酸尿和待续尿酸化，因此，只要逆转这三大成石因素就可达到溶石目的。①大量饮水，忌食动物内脏和鱼虾类等富含嘌呤的高蛋白食物，限食各种肉类食品，以降低尿中尿酸浓度。应多食富含枸橼酸钾的柑橘类水果。②尿液碱化，首选药物是枸橼酸钾，每日 60mmol/L，分 3 次服用，将尿 pH 控制在 6.5 ~ 7.0 范围。一般 3 个月左右可将结石溶解。也有选用碳酸氢钠者。③轻反高尿酸尿和高尿酸血，一般仅采用大量饮水来降低尿酸浓度。中度以上的高尿酸尿可用药物治疗。别嘌呤醇是一种黄嘌呤氧化酶抑制剂，能够阻止次黄嘌呤向尿酸转化，从而降低尿中尿酸的含量。剂量为每日 300mg，分 3 次服用。

（3）磷酸铵镁结石：是感染性结石，控制尿路感染是病因治疗的关键。根据尿液细菌培养和药敏试验选用有效的抗生素，最初 2 周使用全量抗生素，待尿白细胞消失和尿培养细菌转阴之后再改为半量，连用 3 个月。

（4）胱氨酸结石：溶石药物对其有一定作用。胱氨酸结石属于韧性结石，冲击波碎石技术对其疗效不够肯定。可采用①蛋氨酸是胱氨酸的前体物质，通常限食富含蛋氨酸的食品来降。因此可采用枸橼酸钾碱化尿液低尿中胱氨酸的浓度；②胱氨酸在碱性尿液中溶解度显著增加，因此可采用枸橼酸钾（使尿 pH 提高至 7）和大量饮水治疗；③如果饮水和碱化疗法无效，应使用胱氨酸结合剂。

（三）体外冲击波碎石术（ESWI）

已成为治疗肾与输尿管结石的首选方法。体外冲击波碎石机主要由冲击波源和定位系统组成。其工作原理和碎石机制是冲击波源发出聚焦冲击体内，并在焦点区域产生很高的压力；通过 X 线或 B 超定位系统找到结石后，将结石移至焦点处，对准目标连续击波。由于结石表面的抗压强度和抗拉强度远低于冲击波焦点的压力和拉力强度，结石渐解体，直至粉碎成细砂，随尿液排出体外。

ESWI 的最佳适应证是直径为 5 ~ 25mm 的肾结石。绝对禁忌证是妊娠妇女，相对禁忌证是结石远端尿路狭窄、凝血功能障碍、少尿性器质性肾衰、急性尿路感染、严重心律失常和结石体积过大。结石的易碎程度与结石的成分有关，从易到难依次为：磷酸铵镁、二水草酸钙、尿酸、磷酸钙，一水草酸钙、胱氨酸。碎石成功的标准是结石排净或残石最大颗粒 < 4mm，ESWL 最常见的并发症是"石巷"，它是由于较大肾结石被粉碎之后，大量碎砂涌入输尿管，并在管腔积聚而形成的。"石巷"有时长达十几厘米，可导致严重梗阻性肾功损害，较难处理。为防止"石巷"形成，对直径大于 25mm 的结石术前应通过膀胱镜在患侧置入输尿管内支架。这样既能保证尿流通畅，又能阻止碎砂突然大量涌入输尿管。ESWL 其他并发症主要是肾包膜下血肿或术后远期高血压，但很少见。

（四）经皮肾镜碎石术（PCNL）

经皮肾镜碎石术是把肾镜经皮肤穿入肾盂肾盏内进行体内碎石和取石的现代外科技术，优点是结石取净率较高，创伤性较小。主要用于治疗些复杂性肾结石，如鹿角形结石、多发性肾结石和胱氨酸结石。操作包括二大步骤：①用肾穿刺针从皮肤穿至肾集尿系统，建立一条微小通道；②用扩张器扩粗该通道，使之能容肾镜及其外套管通过；③经肾镜看清集尿系统的结石后，用激光、超声或气动式体内碎石器将结石粉碎并取出。PCNL 可被单独采用，亦可与 ESRL 联合应用。

手术要用于以下情况：①结石远端存在尿路狭窄需在取石的同时进行尿路整形者；②

经 ESWL 和腔内碎石失败者；③体积过大的复杂性肾结石；④结石导致肾功能丧失而被迫行肾切除者。然而，目前国内不少地区因医疗技术和设备和对滞后，肾结石的外科治疗仍然以开放式手术为主。常用的手术方法有以下几种：①肾盂切开取石术：术式较为简单，适用于单纯性肾盂结石和较大的肾盏结石。②非萎缩性肾实质切开取石术术式较为复杂，对肾血供干扰较少，能够尽量保护肾组织。它适用于鹿角形结石、多发性肾结石，以及结石合并肾盏颈部狭窄需要同时整形者。③肾部分切除术：方法是将肾上极或肾下极连同结石一并切除，适用于肾上盏或肾下盏单极的多发性结石，尤其是合并盏颈狭窄、或因此形成"结石袋"而存在明显结石复发倾向者。④肾切除术：适用 + 结石并发肾积水或肾积脓而导致肾功丧失者，但前提是对侧肾功能正常。

第三节 膀胱结石

膀胱结石多在膀胱内形成，少数自上尿路移行而来。膀胱结石有地区性，多见于 10 岁以下的男孩，似与营养不良有关。近年来，随着我国人民生活水平的不断提高，膀胱结石的发病率已有减少趋势。老年人膀胱结石常为前列腺增生症的并发症。

一、临床表现

主要表现为尿路刺激症状，如尿频、尿急和终末性排尿痛，尿流突然中断伴剧烈疼痛且放射至会阴部或阴茎头，改变体位后又能继续排尿或重复出现尿流中断。患儿每当排尿时啼哭不止，用手牵拉阴茎，结石损伤膀胱黏膜可引起终末血尿，合并感染时出现脓尿。

二、诊断

根据典型病史和症状，较大或较多的结石常在排尿后，行双合诊可在直肠或阴道中触及，用金属探条经尿道在膀胱内可产生金属摩擦及碰击感，膀胱区摄 X 线平片多能显示结石阴影，B 超检查可探及膀胱内结石声影，膀胱镜检查可以确定有无结石、结石大小、形状、数目，而且还能发现 X 线透光的阴性结石以及其他病变，如膀胱炎，前列腺增生、膀胱憩室等。

三、治疗

治疗原则是取出结石、解除梗阻和控制感染等。具体方法的选择取决于病人的年龄和体质、结石的大小和硬度以及有无泌尿系其他原发性疾病。

1. 经尿道取石术 适用于直径 < 4cm 的单纯膀胱结石。其方法是经尿道在内镜下采用机械、超声或气动式等体内碎石器，将结石粉碎后经腔镜冲洗出。对于较小的继发性膀胱结石也可同时进行其病因治疗，如经尿道前列腺切除术（TURF），直视下尿道狭窄内切开术（DVIU）等。

2. FSWL 适用于体积较小、并能一次性粉碎的结石，但治疗费用较贵，临床上较少采用。

3. 开放式手术 适用于直径大于 4cm 或较硬结石以及有膀胱镜检查禁忌证的病人。一般采用耻骨上膀胱切开取石术，亦可同时行结石病因治疗，如耻骨上前列腺切除术、膀胱憩室切除术等。

第四节　尿道结石

尿道结石绝大多数来自膀胱和肾脏的结石，少数原发于尿道内的结石则常继发于尿道狭窄或尿道憩室。

一、临床表现

主要症状有尿痛和排尿困难。排尿时出现疼痛，前尿道结石疼痛局限在结石停留处，后尿道结石疼痛可放散至阴茎头或会阴部。尿道结石常阻塞尿道引起排尿困难，尿线变细、滴沥、甚至急性尿潴留。有时出现血尿，合并感染时可出现膀胱刺激症状及脓尿。

二、诊断

后尿道结石可经直肠指检触及，前尿道结石可直接沿尿道体表处扪及，用尿道探条经尿道探查时可有摩擦音及碰击感。X线平片可明确结石部位、大小及数目。尿道造影更能明确结石与尿道的关系，尤其对尿道憩室内的结石诊断更有帮助。

三、治疗

舟状窝内结石小的可用镊子取出，大的不能通过尿道外口者可将结石钳碎或经麻醉后切开尿道外口后取出。

前尿道结石可在麻醉下于结石近侧压紧尿道，从尿道外口注入液体石蜡，用钩针钩取，如不能取出，用金属探条将结石推回到尿道球部，行尿道切开取石，但应避免在阴茎部切开尿道取石，以免发生尿道狭窄或尿道瘘。

后尿道结石需在麻醉下用金属探条将结石推回膀胱，再按膀胱结石处理。

尿道憩室合并结石时，应将结石取出的同时切除憩室。

尿道结石合并尿道及尿道周围感染时，应先行膀胱造瘘，尿流改道，待感染控制后再行尿道内取石术。

第二章 泌尿、男性生殖系肿瘤

泌尿及男性生殖系肿瘤是临床常见的肿瘤之一，其发病率仅次于消化道、呼吸道、女性生殖系及乳腺癌肿。国内有一组 27.149 例肿瘤标本的统计中，泌尿、男性生殖系肿瘤占全部肿瘤的 4.6%，而其中癌肿约占全部癌的 9%。从临床病例统计的数字来看，在泌尿、男性生殖系肿瘤中，又以膀胱癌发病率最高，其次为肾肿瘤、睾丸肿瘤、阴茎肿瘤、前列腺肿瘤。近年来我院临床收治的病例中，膀胱癌和肾癌的病例均有逐年增多趋势，而阴茎癌的发病率则有明显下降。泌尿及男性生殖系肿痛中，绝大多数都是恶性的，治疗方法目前虽然不少，但最终的治疗效果往往不够理想，预后不佳。泌尿及男性生殖系肿痛也和全身其他部位的肿瘤一样，目前在病因学方面的了解尚不够清楚，但部分病人似与吸烟、接触染料、化工毒物等有关。

第一节 肾肿瘤

肾脏肿瘤约占成人恶性肿瘤的 1% 左右。肾脏肿瘤绝大多数为恶性，常见的有肾癌、肾盂癌、肾母细胞瘤，良性肿瘤可来自肾脏的各种组织，如纤维瘤、血管瘤、脂肪瘤、平滑肌瘤以及各种组织来源的混合性错构瘤等，但不及全部肾肿瘤的 5%。

一、肾细胞癌

肾细胞癌（renal cell carcinoma）简称肾癌，为发生在肾脏实质的恶性肿瘤。肿瘤起源于近曲小管（透明细胞癌和颗粒细胞癌）、远曲小管（颗粒细胞癌）及集合管（集合管癌）。双肾可同时发生。多见于中、老年病人。

（一）病理

肾癌来源于肾小管上皮细胞，外有包膜，切面呈亮黄色，如瘤体伴有出血则呈红色、棕色或褐色，常有囊性变及中心坏死，如有钙化，状如皮革。显微镜下所见常有两种类型，一种为透明细胞癌，癌肿主要由大的多角形细胞所组成，胞浆含有较多的胆固醇，由于在切片过程中胆固醇被溶解，因此细胞在镜下呈透明状，这类癌细胞分化较好；另一类为颗粒细胞癌，细胞较小，胞浆内含有嗜酸性颗粒，此类细胞分化程度差，恶性程度也较高。

肾癌的临床分期，目前一般按 Robson 分类法可分为四期：

Ⅰ期：肿瘤局限于肾实质

Ⅱ期：病变突破肾包膜进入肾周脂肪囊、但肿瘤仍限制在 Gerata 筋膜内。

Ⅲ期：癌栓进入肾静脉或下腔静脉，癌细胞进入淋巴结转移

Ⅳ期：肿瘤侵及邻近器官或肿瘤发生远处转移。

肾癌生长迅速，早期即可突破肾包膜而直接侵犯肾周围组织或向肾盂、肾盏内压迫以致破溃，出现肉眼血尿。肾癌的转移主要是通过血运和淋巴二条途径，癌细胞栓子逐渐长大进入静脉系统甚至波及右心房，淋巴结转移可以发生在病变早期，主要是先转移至肾门淋巴结，进一步转移到肺门淋巴结，肾癌转移至肺的机会最多，由肺经血流再转移至其它

器官，其中以骨骼系统多见，肝脑等器官也有所见。

肾癌病人临床发展及预后相差悬殊，但同肿瘤的临床分期、病理组织学级别的高低密切相关，另外还同肿瘤大小、血沉快慢、病人性别、细胞 DNA 含量等因素也有一定关系。据统计，术后 5 年生存率临床 I 期患者为 79%、II 期为 40%、III 期为 24%、IV 期为 8%，IV 期病人 1 年生存不到 50%。

（二）临床表现

1. 血尿：无痛性全程肉眼血尿常是病人就诊的初发症状，常无任何诱因，也不伴有其他排尿症状。数次血尿后，常自行停止，再次发作后，病情逐渐加重。

2. 肿块：肿瘤长大后，可在肋缘下触及包块，包块较硬，表面不平，如肿瘤和周围组织粘连则因固定不随呼吸上下活动，双手合诊时，肾脏肿块触诊更为清晰。

3. 疼痛：肾癌早期，常无任何疼痛不适，因肾癌本身引起的疼痛仅占患者 40% 左右。病变晚期则可由于肿瘤包块压迫肾包膜或牵拉肾蒂而引起腰部酸胀坠痛，出血严重时偶可因血块梗阻输尿管引起绞痛。

4. 其他：左肾肿瘤可伴继发性左侧精索静脉曲张，癌栓侵及下腔静脉时可出现下肢水肿，病灶远处转移患者，可出现转移病灶的症状，如肺转移可出现咳嗽、咯血，骨骼转移可出现病理性骨折等等。约有 43% 左右的病人尚出现高血压表现，晚期患者常出现明显消瘦、贫血、低热、食欲缺乏、失重等恶病质表现。

（三）诊断

肾癌典型的临床表现是血尿、包块和腰痛，但这三个症状一般只有到晚期病变时才会同时出现。因此，对 40 岁以上的病人，出现以上任何一个症状都应引起高度重视，尤其是无痛性全程肉眼血尿往往是肾癌的首发症状，更应首先考虑和排除肾肿瘤的可能。除体格检查双手合诊注意肾区有无包块外，常用的诊断措施有：

1. B 型超声检查：能检出直径 1cm 以上的肿瘤，且使用方法无创伤性，能重复检查，能准确的分辩囊性病变抑或是实性占位性病变。

2. CT 扫描：CT 扫描不仅能正确分辩病变性质是囊性还是实性外，它尚能通过测定病变组织的密度进行诊断，能更形象地反映解剖结构上的变异，应用对照剂后尚能了解双肾功能情况，这一项目已列为目前肾肿瘤术前的常规检查。

3. 静脉肾盂造影：通过排泄性尿路造影，不但能看到肾癌引起的肾盂肾盏受压情况，如龙爪样畸形、花瓣状变形、缺损不显影等等，而且能了解对侧肾脏功能情况，这对决定切除病肾是一个重要的先决条件。

4. 核磁共振：这是继 CT 扫描后的又一新的诊断技术。据统计，应用核磁共振进行肾癌临床分期正确率能达到 90%。

5. 肾动脉造影及栓塞：肾动脉造影对肾囊肿与肾肿瘤的鉴别有重要作用，前者囊肿内无血管，囊肿周围血管少且整齐，常呈弓形移位；而肾癌血管丰富，粗大，排列紊乱。肾动脉造影目前一般作为肾肿瘤动脉栓塞前的一种辅助性诊断措施，一旦确诊肾癌，造影同时即行肾癌动脉栓塞。动脉栓塞后可使瘤体缩小，术中减少出血及癌栓扩散，亦可降低手术难度。

6. 实验室检查：肾癌患者在大量肉眼血尿发作之后，一般尿中或多或少存在镜下红细胞，部分病人尿中细胞学检查可找到癌细胞，但阳性率较低。近年发展起来的肿瘤标记物检查，是一项新的检查方法，但缺乏特异性的肾癌标记物，血、尿中的癌胚抗原、血中亲血色蛋白、尿中聚胺物等水平在肾癌患者中可有提高。

7. 其他：膀胱镜检查在血尿发作时可窥清血尿从何侧而来，腹膜后充气造影对了解肾癌与周围组织粘连情况也有帮助，可选择应用。

（四）治疗

1. 手术治疗：肾癌一经确诊，应尽早行肾切除。手术入路的选择目前一般以经腹者为多，进腹手术术野暴露较好，可避免或减少对其他邻近器官的损伤，必要时尚可行胸腹联合切口。手术时尽快阻断肾蒂血管，避免肿瘤细胞扩散。肾切除同时，尚应切除肾周脂肪、筋膜组织及淋巴结。术野再用蒸馏水浸泡五分钟，以消灭残留逸散的癌细胞。对已有肺部转移、病人一般情况尚可、重要器官能耐受手术者，争取切除原发肾癌，对缓解病情有一定好处。

2. 放疗：放射对肾癌的治疗作用尚无定论，目前放疗对肾癌病人主要用于：①患者年龄轻、病史短、肿瘤增长快、毒性症状明显者行术前放疗可缩小肿瘤体积；②癌肿已扩展到邻近器官或肿瘤切除不彻底的病例，术后放疗可减少局部复发；③晚期肾癌，不能手术切除，放疗可减轻疼痛、血尿及肿瘤毒性症状。

3. 化疗：化疗对肾细胞癌的效果较差，联合化疗可提高疗效，近年来进行的体外化疗敏感试验，筛选化疗药物可能有一定益处。

4. 激素治疗：黄体酮、睾酮对转移性肾癌能起到缓解病情的作用。

5. 免疫治疗：卡介苗、转移因子、免疫 RNA、干扰素、白介素等对预防复发或缓解病情发展有一定用处。

（五）疗效标准及预后

1. 标准：肿瘤及转移病灶彻底切除，临床症状改善，存活期延长。

2. 预后：非手术者 3 年生存率不足 5%，5 年生存率在 2% 以下；手术后 5 年生存率可达 30% ~ 50%，10 年生存率 20% 左右。

（六）随访

肾癌的随访方案为：在手术后第 1 年内每 3 个月复查一次。除全身体检外，应做血常规，肾、肝功能，尿常规，胸片，B 超等检查。如发现复发，应做腹部 CT、MRI 及放射性核素骨扫描。若 1 年内无复发，可逐渐延长随访时间，如第二年可半年复查一次，第 3 ~ 5 年每年复查一次。一般来讲，术后的随访应当是终身的。

二、肾胚胎癌

肾胚胎瘤又称肾母细胞瘤或 Willm 瘤，是幼儿时的腹内常见肿瘤。在幼儿的各种恶性肿瘤中，本病约占 1/4，最多见于 3 岁以下的儿童，3 ~ 5 岁发病率显著降低，5 岁以后则少见，成人罕见。男女发病率无明显差异，多数为一侧发病，双侧同时发病者约 10% 左右。

肾胚胎瘤是一种上皮和间质组成的恶性混合瘤，常为一个大的实性瘤性，外有包膜，内含多种组织，如腺体、神经、肌肉、软骨、脂肪等。肿瘤生长极快，高度恶性，早期即可发生远处转移，转移途径同肾癌，常转移至肺、肝、骨骼等。

（一）临床表现

消瘦和腹部包块是本病最重要的症状。腹部包块最初常是母亲或保姆在为孩子洗澡或换衣服时摸到，以后发现腹部包块迅速长大，同时见患儿精神欠佳，食欲不振、烦躁哭闹、明显消瘦、低热，有时患儿血压升高，在短期内出现恶病质征象。由于肿瘤一般不侵犯肾盂，故明显血尿者较少，少数患儿尿中可查到红细胞。

（二）诊断及鉴别诊断

幼儿腹部发现包块，短期内明显增大，首先应考虑到肾胚胎瘤。检查时腹部包块表面较平坦、质硬。B超、CT扫描检查可明确肿块与肾脏关系及肿块是囊性还是实性，这对诊断本病有重要意义。腹部平片可见肿块阴影及有无钙化、骨化。静脉肾盂肾造影可见肾盂、肾盏受压或不显影，同时可了解对侧肾脏功能情况。在鉴别诊断中，主要需同先天性肾积水相鉴别，B超、CT扫描检查可明确这一病变。

（三）治疗

肾胚胎瘤也和肾癌一样，一经确诊，应尽早经腹作肾切除术。对过大肿瘤术前可先行放疗促使瘤体缩小，以利手术，可减少出血及降低手术难度。术后切口愈合后即可开始继续放疗，可提高治愈率。化疗可用放线菌素D，$15 \sim 25 \mu g/kg \cdot d$，连用5d，静脉注射，以后每3个月重复一次，共7次。或长春新碱$40 \sim 60 \mu g/kg \cdot d$，静脉给药，总剂量为$100 \sim 300 \mu g/kg$。

在手术、放疗和化疗联合应用下，肾胚胎瘤的长期生存率已有明显提高。如为早期病人，五年生存率在90%以上。但对单纯手术或病程较晚的患儿、五年生存率很不理想。治疗后五年不复发者以后复发的机会大为减少。

三、肾盂肿瘤

由肾盂黏膜发生的上皮性肿瘤，包括移行细胞乳头状瘤、移行细胞乳头状癌、鳞状细胞癌及腺癌。可单发或多发及有多中心性发生的特点。可同时或先后伴发输尿管、膀胱或对侧肾盂肿瘤。多见于$40 \sim 60$岁之间的成人，儿童少见。

（一）病因

1.乳头状瘤：局限于黏膜，无黏膜下浸润。直径在$1 \sim 5cm$之间，呈乳头状或绒毛乳头状突起。由纤细的分支状结缔组织毛细血管束被覆良好的移行上皮构成，为良性肿瘤。

2.乳头状癌：是来源于肾盂黏膜移行上皮的恶性肿瘤，多由良性乳头状瘤恶变而来，肿瘤呈乳头状或菜花状。镜下见肿瘤以纤细的纤维血管束为核心，呈分支状排列，外被覆未分化的多形性移行上皮。

3.鳞状细胞癌：肿瘤扁平隆起，质地硬实，常在肾盂内扩展形成溃疡，多伴有钙化及感染。

4.腺癌：由高柱状、分泌黏液的细胞形成腺泡状结构，腺泡周围有增生的平滑肌。

（二）临床表现

1.血尿：为间歇、无痛性全程血尿。

2.疼痛：出血多时血块堵塞输尿管可产生肾绞痛。

3.肿大：除可扪及并发的积水肾外，难以触及肾盂肿瘤包块。

（三）特殊检查

1.静脉或逆行性肾盂、输尿管造影：可见肾盂充盈缺损。

2.超声波检查：可发现肾盂内肿瘤，表现为肾实质回声分离，内为低回声区，可显示肿瘤表面形态。

3.肾动脉造影：可发现肿瘤血管变化，动脉分支缺失，肿瘤血管细小，肾实质侵犯时肾实质呈不规则密度减低区。

4.膀胱镜检查：可观察到患侧输尿管口喷出血尿，并除外膀胱肿瘤及尿道肿瘤。

5.尿脱落细胞检查：阳性率为40%～60%，但需反复多次检查。

（四）鉴别诊断

1.肾盂内充盈缺损的鉴别：肾细胞侵入肾盂与肾盂肿瘤侵犯肾实质的肾盂内占位性病变，采用B超及IVU很难鉴别。CT及其增强，根据密度的对比，可以明确诊断。选择性肾动脉造影可根据其肿瘤阴影的强度及肿瘤血管湖的情况得以鉴别。

2.阴性结石：肾盂内阴性结石所致的充盈缺损，边缘较肾盂肿瘤光滑，呈圆形或卵圆形，复查时结石可因移动或结石排除而阴影消失。B超可见结石下伴声影。若结石与肿瘤同时存在，则需手术方能确诊。

3.肾盂内血块：血块的B超检查变化较大，复查时可见其声影变形或位置改变，甚至消失。血块的CT值为60～70Hu，增强后不强化，而肾盂肿瘤的CT值为30～60Hu，增强后被强化。

4.其他

（1）结核：临床表现有膀胱刺激征、酸性无菌性脓尿、尿内有抗酸杆菌。

（2）炎性疾病：临床表现有膀胱刺激征，尿液检查有炎性细胞。

（五）诊断标准

1.临床表现有间歇性、无痛性全程肉眼血尿。

2.IVU、B超、CT、MRI发现肾盂内占位性病变。

3.尿脱落细胞检查发现肿瘤细胞。

（六）治疗

手术切除为肾盂肿瘤的主要治疗方法，标准手术方式为根治性手术。切除的范围包括肾脏、肾周脂肪囊、同侧肾上腺、输尿管全段及膀胱袖套状切除。是否做区域性淋巴结清扫尚有争议。

（七）疗效标准及预后

1.标准：患侧的有关器官及组织全部切除，临床症状改善，存活期延长。

2.预后：肾盂肿瘤的预后与手术方式有关。根治性手术5年生存率为84%，非根治性手术为51%。40%可发生膀胱肿瘤。另外，肾盂肿瘤的预后与细胞分化程度、病理分期有密切关系，G_1级5年生存率为75%，G_2级为55%，G_3级为27%。鳞状细胞癌和腺癌预后不良，5年生存率为0。

（八）随访

应定期体检，每3个月做尿脱落细胞检查。另外，应做胸片及膀胱镜检，并按膀胱肿瘤治疗原则定期行膀胱灌注化疗药物及应用免疫抑制药治疗预防复发。1年后可适当延长复查时间及膀胱灌注次数。一般来讲，随访观察应是终身的。

四、肾良性肿瘤

（一）肾血管平滑肌脂肪瘤

肾血管平滑肌脂肪瘤（angiomyolipoma）亦称错构瘤，起源于肾间质细胞，是少见的良性肿瘤，但有恶变可能，80%为40岁左右女性。

1. 病因

病因尚不清楚。

2. 病理

肿瘤呈圆形或卵圆形，向四周扩张性生长。病理切片可见血管、脂肪及平滑肌。

3. 诊断

早期常无症状，多在体检时偶然发现。肿瘤过大时可有腰痛或腹部慢性胀痛、钝痛或隐痛，偶有绞痛以及血尿，腹部偶可扪及包块。术前明确诊断较为困难且需十分谨慎。B超检查肿块为强回声，边界清晰，后方无声影。CT检查可见瘤体界限清楚、包膜完整，瘤体密度不均，CT值为负值，即脂肪组织的特点。肾动脉造影可见有不规则的肿瘤血管，多数为小动脉瘤，无动静脉瘘，多中心和双侧病变。

4. 鉴别诊断

主要与肾癌鉴别。KUB及IVU征象与肾癌无区别。B超、CT、MRI及肾动脉造影可以从形态学上鉴别。

5. 诊断标准

（1）体检、B超、CT等检查发现肿物。

（2）病理切片检查可见血管、脂肪及平滑肌等组织。

6. 治疗

肿瘤直径小于4cm或双肾均有肿瘤时，采用严密观察下的保守治疗；肿瘤直径大于4cm，可考虑选择性肾动脉栓塞术、肿瘤剜出术或部分肾切除术，一般不宜行肾切除术。如瘤体较大或伴有严重出血者应行肾切除。另外，术前不能排除恶性病变者，术中应行快速冰冻切片，若证实已有恶性病变者，应行根治性肾切除术。

7. 疗效标准及预后

肿瘤切除，肾功能正常，无复发，预后良好。

8. 随访

该肿瘤虽属良性肿瘤，但可侵犯多器官、组织，因此，不论手术与否，均应长期随访观察，其中B超检查最为常用。

（二）肾血管瘤

为起源于血管内皮或淋巴管的先天性血管畸形，多为单侧、多发。

1. 病因

先天性血管畸形。

2. 病理

位于肾髓质黏膜下，瘤体小的如针尖，大的直径可达10cm以上。镜下血管内皮不规则，内腔大小不一，管壁由成纤维细胞和血管母细胞组成。

3. 诊断

多无临床症状，于体检中偶然发现，有时表现有间歇性无痛性肉眼血尿。肾动脉造影、

B 超及 CT 有助于诊断。肾动脉造影的特征为：动脉后期可呈局限性扭曲成团，异常走向的输出静脉提早充盈。

4. 鉴别诊断

需与肾癌、肾盂癌鉴别。临床上也应与创伤、手术、穿刺肿瘤引起的动静脉瘘相鉴别。鉴别方法以肾动脉造影的特征最为直接及可靠。

5. 诊断标准

检查发现肾脏占位性病变，肾动脉显影较小者可保守观察治疗；若有出血而不严重者，可考虑应用止血药物和逆行输尿管插管，用 1% 硝酸银或去甲肾上腺素溶液冲洗肾盂。对不能排除恶性肿瘤或保守治疗无效、肿瘤较大或出血较严重者，可考虑肾部分切除或肾切除，也可考虑行选择性血管栓塞术。

6. 疗效标准及预后

出血停止，肿块切除，无肾功能损害，无复发，预后良好。

7. 随访

择期 B 超检查有无复发。

第二节　膀胱肿瘤

膀胱肿瘤（bladder tumor）是泌尿系最为常见的肿瘤，可发生于膀胱的各层组织。按组织发生学分为上皮性和非上皮性两大类，其中 95% 以上为上皮性肿瘤，包括乳头状瘤、移行细胞癌、鳞状细胞癌及腺癌，其中移行细胞癌占 90% 以上。好发年龄为 40 ~ 60 岁。多为单发，部分为多发，呈多中心性发生。可先后或同时伴有肾盂、输尿管、尿道肿瘤。非上皮性肿瘤发生于膀胱间叶组织，良性非上皮性肿瘤有膀胱平滑肌瘤、膀胱血管瘤、膀胱嗜铬细胞瘤、膀胱畸胎瘤、膀胱神经纤维瘤、膀胱横纹肌瘤等。恶性非上皮性肿瘤有膀胱平滑肌肉瘤、膀胱横纹肌肉瘤、膀胱血管肉瘤、膀胱恶性淋巴瘤、膀胱黑色素瘤等。

一、病因

病因尚不清楚，可能与下列因素有关：

膀胱肿瘤病因复杂，真正的发病原因尚不完全清楚，据临床观察及实验研究的结果，可能与下列因素有关。

1. 外源性致癌物质

很早注意到在工业发达国家中直接从事于苯胺染料的工人，膀胱癌发病率特别高，且发病率随工龄增长而升高。后经临床观察及实验研究发现，β – 奈胺和联苯胺类化合物对致癌有关，进一步查明了这类物质的代谢产物如硫酸对偶 2– 氨基 –1 苯酚在尿中排出的浓度高出正常值 200 倍，若使尿液分流不经膀胱排出，则膀胱组织不发生癌变。此外，吸烟、日常生活中所接触的致癌物质等也被认为是诱发膀胱癌的病因之一。

2. 内源性致癌物质

色胺酸和烟酸代谢异常，其中间产物邻羟氨基酚类物质，能直接影响细胞的 RNA 和 DNA 的合成，具有致癌性能，膀胱肿瘤病人尿内色氨酸代谢产物增多。

3. 其他致癌因素

患埃及血吸虫病后，由于膀胱壁中血吸虫卵的刺激容易发生膀胱肿瘤。我国血吸虫病由日本血吸虫病所致，不引起这种病变。膀胱黏膜白斑病、腺性膀胱炎、结石、长期尿潴留，某些病毒感染等也是诱发膀胱肿瘤的病因之一。

二、病理

膀胱肿瘤大多来源于上皮细胞，占 95% 以上，而其中 90% 以上为移行细胞癌，鳞状细胞癌和腺癌较少见，但恶性程度远较移行细胞癌为高。非上皮来源的肿瘤如横纹肌肉瘤等则罕见。膀胱肿瘤在病理改变上根据细胞大小、形态、染色深浅、核改变、分裂相等分为四级。一、二级分化较好，属低度恶性；三、四级分化不良，属高度恶性。乳头状瘤细胞形态与正常移行细胞无明显差异，但有复发和恶变倾向，因此在治疗上仍视为癌肿对待。膀胱肿瘤在生长方式上，有原位癌、乳头状癌和浸润性癌三种，在临床上三者混合性存在不很少见。在膀胱镜下或活体标本大体观察可以看出肿瘤有蒂者常为低度恶性，广基无蒂者为高度恶性，溃疡浸润型的肿瘤总是高度恶性的。临床上对膀胱肿瘤生长浸润深度按 Jewett-Marshall 分期方法分为四期。

O 期：肿瘤限于黏膜。

A 期：肿瘤累及黏膜下层，但未侵及肌层。

B_1 期：肿瘤累及浅肌层。

B_2 期：肿瘤累及深肌层，但尚来侵及肌层外组织。

C 期：肿瘤侵及全肌层及膀胱周围脂肪组织。

D_1 期：肿瘤侵及膀胱周围组织及盆腔内器官，局部有淋巴结转移。

D_2 期：肿瘤发生远处转移。

膀胱肿瘤最多分布在膀胱侧壁及后壁，其次为三角区和顶部，其发生可为多灶性，亦可同时或先后伴有肾盂、输尿管及尿道的肿瘤。膀胱肿瘤的扩散主要是向深部浸润，继则发生远处转移。转移途径以髂淋巴结、腹主动脉淋巴结为主，晚期少数病人可经血流转移至肺、骨、肝等器官。膀胱癌的转移发生较晚、扩散较慢。

三、诊断

（一）临床表现

1. 血尿

绝大多数膀胱肿瘤病人的首发症状是无痛性血尿，如肿瘤位于三角区或其附近，血尿常为终出现。如肿瘤出血较多时，亦可出现全程血尿。血尿可间歇性出现，常能自行停止或减轻，容易造成"治愈"或"好转"的错常。血尿严重者因血块阻塞尿道内口可引起尿潴留。血尿程度与肿瘤大小、数目、恶性程度可不完全一致，非上皮肿瘤血尿情况一般不很明显。

2. 膀胱刺激症状

肿瘤坏死、溃疡、合并炎症以及形成感染时，患者可出现尿频、尿急、尿痛等膀胱刺激症状。

3. 其他

当肿瘤浸润达肌层时，可出现疼痛症状，肿瘤较大影响膀胱容量或肿瘤发生在膀胱颈部、或出血严重形成血凝块等影响尿流排出时，可引起排尿困难甚至尿潴留。膀胱肿瘤位于输尿管口附近影响上尿路尿液排空时，可造成患侧肾积水。晚期膀胱肿瘤病人有贫血、浮肿、下腹部肿块等症状，盆腔淋巴结转移可引起腰骶部疼痛和下肢浮肿。

（二）实验室检查

1. 尿脱落细胞检查：其阳性率与肿瘤分化程度密切相关，可出现较多的阴性及假阳性，价值有限。

2. 流式细胞仪：可快速定量分析尿内肿瘤细胞的 DNA 含量或倍体类型，估计肿瘤的分级、分期及预后，但也可出现假阳性。

（三）特殊检查

1. 膀胱镜及肿瘤组织活检：膀胱镜检查是目前诊断膀胱肿瘤最重要的手段，可以明确肿瘤的存在与否，肿瘤的形态、大小、部位、活动度、数目等，及初步判断肿瘤的良、恶性。活检在膀胱肿瘤的诊断中有特殊作用，可以明确肿瘤的性质、恶性程度、浸润深度及局部扩散范围。

2. 影像学诊断

（1）IVU：可了解上尿路是否同时合并有肿瘤，当膀胱肿瘤大于 1cm 时，膀胱内可见充盈缺损。

（2）超声检查：超声显像可检出直径 0.5cm 以上的肿瘤，对肿瘤的浸润深度也能做出可靠的判断。

（3）CT 扫描：可估计肿瘤的部位、大小及浸润深度，判断有无盆腔或腹主动脉旁淋巴结肿大，肝、肺等脏器有无转移。

（4）MRI：能提供盆腔和腹部准确的解剖图像，可判断膀胱壁炎症，也可判断膀胱肿瘤的大小、范围、浸润深度、淋巴结及远处脏器转移。

四、鉴别诊断

成年人尤其年龄在 40 岁以上、出现无痛性血尿，特别是终末血尿者，都应想到泌尿系肿瘤，而首先应考虑膀胱肿瘤的可能。查体时注意膀胱区有无压痛，肛指检查双手合诊注意有无触及膀胱区硬块及活动情况，膀胱肿瘤未侵及肌层时，此项检查常阴性，如能触及肿块，即提示癌肿浸润已深，病变已属晚期。尿液脱落细胞检查，可查见肿瘤细胞，该检查方法简便，可作血尿病人的初步筛选，但如果肿瘤细胞分化良好者，常难与正常移行细胞相鉴别，故检出的阳性率不高。

膀胱镜检查对本病临床诊断具有决定性意义，绝大多数病例通过该项检查，可直接看到肿瘤生长的部位、大小、数目，并可根据肿瘤表面形态，初步估计其恶性程度，并进行活检以明确诊断。在肿瘤体积较大、膀胱容量很小、炎症较重、出血活跃、尿液混浊膀胱镜检查无法得到清晰概念时，膀胱 X 线造影检查可见充盈缺损，浸润的膀胱壁僵硬不整齐。B 超、CT 扫描、静脉肾盂造影等对全面了解本病及排除上尿路有无肿瘤等都有一定价值。

能引起血尿的泌尿系其他疾病还有：

1. 非特异性膀胱炎：多发生于已婚妇女，尿频、尿急、尿痛症状较重，血尿多在膀胱刺激症状后发生。

2. 泌尿系结核：尿频时间较长，尿量少，尿中有结核杆菌，膀胱内有肉芽肿，可通过活检与膀胱肿瘤鉴别。

3. 腺性膀胱炎：为癌前病变，活检可以与膀胱肿瘤鉴别。

4. 尿石症：血尿较重，发作时伴有绞痛。

5. 前列腺增生：血尿为一过性，间歇期长，尚有其他排尿异常症状。

6. 前列腺癌：经 B 超、CT、MRI 检查可以鉴别。

7. 其他：如肾炎、出血性疾病、药物反应等均有不同的症状及病史可以鉴别。

五、诊断标准

1. 临床出现无痛性、间歇性的肉眼血尿，有时伴有血块及"腐肉"。

2. B 超、CT、MRI、IVU 检查证实膀胱内占位性病变。

3. 膀胱镜检及活检证实。

六、治疗

膀胱肿瘤治疗以手术切除为主。手术治疗分为经尿道切除肿瘤、膀胱切开切除肿瘤、膀胱部分切除、膀胱全切除等手术。根据肿瘤的病理并结合肿瘤生长部位、病人全身情况等选择适当的手术方式。放射治疗、化学治疗、免疫治疗等在治疗中作为一种辅助措施或作为肿瘤切除后预防复发的一种手段。

（一）手术治疗

1. 电灼或电切法：对小的表浅肿瘤，可经尿道施行肿瘤电灼或电切术，对较大的肿瘤亦可进行经尿道肿瘤切除，对多发表浅肿瘤可切开膀胱施行电灼及电切术。

2. 肿瘤及膀胱部分切除术：对已侵犯肌层的肿瘤可选择此种治疗方法，切除包括肿瘤的全层膀胱壁，切缘距肿瘤不少于 2cm，肿瘤若邻近输尿管口则一并切除，另行输尿管膀胱移植术。

3. 膀胱全切术：适用于肿瘤浸润深、范围广或肿瘤位于三角区内难已以上述方法手术治疗者则采用膀胱全切术。膀胱全切术又分单纯膀胱全切术及膀胱肿瘤根治全切术。后者包括清扫盆腔淋巴结及切除除直肠外的盆腔内器官。膀胱切除后尿流改道方式较多，如直肠膀胱术、回肠膀胱术、膀胱再生术，可控性肠管膀胱等，目前仍以回肠膀胱尿流改道者为多。

（二）非手术治疗

1. 放射治疗：用 ^{60} 钴或电子加速器治疗，对肿瘤切除后预防复发及晚期癌肿控制病情发展有一定帮助。

2. 化疗：化疗分全身化疗和局部化疗两种，局部化疗又有经髂内动脉内灌注和经膀胱内灌注等方法。目前较普遍的化疗用药还是多经膀胱内灌注。

膀胱内灌注方法：丝裂霉素 20 ~ 40mg 加生理盐水或蒸馏水 20 ~ 40ml，病人排空尿液后行膀胱内灌注，药液保留 2 ~ 3h，每周一次，共 8 次，以后改为 2 周一次，再灌 4 次，共 12 次。其他灌注药物还有噻替派、喜树碱、5- 氟尿嘧啶、阿霉素、顺铂等均有所用。

3. 免疫治疗：卡介苗膀胱内灌注对预防肿瘤复发有明显疗效，据报道，干扰素、白介素等全身应用及膀胱内灌注对预防肿瘤术后复发亦有较好作用。

4. 其他：如激光、血卟啉、射频、热水加压、枯矾液注射等等，因临床效率不一，尚少成熟结论。

（三）具体治疗方法

1. 表浅性膀胱肿瘤可采用如下治疗方法：

（1）经尿道膀胱肿瘤电切术。

（2）激光烧灼。

（3）光动力学治疗。

（4）膀胱部分切除。

2. 浸润性膀胱癌可采用：

（1）膀胱部分切除、膀胱全切除术同时加尿路改道术。

（2）膀胱内化疗药物灌注：常用塞替哌 60mg、丝裂霉素 C10mg 或多柔比星 40mg 溶于 60ml 生理盐水，每周灌注一次，2 个月后改为每 2 周一次，持续 2 年。

（3）免疫治疗：常用卡介苗 300mg，稀释于 50ml 生理盐水中，每周一次膀胱灌注，6 次为一疗程，3 ~ 4 个月重复一个疗程。干扰素 500 万 ~ 1000 万 U/m^2，肌肉或皮下注射，每周 3 次。

（4）基因治疗：用受体抗体行介入治疗。

（5）全身化疗：静脉化疗常用顺铂、多柔比星、甲氨蝶呤等联合用药。动脉化疗常用顺铂、多柔比星注入安置在皮下的埋藏注射器定时行动脉内灌注。

（6）放射治疗：并发症多，目前已不采用。近来冷冻也很少采用。

七、疗效标准及预后

1. 标准：肿瘤切除，全身情况改善，存活期延长。

2. 预后

（1）浅表性膀胱肿瘤：复发率高，其预后与肿瘤的浸润程度及 TNM 分期有关。无论采用何种方法治疗，其复发率平均为 45% ~ 70%。

（2）非上皮性恶性膀胱肿瘤：预后极差，多在术后 2 ~ 3 年内死亡。

（3）非上皮性良性膀胱肿瘤：预后良好。

八、随访

膀胱肿瘤复发率较高，因此定期随访十分重要。随访主要内容包括膀胱镜检活组织检查、IVU 及尿脱落细胞学检查等，必要时行 B 超、CT、MRI、骨放射性核素扫描复查。其中，膀胱镜检查最为重要。随访时间依次为：第一年；3 个月一次；第二年：4 个月一次；第 3 ~ 5 年：6 个月一次；5 年以后：每年一次。若发现肿块复发，治疗后应重新按上述方案随访。

第三节　前列腺癌

前列腺癌（prostatic carcinoma）为发生在前列腺外周带腺泡、腺管上的恶性肿瘤，约 3% 的病例可同时发生在外周及中心带。60 岁以上男性 80% 都可能有恶性前列腺病灶存在，但大多数病灶处于静止状态。临床出现症状者仅占 9.5%，而死于前列腺癌者占 2.9%。

一、病因

病因尚不完全清楚，可能与下列因素有关：

1. 地理差异和种族因素：美国、欧洲发病率较高，我国发病率较低。美国黑人发病率明显高于白人，非洲黑人很少发生前列腺癌。东方人发病率低而移居美国的东方人发病率较高。

2. 遗传因素：直系亲属中，前列腺癌发病率较非直系亲属为高。

3. 饮食因素：过多热量、脂肪、动物蛋白摄入，易患前列腺癌。

4. 内分泌失调：与性激素失调有关。

5. 前列腺增生：可与前列腺癌同时发生，但没有因果关系。

6. 其他：与淋病、病毒或衣原体感染，慢性前列腺炎、环境污染等有关。

二、病理

前列腺癌组织学分四型，高分化腺癌、低分化腺癌、筛状癌及未分化癌。其恶性程度根据细胞核的分化和细胞固有特征，可分为四级。

G_1：分化良好，细胞相同，大小正常，胞核轻度增大及浓聚，核仁无增大，可见小腺腔结构；

G_2：中度分化，细胞为多型性，核仁明显变小，胞核中等度增大、浓聚，极向消失，细胞黏着性降低，游离细胞增多；

G_3：低度分化，腺体呈筛状，细胞完全游离，呈明显多型性，胞核明显增大、畸形，极向性消失。核仁为束状、较大、嗜酸性，有核分裂及裸核；

G_4：未分化，细胞大小不等，为多型性，胞核显著增大，极向消失，核有丝分裂明显。

三、诊断

（一）临床表现

早期无症状，病情发展后可出现下列症状：

1. 下尿路梗阻：表现为尿频、尿急、排尿困难，且尿程短而快。

2. 血尿：血尿不常见，一旦出现应考虑为前列腺导管癌或移行细胞癌。

3. 直肠阻塞现象：肿块向直肠突出或侵犯直肠，可引起排便困难。

4. 转移症状：肿瘤转移可引起会阴部疼痛或坐骨神经放射性痛及骨转移后的相应症状。

5. 其他：下肢水肿、淋巴结肿大、肝大、贫血等。

（二）检查

1. 直肠指诊：指诊表现为腺体增大，可扪及高低不平、大小不一的坚硬结节，中央沟消失，诊断符合率可达 70%～80%。

2. 经直肠前列腺 B 超：可明确显示癌肿部位、大小、侵犯范围及转移情况，诊断符合率可达 91.2%。

3. 前列腺穿刺活检：经直肠或会阴途径可直接穿刺，也可在 B 超引导下穿刺。

4. X 线检查：可发现有无骨转移现象。

5. CT 扫描：可发现癌肿部位、大小、侵犯范围及显示盆腔淋巴结、肝、肺、脊柱等处的转移情况。

6. MRI：可广泛用于前列腺癌的分期。

7. 肿瘤标志物：前列腺特异抗原(prostate specific antigem，PSA)为前列腺癌常用的诊断、分期、疗效监测的肿瘤标记物。正常 60 岁以下男性血清中 PSA 浓度为 3～4mg/ml 以下，4～10mg/ml 为灰区，前列腺癌可疑，超过 10mg/ml 以上，则应考虑前列腺癌可能。检测血清总 PSA（TPSA）时，应同时检测结合 PSA（CPSA）或游离 PSA（FPSA）等值以供参考。

8. 流式细胞仪：对前列腺癌的临床分期、组织细胞学分级及判断预后有重要意义。

9. 骨放射性核素扫描：可判断有无骨转移。

四、鉴别诊断

需与前列腺癌相鉴别的有前列腺增生（尤其是结节性前列腺增生）、前列腺囊肿、脓肿、前列腺肉瘤、结核等。结合病史、临床症状，经各项物理检查、活检及肿瘤标志物测定可以鉴别。

五、诊断标准

1. 明显的临床症状，如排尿困难、血尿及转移引起的症状。

2. 经直肠指诊、B 超、CT、MRI 等检查发现肿块。

3. 穿刺后活组织检查证实。

4. 肿瘤标志物证实。

六、治疗

主要有手术治疗、内分泌治疗、化学治疗、放射治疗、免疫治疗等，具体方案应根据全身情况、肿瘤 TNM 分级而定。

（一）手术治疗

1. 根治性前列腺切除术：手术范围包括前列腺腺体、前列腺包膜、精囊等。

2. 盆腔淋巴结清扫术及扩大盆腔淋巴结清扫术：切除前列腺后，清扫双侧髂总血管远端、髂内外血管主干及闭孔淋巴结，扩大清扫术还包括髂总血管周围、骶骨前方和两侧的淋巴结。

3. 经尿道电切术：仅能暂缓梗阻症状。

（二）内分泌治疗

1. 药物

（1）雌激素类药物：有己烯雌酚（3 ~ 5mg/d，维持量 1 ~ 3mg/d）（已较少用）。

（2）抗雄激素药物：有康士德（5mg/d）、氟他胺（缓退瘤，250mg/ 次，每日 3 次，口服）等。

（3）促性腺激素释放激素类药物（GnRH-A）：多选用普托雷林3.75mg，溶于悬浮剂中，每月肌肉注射一次。

（4）促黄体生成素释放激素类药：如亮丙瑞林（抑那通）3.75mg 或诺雷德 3.6mg，每月皮下注射一次。

（5）抗肾上腺药物如氨鲁米特250mg/ 次，每日 2 ~ 4次。及螺内酯100mg/d，一次口服。

2. 去势手术：切除双睾丸以除去体内雄性激素的来源。

（三）化学治疗

前列腺癌为"化疗抗拒肿瘤"，化疗仅仅只能作为晚期前列腺癌的辅助治疗。

1. 雌莫司汀（磷酸雌二醇氮芥）：280mg/d，分两次口服。

2. 环磷酰胺：0.1 ~ 0.2g/d，疗程量 10 ~ 15g。

（四）放射治疗

疗效较好，肿瘤可明显缩小，症状明显减轻，但并发症较多。放射治疗方法主要有内放射治疗及外放射治疗，体内照射用 ^{125}I 钛囊，总量为（28 ~ 100）× 10^4Bq，体外照射，先行盆腔 45Gy 照射，后前列腺区照射，总量达 60 ~ 70Gy。

（五）冷冻治疗

局部降温至 –190 ~ –180℃，可使大多数 T_3 期前列腺癌的肿瘤生长得到控制。

（六）免疫治疗

可用于清除其他方法治疗后残存的极微量的癌肿组织。常用药物为 β 干扰素，200U/d，连续 5 次。

七、疗效标准及预后

1.标准

（1）临床症状改善。

（2）存活期延长。

2.预后：前列腺癌的预后与其组织学分级、TNM 分期有关，一般 G_1/G_2 的 5 年生存率为 20%，G_3/G_4 为 19% ~ 40%。

八、随访

应定期随访，动态观察肿瘤变化。随访方案见下表。

前列腺癌的随访方案

检查项目	检查时间（月）			
	第 1 年	第 2 年	第 3 ~ 5 年	5 年以后
体格检查	3	6	12	12
实验室检查（血、尿常规，肝、肾功能，PSA，PAP）	3	6	12	12
超声检查	3	6	12	12
胸片、骨放射性核素扫描	每年检查一次和 PSA 增高时			

第四节　睾丸肿瘤

睾丸肿瘤比较少见，约占全身肿瘤的 1% ~ 2%，发病年龄多在 20 ~ 40 岁之间，右侧多于左侧，双侧同时发病者少见，隐睾患者睾丸肿瘤发生率较正常人群高 20 ~ 40 倍。

一、睾丸生殖细胞肿瘤

睾丸生殖细胞肿瘤为常见的发生在睾丸的恶性肿瘤，左、右均可发生或同时发生，20 ~ 39 岁为发病年龄高峰，占睾丸肿瘤的 95%。

（一）病因

病因尚不清楚，可能与睾丸外伤、内分泌障碍、遗传、睾丸下降不全（隐睾）、局部温度升高等因素有关。包括精原细胞瘤、胚胎癌、畸胎瘤、绒毛膜上皮癌。

（二）病理

1.精原细胞瘤：病理切片中肿瘤细胞一致，为大圆形或多角形，胞膜清楚，胞质透明，核大、球形、居中，胞质浓染，瘤细胞排列成巢状到分散排列。

2.胚胎癌：镜下组织结构复杂多变，完全不分化细胞呈片状排列，细胞质色淡，呈颗粒状；染色质较淡，核圆形或卵圆形，核分裂相明显。

3.畸胎瘤：根据分化程度可分为三型。

（1）成熟型：镜下可见到正常形态的细胞、组织和器官，可含有软骨、胰腺、肝、肠、骨骼、平滑肌、横纹肌、神经及各种结缔组织。

（2）未成熟型：瘤细胞核大、染色深、分裂活跃，形态明显异形。

（3）恶性型：除含有分化良好及分化不良组织外，还有胚胎癌样组织或灶性恶性上皮组织及间叶组织。

4.绒毛膜上皮癌：镜下见合体滋养细胞，大而形态不规则。

（三）临床表现

阴囊内或腹股沟部有肿块，且一侧睾丸缺如。常有睾丸沉重感和（或）出现急性睾丸炎、附睾炎的症状，部分病人可有内分泌失调症状，如男性乳房增大。

（四）实验室检查

肿瘤标志物：①亚单位绒毛膜促性腺激素（p-HCG）：非精原细胞瘤15%增高，绒毛膜上皮癌100%增高，胚胎癌73%增高。②血清甲胎蛋白（AFP）：卵黄囊肿瘤和胚胎瘤AFP增高者占70%~90%，绒毛膜上皮癌和精原细胞瘤AFP正常。③乳酸脱氢酶（LDH）：特异性较低，可作为临床分期参考及晚期精原细胞瘤的监视。④胎盘碱性磷酸酶（PALP）：95%精原细胞瘤PALP增高。

（五）特殊检查

1.B超检查：正确率可达97%，可直接而准确地测定睾丸的大小、形态及有无转移。

2.放射学检查：①胸部X线检查排除肺、纵隔转移。②IVU除外泌尿系及肾脏功能情况。③CT及MRI检查腹膜后、盆腔及其他器官有无转移。

（六）鉴别诊断

1.附睾结核：有结核病史，肿块偏小，主要侵犯附睾尾部，常有输精管串珠状结节。

2.鞘膜积液或精液囊肿：透光试验及B超可以鉴别。

3.睾丸炎或附睾炎：发病急，多伴有发热及明显压痛，抗炎后可缓解。

（七）诊断标准

1.临床症状：阴囊或腹股沟肿块，睾丸呈实质性沉重感，抗炎后不消失。

2.B超：发现肿块及其位置、大小、范围。

3.肿瘤标志物提示。

4.活组织检查证实。

（八）治疗

根据睾丸肿瘤的临床分期及组织类型而制订治疗方案。

1.手术

首先应经腹股沟途径行根治性睾丸切除，而后根据病理检查，决定是否施行腹膜后淋巴结清扫。腹膜后淋巴清扫的适应证为：

（1）Ⅰ期非精原细胞瘤。

（2）Ⅱ期A、B非精原细胞瘤。

（3）Ⅱc、Ⅱ期精原细胞瘤或非精原细胞瘤，先行化疗，肿块缩小再行手术。

（4）N_1、N_2 未分化精原细胞瘤。

2. 化疗

采用顺铂、长春新碱、博来霉素及依托泊苷（鬼臼乙叉苷，VP-16），常联合用药。

3. 放疗

精原细胞瘤对放疗高度敏感，剂量为 3 ~ 4 周内照射 25 ~ 30Gy。非精原细胞瘤对放射线不敏感，疗效差。

（九）疗效标准及预后

1. 疗效标准：肿瘤及相应淋巴结清扫，存活期延长。

2. 预后：精原细胞瘤 5 年生存率为 40 ％ ~ 94 ％，非精原细胞瘤 5 年生存率为 40 ％ ~ 98 ％。

（十）随访

睾丸肿瘤的随访时间和方法见下表。

睾丸肿瘤的随访时间和方法

时间项目	第 1 ~ 2 年	第 3 ~ 5 年	第 6 ~ 10 年
全身体检	3	6	12
实验室检查（ALP、LDH、肝、肾功能、AFP、β–HCG）	3	6	12
胸片	3	6	12
B 超	3	6	12
CT	6	12	12
骨放射性核素扫描	6	2	12

二、睾丸非生殖细胞肿瘤

睾丸非生殖细胞肿瘤少见，主要有间质细胞瘤、支持细胞瘤、睾丸胚胎癌、睾丸网乳头状腺癌、睾丸类癌等。

（一）病理

1. 间质细胞瘤：肿瘤色黄，表面光滑，镜下见肿瘤由间质细胞构成，多角，核大而圆，有核仁，胞质内含 Reniks 结晶（嗜酸性棒状结晶）。

2. 支持细胞瘤：肿瘤色黄或灰白，常有囊性变。镜下主要为上皮小管与间质，也可混有生殖细胞瘤成分。

3. 睾丸胚胎癌：肿瘤大小不一，黄色或灰色。镜下可见间质细胞、支持细胞及生殖细胞。

4. 睾丸网乳头状腺癌：病灶位于睾丸纵隔的睾丸网内。镜下表现为多发性囊性乳头状腺癌。

5. 睾丸类癌：肿瘤呈圆形或卵圆形，黄褐色。肿瘤细胞较小，核小而圆、核仁细小，分裂象少见，具有嗜银性特点。

（二）诊断

与睾丸生殖细胞肿瘤相同。

（三）治疗

与睾丸生殖细胞肿瘤相同。

（四）疗效标准及预后

1. 标准：肿瘤及相应淋巴结切除，存活期延长。

2. 预后

（1）间质细胞瘤：预后差，多于2年内死亡。

（2）支持细胞瘤：预后尚可。

（3）睾丸胚胎癌：预后较良好。

（4）睾丸网乳头状腺癌：预后差，多于1年内死亡。

（5）睾丸类癌：单纯性类癌预后尚可，继发性或有转移者预后差。

（五）随访

随访方案同睾丸生殖细胞瘤。

第三章 肾上腺外科

肾上腺位于肾上极的内上方，呈橘黄色，左右各一，右侧呈三角形，左侧略呈月牙形，每侧肾上腺重约 3 ~ 5g。肾上腺分皮质和髓质两部分，皮质约占总重量的 90%。皮质来源于中胚叶，源于体腔上皮。髓质来源于外胚叶，发源于交感神经节。

肾上腺皮质可分为三层，由外向内分别为球状带、束状带和网状带。一般认为球状带与水盐代谢有关；束状带与糖和蛋白质的代谢有关；网状带分泌性激素与性器官和生殖器官有关。

肾上腺髓质约占肾上腺的 10%，呈褐红色，较松软，由交感神经节细胞和嗜铬细胞所组成。嗜铬细胞胞浆内有嗜铬颗粒，为儿茶酚胺的储存形式，在内脏神经的刺激下，儿茶酚胺可分泌血。嗜铬细胞可分为二类，一类分泌肾上腺素，一类分泌去甲肾上腺素。

第一节 皮质醇增多症

1932 年柯兴（Cushing）首次对本病做了详细描述，故亦称为："柯兴综合征"。系由于各种原因所致的皮质醇增多，引起体内蛋白质分解向糖原转化的代谢过程加快而产生的一系列临床症状。如下视丘及垂体病变，肾上腺皮质增生、腺瘤及皮质癌，异位产生的ACTH 肿瘤如支气管燕麦细胞癌、肠道类癌等均是皮质醇症的病因。还有长期大量应用皮质激素也可产生药物性皮质醇症，停药后症状可逐渐消退。

本病多见于 20 ~ 50 岁，女性多于男性，约 2 ~ 3 ：1。

一、病因与病理

按病因，皮质醇增多症可分为 ATCH 依赖性和 ATCH 非依赖性两大类。在 ATCH 依赖性中，又分垂体性皮质醇症即 Cushing 病和异位 ATCH 综合征，表现为双侧肾上腺皮质弥漫性增生或结节样增生；在 ATCH 非依赖性中，包括肾上腺皮质腺瘤或腺癌。良性的腺瘤一般比较小，单个，大多数直径在 2 ~ 4cm，重量 10 ~ 40g，两侧肾上腺的机会大致相等。肾上腺皮质癌比较大，重量一般都超过 100g。

二、诊断

皮质醇症的诊断分两步：先确定是否存在皮质醇症，然后确定是哪一种病因引起的皮质醇症。典型的皮质醇症的临床表现是其诊断的重要线索，定位诊断主要依赖于影像学检查。

（一）临床表现

本病多见于女性，可发生于任何年龄，小至婴儿，大至 70 岁以上，多在 15 ~ 30 岁。主要表现为向心性肥胖，满月脸，颈短而粗，肩背丰满，腹部肥硕，腹、股、臀部出现紫纹；疲倦、衰弱、肌肉萎缩、高血压、水肿；性征改变，痤疮，月经减少或停经，性欲减退，阳痿；骨质疏松；多血质，葡萄糖耐量降低或出现糖尿病，免疫力低下，易发生消化性溃疡。

1. 向心性肥胖：其特点是满月脸、水牛背、躯干肥胖而肢体纤细，系皮质醇致脂肪分布异常所致。

2.全身乏力，由于皮质醇增多，蛋白质分解加强，肌肉萎缩，皮肤弹性纤维减少。骨质疏松而致患者乏力，行动迟缓，上楼有困难。患者皮肤薄脆，颜面潮红，呈多血质改变，皮肤有紫纹，尤以腹部，股部及臀部多见，腰背疼痛，甚至发生病理性骨折。

3.皮肤粗糙，多毛，痤疮，性功能减退。女性可出现月经减少，性功能低下，甚至出现男性化征。在男性则有性欲减退，阳痿及睾丸萎缩等。

4.心血管系统：本症有高血压者占90%，可能与皮质醇增强了动脉对肾上腺素的敏感度及水钠潴留有关。表现为头昏、头痛、心肌缺血、心功能不全、心衰、脑供血不足及视网膜病变等。

5.精神症状：表现为急躁、抑郁、淡漠、沉默寡言及典型精神病等。

6.葡萄糖耐量减低

7.血象及电解质改变：白细胞计数偏高，淋巴及嗜酸性细胞减少。血钠正常或偏高，血钾可偏低。

（二）实验室检查

实验室检查表现为血浆中皮质醇浓度高，失去昼夜正常变化规律；24h尿中游离皮质醇浓度增高，17-羟皮质类固醇增高，17-酮类固醇亦可增高。确定皮质醇症比较可靠的实验方法是小剂量地塞米松抑制试验。经典方法为两天试验，口服地塞米松0.5mg/次，每6h一次，连服8次，测定服药前一天及服药第二天的24h尿17-羟皮质类固醇和游离皮质醇（UFC），正常反应为服药第二天17-羟皮质类固醇 < 4mg/24h（11μmol/L），或UFC < 20μg/24h（55nmol/L），而皮质醇症患者应不被抑制。对皮质醇症的病因鉴别可用大剂量地塞米松抑制试验和血浆ACTH及其相关肽测定，经典的两天法同小剂量地塞米松抑制试验，但口服地塞米松2mg/次，一般以服药第二日的17-羟皮质类固醇或UFC下降达到对照日的50%以下为可抑制的标准。肾上腺皮质腺瘤或腺癌患者血浆ACTH均被抑制到正常值以下。对于一些模棱两可的病例可以进行胰岛素诱发低血糖试验。

（三）特殊检查

1.X线：骨骼系统有明显的骨质疏松，也可有病理性骨折。

2.超声：B超对肾上腺腺瘤的诊断率有80%左右，但难以判断肾上腺是否增生。

3.CT或MRI：CT对肾上腺肿瘤的诊断率很高；蝶鞍部的冠状位CT扫描可发现较大的垂体肿瘤，但对垂体微腺瘤（直径一般为3~5mm）确诊率低，用高分辨率CT行2mm薄层造影剂增强扫描，并加矢状重建，微腺瘤的发现率约为50%，MRI对其的发现率可提高到90%以上。

三、鉴别诊断

大剂量地塞米松抑制试验是目前皮质醇增多症病因鉴别诊断的主要手段，可靠性达80%。此试验显示垂体性的皮质醇增多症，80%~90%患者可以被抑制；肾上腺皮质肿瘤或异位ATCH综合征的患者，则大多数（80%）不被抑制。血ATCH及其相关肽N-POMC测定对于ATCH依赖性和非依赖性的鉴别有近于100%的可靠性。对于血ATCH/N—POMC水平低于正常，大剂量地塞米松抑制试验不被抑制者，必须经肾上腺CT检查是否有肿瘤。肾上腺腺瘤和腺癌的鉴别一般不难。腺癌体积大，在CT上有特殊表现。ATCH依赖性皮质醇症的两种病因的鉴别很困难。异位ATCH分泌引起的皮质醇症，有些肿瘤很小，发展很慢，有典型的皮质醇症症状，但很难发现肿瘤。

四、治疗

病因不同，皮质醇症的治疗方法差别很大，正确的病因诊断是治疗成功的先决条件。一般包括手术治疗、放疗及药物治疗。

（一）手术治疗

适合于各种肿瘤，包括皮质腺瘤，腺癌以及分泌 ACTH 的异位癌肿，均应尽早采用手术治疗。皮质腺瘤手术摘除后效果良好，可完全治愈。皮质癌早期切除亦有治愈机会。分泌 ACTH 的异位癌肿原则上亦应争取尽早手术，如肠道产生 ACTH 的类癌，也有治愈机会，但支气管原性肺癌，常因癌肿发展迅猛而失去手术机会。垂体肿瘤也应尽早手术治疗。

肾上腺皮质增生多为双侧性，手术效果并非十分理想，具体手术方式各有不同。有的主张一次切除双侧肾上腺，终生补充肾上腺皮质激素；有的先手术切除一侧，视疗效情况再处理另侧；也有的一侧切除，另侧保留 5% ~ 10%，术后视病情决定补充激素的量。

肾上腺手术后需注意肾上腺皮质功能，防止出现肾上腺危象。一侧肾上腺肿瘤，其对侧肾上腺常呈萎缩状态，一旦切除肿瘤，会出现肾上腺皮质功能低下的情况，所以术后一段时间内需补充肾上腺皮质激素，并加用 ACTH 促使萎缩的肾上腺皮质恢复正常功能。

（二）药物治疗

1. O-P-DDD（二氯二苯二氯乙烷）：可使肾上腺皮质的束状带及网头带发生局灶性坏死，减少皮质醇的分必，对球状带无影响。

2. 双吡啶异丙酮：可抑制肾上腺 11-β 羟化酶，从而影响皮质醇、皮质酮、醛固酮的合成。

3. 氨基谷硫胺：可抑制胆固醇转化为孕烯酮，降低皮质激素的分泌。

以上药的有暂时性疗效，长期应用其副作用有待解决。

4. 赛庚啶：24mg/d，分 3 ~ 4 次服，6 个月以上；溴隐亭 2.5mg，4 次 /d；氨基导眠能 0.75 ~ 1.0g/d，分三次服，适于无垂体瘤的肾上腺皮质增生。

5. 皮质激素的应用：适用于术前预防肾上腺危象或术后补充肾上腺素的不足。

（三）垂体性皮质醇症

1. 垂体瘤切除手术：药物试验提示为 ATCH 依赖性皮质醇症，CT 扫描显示垂体腺瘤者，宜行经鼻蝶窦垂体瘤摘除术。有报告，手术的治愈率达 80% 以上，术后复发的比例在 10% 以下。

2. 垂体放射治疗：垂体放疗对垂体性皮质醇症是一种辅助治疗。以前在肾上腺大部切除术后一般加以放疗，现在在垂体手术后疗效不理想而病人不愿做第二次垂体手术时，可考虑做垂体放疗。

3. 双侧肾上腺全切除术：此乃治疗垂体性皮质醇症的经典方法，术后症状可立即获得缓解，但问题不少，如术后需终身补充肾上腺皮质激素。

4. 药物治疗：是一种辅助治疗，用于术前准备或其他治疗效果不佳时。常用药物有：

（1）氨鲁米特（aminoglutethimide）：0.75 ~ 1.0g/d，分 3 ~ 4 次口服。

（2）米托坦（mitotane）：6 ~ 10g/d，分 3 次口服。

（3）美替拉酮（metyrapone）：1.0g/d，分 2 ~ 3 次口服。

（4）酮康唑（ketoconazole）：0.8 ~ 1.2g/d，分 2 ~ 3 次口服。皮质醇水平降至正常后适当减量。

（四）肾上腺肿瘤

1. 肾上腺腺瘤：诊断明确，行肾上腺腺瘤摘除术的治愈率可达 100%，术后 24h 内补充氢化可的松 200 ~ 300mg，以后逐渐减量，在 2 周左右减至 20mg，每日 2 次口服。小剂量（5mg）补充需持续 6 ~ 12 个月。

2. 肾上腺皮质癌：以手术治疗为主，可辅以上述药物治疗和局部放疗。

（五）异位 ATCH 综合征

手术切除肿瘤是首选方法，再加局部放疗。当异位 ATCH 分泌瘤无法找到或无法切除而高皮质醇血症威胁病人生命时，可用上述药物治疗或考虑做双侧肾上腺全切除。

五、预后

皮质醇增多症若不及时治疗，常因病情逐渐加重，出现全身衰竭、感染、心血管并发症或严重消化道出血而死亡。5 年内病死率为 50%。垂体腺瘤或肾上腺皮质腺瘤经外科手术摘除后，皮质醇增多症的症状和体征在 2 ~ 12 个月内逐渐消退，但高血压及糖耐量异常有时不能完全恢复。异位 ATCH 综合征的预后取决于肿瘤的特性，一般很差，大多数患者 1 年之内死于恶性肿瘤。肾上腺皮质癌预后较差。

第二节　原发性醛固酮增多症

原发醛固酮增多症系因肾上腺皮质球状带的病变，致醛固酮分泌过多而引起高血压、肌无力以及多饮多尿等症状的病症，简称为原醛。而肾上腺以外的某些疾病如肝硬化，充血性心力衰竭、肾病综合征以及肾性高血压等亦可引起肾上腺分泌过多的醛固酮产生类似上述的症状，称为继发醛固酮增多症，简称为继醛，诊断时需要加以区别。

醛固酮的主要生理作用是促进肾远曲小管对钠的重吸收，并排出钾离子和氢离子。

醛固酮的分泌直接受血清中钾离子的影响，钾离子浓度增高钠离子浓度降低时，醛固酮分泌增加，反之则降低。醛固酮的分泌还受肾素 – 血管紧张素的影响。血管紧张素 II 在使小动脉收缩的同时，可刺激肾上腺皮质球状带分泌醛固酮。血管肾张素 II 在血液肽酶作用下转变为血管紧张素 III 时其刺激作用更为强烈，可使之分泌大量的醛固酮，可引起继醛。

原醛的主要病因是肾上腺皮质腺瘤，约占 90%，良性，橘黄色，多数直径小于 2cm，左侧多于右侧，双侧约占 10%，细胞主要为球状带细胞。少数病例系由皮质增生所引起，多为双侧性。肾上腺皮质癌所致的原醛极为罕见，常同时合并有性征异常或皮质醇增多现象。

一、病因

1. 肾上腺皮质腺瘤（APA）。

2. 特发性肾上腺皮质增生（IHA）。

3. 原发性肾上腺皮质增生（PAH）。

4. 皮质腺癌（APC）。

5. 糖皮质激素可抑制的原醛症（GSA）。

6. 肾上腺外分泌醛固酮的肿瘤。

二、病理

本病的病理改变主要在肾上腺及肾脏。

（一）肾上腺

1. 肾上腺皮质腺瘤：腺瘤常为单个，一般瘤体较小，直径多在 1 ~ 2cm，很少超过 3cm；重量多为 3 ~ 5g，超过 10g 者少见。瘤体呈圆形或卵圆形，包膜完整，外观及切面均呈金黄色，可见纤维组织间隔。腺瘤同侧及对侧的肾上腺组织一般呈轻度萎缩的病理改变。镜检肿瘤细胞主要由大透明细胞构成。

2. 肾上腺皮质增生：多为双侧肾上腺增生，也可以是单侧增生，增生的肾上腺体积增大，但有 6% 体积可正常，肾上腺表面略有高低不平，或呈颗粒状。切面见肾上腺皮质增厚，厚度在 0.15cm 以上，有时可见散在的金黄色结节。镜下见大量透明细胞增生，大多为球状带弥漫性增生。

3. 肾上腺皮质癌：仅占低肾素醛固酮增多症的 1%。体积较腺瘤大，可超过 6cm。镜下癌细胞有时与腺瘤不易区别。

（二）肾脏

肾脏的病理变化为长期失钾所致，近曲小管、远曲小管变性，严重者出现小管坏死；肾小球呈玻璃样变，周围纤维化，引起肾功能障碍。常继发肾盂肾炎。

三、诊断

原醛症的诊断分三部分，第一是筛选诊断，第二是确定诊断，第三是鉴别原醛症的各类亚型，以选择治疗方法。

（一）临床表现

病史长，早期症状轻微。高血压是其最主要和最先出现的症状，一般在中等或稍严重的水平，呈良性高血压。其他常见症状有肌无力、周期性瘫痪、多尿、夜尿、烦渴。好发尿路感染。心电图有低钾表现。

1. 高血压

为本病的重要症状，常以头痛为首发症状，主要系因水钠潴留，细胞外液容量增加所致。

2. 肌无力

是本病的最常见症状之一，常突然出现对称性肌无力和麻痹，致使行走困难，双膝跪倒，严重时跌倒后不能自行爬起，有的低头过久，头部不能自行抬起。这些局部或全身性肌无力症状主要因血钾过低，神经肌肉功能障碍所致。

3. 多饮多尿

部分病人有明显多饮多尿症状，尤其夜尿多，系由于低钾引起肾小管近段病变使尿液再吸收及浓缩能力降低，表现为肾源性尿崩症。

临床上有以下情况时要考虑原醛症：①儿童、青少年患有高血压。②高血压经治疗后效果不明显者。③高血压伴有自发性低血钾或容易促发低血钾者。④高血压患者出现周期性肌无力或麻痹，在麻痹发作以后仍有低血钾或心电图有低血钾表现者。

（二）实验室检查

1. 血液生化

（1）血钾：大多数病人血钾低于正常，一般在 2 ~ 3mmol/L，严重者更低，少数病人血钾正常。

（2）血钠：一般在正常上限或略高于正常。

（3）碱血症：血 pH 和 HCO_3^- 常偏高。

（4）其他：血氯化物正常或偏低，血钙、磷多正常，有手足搐搦者游离钙常偏低，但总钙多正常。

2.尿液检查

（1）尿常规：尿量增多，尿比重偏低。

（2）尿钾：普通饮食条件下，血钾低于正常（＜ 3.5mmol/L），但 24h 尿钾仍在 25mmol/L 以上，提示尿路失钾，为本病特征。

（3）尿钠：每日排出量较摄入量少或接近平衡。

3.醛固酮测定

（1）血醛固酮：明显高于正常，其中腺瘤升高更明显，测定时应固定钠钾摄入量。

（2）尿醛固酮：大部分患者 24h 尿醛固酮排出量高于正常，但尿醛固酮受许多因素影响，波动很大。

4.特殊试验

（1）螺内酯试验：螺内酯可以有效控制各种类型的原发性醛固酮增多症患者的钾丢失，服药后尿钾减少，血钾上升。

（2）口服或静脉注射氯化钠抑制试验：原醛症的醛固酮分泌是相对自主性的，醛固酮分泌不被抑制或只能部分抑制。

（三）影像学检查

1.B 超：无创性，可检出直径 1cm 以上的肿瘤，但较小者和增生型难以明确。

2.CT 或磁共振：可检出直径小于 1cm 的肿瘤，但对增生型伴结节者也可误诊。

3.^{131}I- 碘化胆固醇肾上腺扫描：正确率 70% ~ 90%，如果肾上腺 CT 扫描正常，此项检查也不会有太大帮助，故只有当其他检查结果有争议时，才使用此项技术。

四、鉴别诊断

高血压伴有低血钾，考虑本症时，需与下列疾病进行鉴别。

1.原发性高血压：病人服用失钾利尿药或伴慢性腹泻而失钾，可根据病史鉴别。

2.继发性醛固酮增多症：①肾源性高血压如急进性（又称恶性）高血压、肾动脉狭窄性高血压伴低血钾者一般血压比原醛更高，发展更快，常伴有明显视网膜损害。恶性高血压往往于短期内发展为肾功能不全；肾动脉狭窄的病人 1/3 有肾血管杂音，肾动脉造影可确诊。②失钾性肾炎或肾盂肾炎晚期常有高血压伴低钾血表现，必须详询病史。肾炎后期往往肾功能损害严重，常伴脱水或酸中毒，低钠试验不能减少尿钾，血钾不升，血压不降。螺内酯试验不能纠正失钾与高血压。

3.肾上腺其他盐皮质激素分泌过多而引起的高血压与低血钾，包括：①皮质醇增多症：尤其腺瘤或异位 ATCH 综合征所致者可伴有明显低血钾，临床症状可做鉴别。②先天性肾上腺皮质增生症中，11—羟化酶和 17—羟化酶缺陷者都有高血压和低钾血症。但前者在女性引起男性化，于男性引起性早熟；后者雌雄激素、皮质醇均降低，女性性发育不全，男性呈假两性畸形。

4.有些疾病可致高血压低血钾，但肾素血管紧张素活性不高，血浆醛固酮含量正常，常见者有：

（1）久服甘草制剂者，可有钠潴留，高血压，低血钾，血浆醛固酮含量不高。

（2）柯兴征，特别是异位分泌 ACTH 肿瘤患者，可表现为高血压、低钾、血浆皮质醇增高而醛固酮定量正常。

（3)17-α 羟化酶缺少症，致使肾上腺皮质醇合成障碍，从而促使垂体 ACTH 分泌增加，造成肾上腺皮质增生和醛固酮分泌增多。此症称为"先天性醛固酮症"，罕见。投予地塞米松抑制 ACTH，可使血钾上升，血压下降。

（4）腺瘤与增生的鉴别如术前能明确诊断，对指导治疗有极大帮助，如经 B 超、CT 等检查仍不能明确诊断则有赖手术探查。

五、治疗

原醛的治疗有手术治疗和药物治疗两种方式。

（一）药物治疗

1.药物治疗的适应证为：①术前准备。②特发性肾上腺皮质增生。③拒绝手术或对手术有禁忌的腺瘤型原醛症。④皮质癌。⑤糖皮质激素可控制的原醛症。

2.常用药物

（1）螺内酯（spironalaetone）：120 ~ 480mg/d，分 3 ~ 4 次口服。

（2）阿米洛利（amiloride）：15 ~ 30mg/d，分 3 次口服。

（3）其他药物如卡托普利、硝苯地平、赛庚啶等。

（二）手术治疗

1.术前确定肾上腺皮质腺瘤，宜做该侧腰部切口或行腹腔镜腺瘤摘除术。

2.原发性肾上腺增生（PHA）：做一侧（一般右侧）肾上腺切除或肾上腺次全切除。

3.皮质癌或异位产生醛固酮的肿瘤行肿瘤切除术。

4.术前不能确定为肿瘤或增生，不能确定肿瘤在何侧，宜做腹部切口或行腹腔镜同时探查两侧肾上腺。

六、疗效标准及预后

腺瘤所致原醛手术效果较好，术后电解质紊乱可获纠正，临床症状消失，大部分患者血压降至正常或接近正常。双侧肾上腺增生患者术后低血钾大多可被纠正，但高血压下降往往不满意，目前此类患者多不做手术。总之，本症患者如能及早诊治，多数患者可获良好效果。

第三节 肾上腺皮质癌

肾上腺皮质癌（adrenal cortical carcinoma，ACC）是一种罕见疾病。癌变可以发生在肾上腺三层皮质中的任何一层，引起相应的类固醇增高，如雄激素、雌激素、糖皮质激素或盐皮质激素的增高，从而引起相应的临床综合征。也有许多肾上腺皮质癌表现为无功能的疾病变化，故其表现的症状显然只与原发肿块或其转移病灶有关。

一、病因

发病因素尚不清楚，未见报道与种族、环境和遗传有关。但有报道单侧肾上腺皮质增生有恶性变的危险，也有报道先天性肾上腺皮质增生后来发展成肾上腺皮质癌的。

二、病理

肾上腺皮质癌有功能性和非功能性之分，以功能性者多见，约占 50% ~ 90%。瘤体一般较大，直径常为 7 ~ 20cm，有的更大。表面不规则或呈结节状，包膜常与邻近器官粘连。切面呈黄色，质软脆，常见出血、坏死及囊性变。镜下瘤细胞多有恶性特征，也有的分化较好，与腺瘤不易区别。

皮质癌生长迅速，可直接播散，易侵入肾上腺静脉、下腔静脉及淋巴管，故转移至局部及主动脉旁淋巴结常见。远距离血路播散可至肺及其他脏器，骨转移不常见。

三、诊断

（一）临床表现

临床症状缺乏特异性。肾上腺皮质的恶性肿块一般较大，直径多在 7cm 以上。对于体检触及较大肿块且同时伴有类固醇激素增高的表现，如出现 Cushing 综合征、肾上腺生殖异常症、女性男性化、性早熟、男性女性化、电解质异常、高血压等，应怀疑肾上腺皮质癌的可能。

（二）实验室检查

尿 17- 羟类固醇和 17- 酮类固醇水平增高，地塞米松抑制试验常呈阴性。

（三）特殊检查

1. 肾上腺 B 超和 CT 扫描：可发现肾上腺皮质较大肿块。

2. MRI：用于诊断肾上腺皮质癌和伴发的腔静脉癌栓有较理想的效果。

3. 动脉造影和静脉造影：是鉴别肾上腺肿块的重要方法，对摘除肿瘤的手术路径选择有一定的帮助。

四、鉴别诊断

肾上腺皮质癌需与下列肾上腺疾病相鉴别：

1. 神经节病。

2. 神经母细胞瘤。

3. 嗜铬细胞瘤（良性和恶性）。

4. 肾上腺囊肿。

5. 肾上腺出血。

6. 肾上腺皮质癌。

7. 髓性脂肪瘤。

8. 转移瘤。

五、治疗

1. 手术治疗：对于肾上腺皮质癌，一经诊断即应考虑手术，治疗，即使有浸润或转移的癌也不应轻易放弃手术切除机会。手术包括彻底切除和姑息切除。少数情况下可能只需行肾上腺肿块切除，但多数情况肾上腺皮质癌较大，可经腹或胸腹联合切口，行肾、肾上腺肿块一并切除。

2. 放疗：当病变切除不彻底时，放疗有时可产生一定的疗效。

3. 药物治疗

（1）米托坦（mitotane）：该药能使原发瘤及转移瘤的瘤体缩小，每日剂量 3 ~ 6g，最大剂量可加至 8 ~ 10g。

（2）氨鲁米特（aminoglutethimide）：该药可抑制皮质激素的合成，主要用于皮质癌伴有肾上腺皮质功能亢进的病人。每日剂量为 0.75 ~ 2g。

（3）美替拉酮（metyrapone）：能抑制肾上腺皮质激素的合成。剂量为 250 ~ 500mg/6h。

六、预后

肿瘤分期仍然是决定预后的重要因素。只有 I、II 期的病人才能获得较长的存活时间，总的 5 年生存率仅为 10% ~ 25%。

第四节　肾上腺囊肿

肾上腺囊肿少见，在临床上常常是隐匿的，绝大多数是做其他器官 B 超或 CT 等检查时偶然发现。此病可发生于任何年龄，以 30 ~ 50 岁多见。女性多于男性，为 3 : 1。囊肿多为单发，左侧较右侧多见。

一、病因

单纯性肾上腺囊肿（真性囊肿）少见，为微小囊肿或腺泡逐渐发展而成。发育异常的血管内皮或淋巴管内皮细胞可形成内皮性囊肿。胚胎发育异常也可引起胚胎性囊肿。棘球蚴病流行地区，包虫感染是引起肾上腺寄生虫性囊肿的主要原因。另外，肾上腺实质性肿块（肿瘤、梗死灶等）的坏死、机化也是肾上腺囊性变的重要原因。在小儿，感染、难产、新生儿呼吸窘迫以及凝血功能障碍，可引起肾上腺出血，而手术创伤、血管栓塞是成人肾上腺出血的主要原因，血肿机化后形成囊肿。

二、病理

肾上腺囊肿在病理上一般分为四类：①内皮性囊肿：最常见，包括肾上腺淋巴囊肿、囊状淋巴管瘤和囊状血管瘤。②假性囊肿：也较常见，多数来源于肾上腺内血肿机化和肾上腺良恶性肿瘤的内部坏死。囊壁由纤维结缔组织构成，缺乏内皮或上皮细胞。③上皮性囊肿：囊肿内壁衬以腺上皮细胞，包括胚胎性囊肿、肾上腺囊腺瘤、真性腺上皮囊肿。④寄生虫性囊肿：以包虫囊肿为多见。

囊肿多为单侧、单房，少数为双侧、双房或多房。大小从几毫米到数十厘米，假性囊肿可发展很大，囊液最多者可达 1L。囊液为草黄色，黏稠，混浊，多因其中含有胆固醇结晶及蛋白碎片所致，并非感染。

三、诊断

（一）临床表现

肾上腺囊肿的临床症状取决于囊肿的大小。小的囊肿可无任何症状和体征。较大的肾上腺囊肿压迫周围器官或引起移位，从而出现上腹部、侧腹部不确定的疼痛，以及恶心、呕吐、上腹闷胀及上腹部可触及的表面光滑的圆形肿块。

（二）常用检查

1. B 超：可以较好地判定肿块的大小和是否为囊性。

2. CT 检查：一般认为，CT 较 B 超能更好地判断囊肿的器官来源及与周围器官的关系，是确诊肾上腺囊肿最有效的方法。

3. 静脉肾盂造影（IVP）：IVP 主要用来鉴别囊肿的器官来源，尤其是较大的右侧肾上腺囊肿。B 超、CT 不能排除肾囊肿时，IVP 可准确地判别是否为肾囊肿，同时也可了解肾脏功能。

4. 囊肿穿刺细胞学检查及穿刺造影：这一方法具有诊断和治疗作用。

5. 腹部 X 线摄片（KUB）：KUB 可显示肾脏上方肾上腺区的阴影，约半数可见到囊壁有弧形钙化灶，为肾上腺囊肿的特征。

6. 动脉造影检查。

四、鉴别诊断

1. 囊肿良恶性的鉴别：KUB 片显示肾上腺软组织肿块上出现斑点状钙化。动脉造影有新生血管，囊壁较厚、不规则，囊壁或囊内出现混合回声，红细胞沉降率增高，穿刺细胞学检查找到恶性肿瘤细胞等，都应怀疑为恶性肿瘤。

2. 肾上腺神经母细胞瘤与出血性囊肿：肾上腺神经母细胞瘤是婴儿最常见的恶性肿瘤，其内出血或坏死可发生囊肿。B 超检查的影像与肾上腺新鲜出血性囊块相似，但血肿在连续超声检测中会出现体积缩小、囊性变，而囊性神经母细胞瘤则体积不会缩小。这一特征具有重要的鉴别意义。另外，尿儿茶酚胺代谢产物 VMA、HVA 水平也是重要因素。

3. 腹膜后囊性肿块：种类很多，如肾、肠道的囊性肿块、肾积水、重复胃肠道、重复输尿管、肾囊性畸胎瘤、胆总管囊肿等，都应与肾上腺囊肿相鉴别。

五、治疗

1. 保守治疗：对于体积小、意外发现的无症状肾上腺囊肿，可用 B 超或 CT 定期监测其变化。囊肿较稳定，不增大，可以不予处理。较大的（直径 > 3cm）或在随访中发现增大的单纯性囊肿，可在 B 超或 CT 引导下行经皮囊肿穿刺抽液。

2. 手术治疗：大的囊肿、假性囊肿保守治疗失败以及寄生虫性囊肿、功能性囊肿及肿瘤源性囊肿应手术切除。手术常经腹或腰部切口，偶尔也可经胸腹联合切口，有条件的可选择腹腔镜肾上腺囊肿摘除术。

六、预后

绝大多数肾上腺囊肿预后很好，部分新生儿肾上腺囊肿可自行消退。肿瘤源性囊肿的预后取决于肿瘤本身的生物学特性及诊断、治疗是否及时。一般新生儿或产前确诊又及时手术切除的肿瘤源性囊肿预后较好。

第四章 急性肾功能衰竭

急性肾功能衰竭（acute renal failure,ARF）是指由各种原因引起的急性肾功能损害，及由此所致的血中氮质代谢产物积聚及水、电解质、酸碱平衡失调等一系列病理生理改变。尿量突然减少是 ARF 出现的一个信号。成人 24 小时尿总量少于 400ml 称为少尿。成人 24h 尿总量少于 100ml 称为无尿（尿闭）。在某些病例，24 小时尿总量超过 800ml，而血尿素氮、肌酐呈进行性升高，称为非少尿型 ARF，多见于手术或创伤后，易被忽略。ARF 的病理改变是肾小管急性坏死。

一、病因

1. 肾前性：常见的病因有大出血、休克、脱水等。

2. 肾后性：常见的病因有双侧输尿管结石、孤独肾输尿管结石、双侧输尿管损伤、晚期盆腔肿瘤压迫双侧输尿管等，解除梗阻后肾功能可恢复。临床上，双侧输尿管结石、双侧输尿管损伤是形成无尿的主要原因。

3. 肾性

（1）肾缺血的病症：大出血所致的出血性休克、感染性休克、血清过敏反应等。

（2）肾中毒的物质：

①药品：氨基糖苷类抗菌药物（如庆大霉素、卡那霉素）、磺胺类药等。此外，X 线造影剂过敏反应等。

②化学物质：四氯化碳、砷。

③某些重金属盐类：铋、汞、铅等。

④生物性毒素：蛇毒和蕈毒素等。

（3）肾缺血和肾中毒：广泛烧伤、挤压综合征、感染性休克、误输异型血所致的溶血反应等，既有肾缺血的因素，同时也常常伴有毒性代谢产物损害肾小管的因素。

临床所见，约 60% 的 ARF 患者的发病与创伤和外科手术有关，40% 由内科疾病引起，1% ~ 2% 发生于产妇。

二、发病机制

1. 少尿或无尿期

（1）肾小球滤过率降低：肾缺血后肾小球毛细血管内皮渗透能力减退，因此当收缩压下降到 8kPa（60mmHg）以下，肾小球滤过基本停止，在血压恢复正常后仍然无尿。同时，体液中的代谢介质如儿茶酚胺、5- 羟色胺、血管紧张素等，使肾血管反应性收缩，导致入球微动脉痉挛，造成肾小球滤过率降低。

肾缺血或肾中毒导致肾小管损害，管祥和远曲小管因缺氧，对钠的重吸收减少，致密斑附近的远曲小管内钠浓度增高而产生钠潴留，刺激肾小球旁复合体释放肾素，血管紧张素浓度增高，通过血管紧张素系统的作用，使入球微动脉痉挛。

（2）肾再灌注后氧自由基引起的肾损害：肾缺血再灌注后可以产生大量超氧阴离子。肾缺血时，催化还原酶与再灌注后的氧反应而产生的超氧阴离子再转化为氧自由基如过氧化氢（H_2O_2）、氢氧根离子（OH^-），使肾小管上皮细胞内膜发生脂质过氧化，导致细胞功能障碍，甚至细胞死亡。肾再灌注后氧自由基引起的肾损害多见于缺血性以及肾毒性ARF。

（3）肾细胞损伤后代谢障碍性钙内流：肾缺血后细胞缺氧，导致细胞膜的供能障碍，转运功能紊乱，引起细胞内钙离子不断增加，钙离子大量蓄积，其结果导致细胞死亡。

（4）肾小管机械性梗阻：误输异型血溶血后产生的血红蛋白及挤压伤后产生的肌红蛋白可形成色素管型，并可引起弥漫性血管内凝血（DIC），纤维蛋白溶解，导致肾小管堵塞。

2.多尿期：如果能渡过少尿阶段，病因去除后，损害的肾小管上皮细胞可以修复和再生。尿量可以逐渐恢复，24小时尿总量可超过1000ml；尿量多者，每24h尿总量可达3000～4000ml或更多，说明患者已进入ARF的多尿阶段。

在多尿期应注意纠正水、电解质平衡紊乱，否则又会发生水和电解质失调，引起缺水以及低钠、低钾、低镁和低钙血症。

三、临床表现

1.少尿或无尿期

（1）水、电解质和酸碱平衡失调：

①水中毒：少尿或无尿期，如果不严格限制水、钠的摄入，再加上体内本身能量代谢产物产生的内生水，一般每24h为300ml。在上述情况下，可能超过450～500ml，致使体内水分大量蓄积，从而导致水中毒，引起脑水肿、肺水肿、心力衰竭，出现与此相关的临床表现。

②高钾血症：正常情况下，90%的K^+经肾脏从尿液中排泄。少尿或无尿后，K^+的排泄受阻，血钾可迅速高达危险水平。高钾血症是少尿或无尿期主要的电解质紊乱，是危险性较大的生化改变，可在起病后1～2d内出现，是ARF少尿期、无尿期早期的主要死亡原因。

高钾血症的临床症状有时不明显，应定时测定血钾以及做心电图检查。如果不及时纠正高钾血症，可出现心律失常甚至心搏骤停而突然死亡。因此，必须提高警惕。一般当血钾升高至6.0～6.5mmol/L时即可出现心跳缓慢，如果不做紧急处理，则有心搏骤停的可能。

③高镁血症：ARF时，血钾与血镁呈平行改变。因此，高钾血症必然伴有高镁血症。当血镁升高至3mmol/L时，心电图表现为QT间期延长，临床表现为神经症状，如肌张力减弱、昏迷等。

④高磷血症、低钙血症：代谢过程中产生的磷因ARF而使原来60%～80%自尿液排出的磷在体内蓄积、增高，并使大量磷向肠道排泄。若与钙结合成不溶的磷酸钙，将影响钙的吸收，从而出现低钙血症。血钙过低可产生低钙性肌抽搐，可加重高血钾对心肌的毒性作用。

⑤低钠血症和低氯血症：低钠血症常常伴有低氯血症。

⑥代谢性酸中毒：临床出现代谢性酸中毒的症状，严重者血压下降，心律失常甚至心搏骤停。

（2）代谢产物积聚：蛋白质的代谢产物不能经肾脏排泄，含氮物质积聚在血中，称为氮质血症。在氮质血症发展的同时，血内酚、胍等毒性物质亦增加，形成尿毒症。临床上出现恶心、呕吐、头痛、烦躁、倦怠无力，严重者可出现意识模糊甚至昏迷等尿毒症的症状。

（3）出血倾向：常常表现为皮下、口腔黏膜、牙龈以及消化道出血，可同时伴有 DIC 的病理改变。出血的结果，尤其是消化道出血，可使血钾和非蛋白氮进一步升高。

2. 多尿期：每日尿量可超过 1000ml 或每日尿量增加的速度为原尿量的 50% ～ 100%，尿量多者，每 24 小时尿总量可达 3000 ～ 4000ml 或更多，说明患者已进入 ARF 的多尿期阶段。多尿期历时约数日至两周。

一般，多尿期分为两个阶段（早期多尿阶段和后期多尿阶段）：①在多尿期开始的一周内，仍属少尿期的继续，尿毒症的症状并未改善，甚至有进一步恶化的可能，此为早期多尿阶段。②当血尿素氮开始下降时，病情好转，表明进入后期多尿阶段。

需要强调的是，在多尿期阶段，由于肾功能未完全恢复，仍有一定的危险性，不能掉以轻心。不能忽视的问题，概括起来有两点：①患者仍然处于氮质血症以及水、电解质紊乱状态。②患者全身虚弱，容易并发感染。

临床所见，大约 25% 的病例死于多尿期处理不当。

多尿期后，一般患者需要数月才能够恢复正常。

四、诊断

1. 病史和体格检查

（1）有无各种引起急性肾小管坏死的原因，如严重烧伤、创伤性休克、感染性休克、误输异型血等。

（2）有无肾前性因素，如体液或血容量降低、充血性心力衰竭、严重肝病等。

（3）有无肾后性因素，如盆腔内肿块、盆腔手术史，有无排石史。

2. 尿液检查

（1）尿量：留置导尿管，严格地准确记录 24h 尿量或每小时尿量，记录 24h 出入水量。

（2）尿呈酸性，尿比重稳定在 1.010 ～ 1.014。

3. 肾功能指标

（1）尿液中尿素值下降：常常少于 180mmol/24h。

（2）尿钠升高：ARF 时尿钠升高，尿钠的含量在 175 ～ 350mmol/24h。

（3）尿渗透压：ARF 时尿渗透压常 < 400mmol/L，肾前性 ARF 或肾小球肾炎时常 > 500mmol/L。

（4）血尿素氮、肌酐升高：

①血尿素氮每日升高 3.8 ～ 9.4mmol/L，表明有进行性 ARF 或高分解现象。

②进一步测定血肌酐、尿肌酐比率（Bcr/Ucr），ARF < 20。

③肾衰指数（RFI）：ARF 时，RFI > 1；肾前性因素 < 1。

4. 测定血清钾、钠、氯、钙等电解质的水平，分析电解质失调的情况，并测定二氧化碳结合力或 pH 值。

5. 其他检查：

（1）鉴别肾后性肾功能衰竭的存在，可用 B 超探测有无肾积水；KUB、逆行性尿路造影，可了解肾影是否增大，有无钙化影、结石阴影以及有无梗阻性病变。

（2）必要时做肾穿刺活组织检查，有利于了解肾脏病变的性质和严重程度，并可与其他病理变化引起的 ARF 进行鉴别。

（3）补液试验：有助于对 ARF 少尿期与血容量不足引起的少尿进行鉴别，有心、肺功能不全者不宜进行补液试验。应用 5% 葡萄糖盐水 250 ~ 500ml，根据患者的全身情况，于 30 ~ 60min 内静脉滴入，然后观察患者的尿量以及实验室各项检查。

五、预防

1. 预防肾缺血

（1）任何严重创伤、休克、输血反应、大出血的患者都应警惕 ARF 的发生。

（2）有肾缺血因素（如缺水、低血压、创伤）的患者有少尿的表现时，不应限制补液。可先做补液试验，在有条件的医院，必要时测定中心静脉压以估计血容量，作为制定输液量和速度的依据。

因此，对有肾前性因素，有少尿表现时，应及时纠正血容量的不足，防止肾脏由功能性损害转变为器质性损害。例如，输血防止出血性休克，补液纠正严重脱水，有效的抗生素控制感染等。一定要根据不同的因素所致的不同病理生理变化，采取不同的措施，这是预防 ARF 的首要任务。

2. 创伤或大手术前充分纠正水、电解质失调：术前扩充血容量，一般于术前 2 ~ 3d 每日补充氯化钠 10g，尤其是嗜铬细胞瘤术前准备。术中及时补充失血。术后出现少尿的患者，静脉应用呋塞米 20 ~ 80mg，以保护肾功能。

3. 误输异型血后，应采取以下措施：

（1）纠正低血压。

（2）保持肾小管通畅，静脉应用 20% 甘露醇 100ml。

（3）碱化尿液，防止血红蛋白在肾小管内形成管型，静脉应用 5% 碳酸氢钠。

4. 休克所致的 ARF

（1）不宜应用收缩肾血管的升压药，如去甲肾上腺素等。

（2）应使用扩张血管的升压药，如多巴胺。

（3）出现弥漫性血管内凝血，应及时应用肝素治疗。

六、治疗

（一）少尿、无尿期的治疗

1. 控制入水量

（1）严格记录 24h 出入水量。

（2）每日测定血电解质。

（3）计算补液量：原则是"量出为入，宁少勿多"。补液过多，可引起肺水肿、脑水肿。当日的补液量按照出入平衡的原则计算：每日补液 = 显性失水 + 非显性失水 - 内生水。

2. 营养：低蛋白、高热量、高维生素饮食或液体补充，每日至少热量 1200 ~ 1500kcal（5024 ~ 6280J）。

3. 应用蛋白合成激素：目的在于减少蛋白分解，应用苯丙酸诺龙或丙酸睾酮 25mg，每日肌肉注射。

4. 抗感染：ARF 患者除了原有的感染灶外，有可能并发肺部感染以及尿路感染。ARF 时，抗生素的半衰期延长数倍至十多倍，容易对肾脏产生毒性反应。因此，应合理使用抗生素，选择高效或对肾脏损害较小的抗生素，如青霉素、氨苄西林、头孢呋辛等，其用量为常用量的 1/3 ~ 1/2，避免应用含钾制剂。

5. 电解质失调的处理

（1）高钾血症：①体表有创面者，应彻底清创，减少创面坏死组织和感染所造成的高血钾。②禁止摄入含钾食物，禁用含钾类药物，不输库存血。③对高钾血症患者，应密切观察血钾上升的情况。如果血钾超过 5.5mmol/L，应迅速纠正。

处理高钾血症的措施包括：①给予 5% 碳酸氢钠 100 ~ 200ml/ 次，纠正酸中毒，静脉注射或静脉滴注，用阳离子钠拮抗阳离子钾。②应用葡萄糖和胰岛素，使 K^+ 进入细胞内而降低血钾：20% 葡萄糖溶液 200ml+ 胰岛素（3 ~ 5IU），缓慢静脉滴注。③应用葡萄糖酸钙：20% 葡萄糖溶液 40ml+10% 葡萄糖酸钙溶液 20ml，缓慢静脉注射。④血液透析可快速降低血钾，是最有效的措施。

（2）低钠血症：给予 5% 碳酸氢钠。

（3）代谢性酸中毒：二氧化碳结合力降至 30% 容积时，按公式计算静脉给予 5% 碳酸氢钠。

（4）低钙血症：20% 葡萄糖溶液 40ml+10% 葡萄糖酸钙溶液 20ml，缓慢静脉注射，每日 2 ~ 3 次。

（二）多尿期的治疗

1. 纠正水、电解质紊乱：补液量以相当于每天排出量的 1/3 ~ 1/2 为宜，切勿补液过多，以免影响积存体内的水分回收。补充电解质按照每天的电解质测定结果来确定补给量。一般每天补给氯化钠 5 ~ 10g，氯化钾 3 ~ 6g。

2. 控制感染。

3. 增进营养。

4. 预防并发症，例如防治肺部感染、尿路感染和消化道出血等。

5. 必要时继续做血液透析。